仏教から
ケアを考える

坂井祐円

法藏館

仏教からケアを考える＊目次

仏教からケアを考える

序　章　仏教とケアとの関わり

I．プロローグ——霊性的自覚としての仏教——

本書は、仏教とケアとの関わりについて考察するものである。具体的には、ケアという営みを仏教思想に照らして検証し、その上で、仏教思想に基づくケア論の展開を提示することを課題としたい。

今、仏教とケアとの関わりと述べたが、ここから一つのイメージとして、袈裟をまとった僧侶が、医療や福祉といったケアの現場に出向いて、何かケアに関わる活動をする、といった姿を思い浮かべるかもしれない。

近年では、「社会参加仏教（Engaged Buddhism）」ということが、仏教のあり方を考える上で、スローガンのごとく盛んに語られている(1)。仏教の僧侶や信者たちが、積極的に社会的な問題に対して活動や発言をしていこうとする新たな動向である。日本では、「葬式仏教」という半ば中傷にも似たフレーズによって、仏教が、社会に背を向け、旧態依然とした寺檀制度の中に安住し、葬儀や法事を執り行うことのみに明け暮れ、生きている人々の現実の苦悩や不安に向き合っていない、という厳しい批判に長らく曝《さら》されてきた。そうした批判への応答、もしくは因襲化した仏教寺院の呪縛への反動から、「社会参加仏教」への関心が高まっている状況がある。

本書の考察は、結果的にはこうした動向に一石を投じることになるのかもしれない。とはいえ、ケアという社会的な現場に仏教者が参加していくための理論を構築することが、本書の意図なのではない。このような視点から仏教を考えることは、仏教のための仏教に終始することになるように思われる。譬えるならば、それは、すでに出来上がった〈形のある仏教〉を、別の形の仏教へとリフォームするようなものであろう。

一方で、仏教とは、人間の生き方の問題を深く見つめ直すための一つの指標であり、人間の精神文化の深層を流れる伏流水のようなはたらきである、とする見方も成り立つのではなかろうか。そうした視点から仏教とケアとの関わりについて考えるならば、仏教は、ケアという営みの豊かな可能性を開くための賦活剤と見ることができ、ケアに関わるすべての人々にとっての普遍的な意義をもつことになるとも思うのである。

仏教に対するこのような捉え方や態度を、仏教学者の末木文美士は「方法としての仏教」という表現をしている。(2) それはつまり、仏教とは〝手がかり〟であって、〈形のある仏教〉を記述することが目的ではないということを意味する。仏教とケアとの関わりという点で言えば、ケアの問題を見つめ直すために、仏教という先人たちの積み重ねてきた深い思策と叡智に尋ねてみる、という試みである。

「方法としての仏教」という視点は、改めて「仏教とは一体何なのか」という根本的な問いの前に私たちを引きずり出すことになる。一般的に「仏教は宗教である」という認識がある。この認識は、決して間違いではないとしても、仏教を偏狭な解釈のもとに位置づけていく端緒ともなっている。私たちが「仏教は宗教である」と捉えるときには、大抵、〝制度化された宗教〟としての仏教の姿をイメージしている。日本仏教を例にとれば、教団組織を有する複数の宗派があり、それぞれに宗祖や祖師を仰ぎ、僧侶がおり、檀信徒がおり、教義や教学があり、本尊があり、所依の経典があり、儀礼や習俗の伝統をもっている。これは〈形のある仏教〉の典型である。形があることは、表面的な特徴をはっきりと浮かび上がらせるが、そのことでかえって固定した枠組みを作り出し、ドグマやセクトを強めて静態化してしまう。「仏教とは何なのか」という問いは、そうした静態化を突き破って、仏教という形ができる以前の、動態的な〈形のない仏教〉へと近づかなければならない。

そもそも宗教という現象は、〈形あるもの〉と〈形なきもの〉とが輻輳的に交叉するところにおいて生じていると言ってよい。それは、アンリ・ベルグソン（一八五九～一九四一）が『道徳と宗教の二源泉』[3]の中で明らかにしたような、「静的宗教」と「動的宗教」の交叉と言い換えることができる。「静的宗教」とは、自然から遊離した人間の共同体が、その不安や脅威を隠蔽するために様々な仮構の物語（myth）を生み出し、その物語に即して共同体を維持するための儀礼や習俗を形成して、公共性を獲得したものである。そこには、自然への防衛機能がはたらいており、知性的・意識的・自我的であって、本来の自然、人間を超越する生きた自然そのものに触れるということがない。それゆえ、真の自然回復を求める人間は、「静的宗教」の無力さ、その虚構性に絶望し、知性や自我意識によって形成される公共性が相対化されて、その内部からの破壊を要求する衝撃によって、「動的宗教」が誕生するのである。そうした衝撃を、ベルグソンは「生命の躍動（élan vital）」と呼んでいる。しかしながら、「動的宗教」はまた、共同体の中で受容され信奉されることによって、再び静態化を余儀なくされ、「静的宗教」へと変貌してしまう。このような交叉、人間を超越する自然（すなわち生命の躍動）をめぐる緊張と弛緩の繰り返しが、宗教という現象である[4]。

宗教の成立に関するこうした問題を、鈴木大拙（一八七〇～一九六六）は「霊性」という概念を通して明らかにしている。大拙は、『日本的霊性』の中で、「霊性を宗教意識と云ってよい」とし、「霊性に目覚めることによって始めて宗教がわかる」と述べる[5]。すなわち、宗教の根底にあって、宗教を生み出す源泉のはたらきが、霊性である。

〈ここでの「宗教」とはベルグソンの言う「動的宗教」に、「霊性」とは「生命の躍動」に、それぞれ類比することが可能であろう〉。

そして、この霊性の概念の源流を辿っていくと、〈形のない仏教〉に出会うことになる。大拙によれば、「霊性は無分別智である[6]」という。「無分別智《むふんべつち》」とは、仏教の根幹である悟りの智慧を指す。霊性＝無分別智は、次のように定義されている。

> なにか二つのものを包んで、二つのものが畢竟《ひっきょう》ずるに二つでなくて一つであり、又一つであってそのまま二つであると云ふことを見るものがなくてはならぬ。これが霊性である。今までの二元的世界が、相剋し、相殺しないで、互譲し、交歓し、相即相入するやうになるのは、人間霊性の覚醒にまつより外ないのである。云はば、精神と物質の世界の裏《うち》に今一つの世界が開けて、前者と後者とが、互に矛盾しながら、しかも映発するやうにならねばならぬのである。これは霊性的直覚又は自覚によりて可能となる[7]。

なにか二つのもの。大拙はこれを精神と物質の二元的世界に代表させているが、通常の人間がもつ分別意識のものの見方は、つねに二元的世界によって成り立っている。分別意識でこの世界を眺めていると、二つのものが対峙しているために、やがては矛盾・闘争・相克・相殺ということが免れない。それゆえに、人間は無分別智の世界に目覚めなければならない。無分別とは、分別を否定することではなく、超越することを指す。それは、二つのものが一つでありながら、そのまま二つであるような包括的なはたらきである。この包括性において、二つのものの対立は消え、互譲し交歓し相即相入するようになる。そして、二つのものが矛盾しながらも互いに映発するような世界が開けるというのである。この無分別智の世界への覚醒を、大拙は「霊性的自覚」と呼ぶ。

霊性＝無分別智は、動的宗教の源泉であり、〈形のない仏教〉の核心である。すなわち、霊性に目覚めるということが、仏教の本来性、形になる以前の仏教に還ることなのである。〈形のない仏教〉としての霊性的自覚は、〈形のある仏教〉を超越しつつ包括してその本来的意義を賦活する。したがって、霊性の視座に立つことは、形骸化し静態化してしまった仏教に息吹を与えてその生命を回復させ、さらには、仏教の先人たちの思索や叡智に対しても、生き生きとした問いとして主体的に向き合うことを可能にするのである。

このように、「仏教とは、形のある世界、分別の世界を包括する、霊性的自覚において顕現するはたらきである」と言うことができるだろう。

Ⅱ．霊性＝スピリチュアリティに開かれたケア

ところで、ケアという営みもまた、その内奥を探っていくと、霊性の問題に触れざるを得ないような深みが潜んでいる。このことを考えるために、ひとまずケアという概念や考え方について、整理してみることにしよう。

ケア（care）[8]とは、「関心」「注意」「配慮」などの意味を基礎とし、ここから派生的に「心配」「苦悩」「心の重荷」「気づかい」などの人間の情念を表す意味をもち、さらには「手入れ」「世話」「援助」「看護」「養育」「保護」「監督」などの行為や態度、責任に関わる意味を形成している実践概念である。

言葉の意味を踏まえる限り、ケアは、意識の本質に深く根差していることがわかる。現象学派が、意識の本質について「志向性（Intentionalität）」に求めたことはよく知られている。すなわち、意識とは、世界を分節するはたらきであり、つねに「何かについて意識している」という仕方で成立している。ケアは、意識が生活世界において

具現化した様相を示しており、意識の志向性をそのまま継承していると言ってよい。したがって、その限りにおいて、ケアとは「何かについてケアしている」という意識状況を指すのであり、そこでは必ず何らかの対象が希求されていることになる。

ケアの対象は人間が意識するものすべてに及んでおり、そのためにケアの領域は無限に広がる可能性をもっている。その中にあって、本書が問題にしようと考えているのは、「ヒューマンケア（human care　対人援助）」と呼ばれるケアの領域であり、すなわち、人間を対象とするケアである。ごく簡単に素描すれば、何らかの困難な状況を抱える人や、未成熟な状態にある人を前にしたときに、その人に気を配り、寄り添い支えて世話をしながら、その苦しみを緩和し、その人の成長を促すための手助けをすることである。

私たちは誰でも、人生を経《へ》めぐる中で、このような場面を多少なりとも経験する。あるときはケアする側に立ち、あるときはケアされる側となりながら。しかも、こうしたケアのあり方は、医療や看護、介護や福祉、教育や心理カウンセリングなどの社会的な現場を構成しており、職業としてのケアを形づくっている。職業としてのケアは、日常におけるケアの営みが、社会の中で公共化され、制度化された結果として表れてきたものと言ってよく、基本的な構図を共有している。

ヒューマンケアは、ケアする人とケアされる人との関係を問題にする。ここには、「人が人をケアする」「人が人からケアされる」という構図がある。すなわち、あくまでも人間中心、人間と人間との関わりにおいてケアが成立する、というヒューマニズムの考え方が基礎になっている。(9)

ところが、ケアについての思索を重ねていくと、人間を超えた何らかのはたらきが人間に関与していることを認めざるを得ないことがある。たとえば、越境する「ケア学」を提唱する広井良典は、ケアという行為について、

「私自身の勝手な思いであるが、」と前置きしつつ、印象深い感覚を投げかけている。

私には次のようなことが頭に浮かんでくる。それは、ケアという行為は、通常考えられているように、たとえば「私がその人をケアしている」といったことに尽きるのではなく、むしろ「私とその人が、互いにケアしながら、〈より深い何ものか〉にふれる」とでもいうような経験を含んでいるのではないか、ということである。ここで〈より深い何ものか〉とは、うまく表現できないが、生命とか、宇宙とか、たましいとか、人間を超えた存在といった意味である。このことは、たとえばターミナルケアの場面を考えると比較的想像しやすいと思われる。(10)

広井は、ケアという行為には、私とその人との関係にとどまらず、〈より深い何ものか〉に触れ、それを共有することがあるのではないか、と問題提起する。ここでは、人間以外の何ものかがケアに関わっていることが示唆され、「人が人をケアする」「人が人からケアされる」といったヒューマニズムに基づくケアの構図が崩れてしまっている。

〈より深い何ものか〉は、生命とか、宇宙とか、たましいとか、人間を超えた存在、といったニュアンスで把握されている。このような超越的な広がりは、「スピリチュアリティ」と総称することが妥当なのではなかろうか。「スピリチュアリティ（spirituality）」（もしくは「スピリチュアル（spiritual）」）という言葉は、現代の精神状況を読み解くためのキーワードに挙げられよう。この言葉は、とりわけ世界保健機関（ＷＨＯ）の評議会において、健康の定義の中に「スピリチュアルな健康」という考え方を導入するかどうかを審議して以来、一躍注目を浴びることになった。(11)ＷＨＯの問題は、日本においても多大な影響と関心をもって迎えられ、スピリチュアルという概念をめぐって、様々な学問分野を巻き込んで、真摯な議論が繰り広げられた。

一方、こうした動きに先立って、近代ホスピス運動に端を発するターミナルケアの領域では、「スピリチュアルケア（spiritual care）」が提唱された[12]。スピリチュアルケアとは、終末期患者の発する「スピリチュアルペイン（spiritual pain）」の緩和をはかることを目的としたケアのあり方である。スピリチュアルペインは、多様な表れ方をするとはいえ、突き詰めれば「これまで私が生きてきたことの意味は何であったのか?」「私は何のために生まれてきたのか?」といった自身の存在理由（raison d'être）を明らかにしようとする欲求と結びついている[13]。この欲求には、自己存在を意味づける「超越的な何ものか（something beyond）」についての洞察が根底において開かれており、そのためにこうした感覚を「スピリチュアル」と表現するのである。

このように見ていくと、ケアとは、その深まりにおいてスピリチュアリティとの関わりを考えざるを得ないような営みであると言える。スピリチュアリティへの目覚めは、鈴木大拙の言う霊性的自覚に通じるところがあろう。どちらも、形のない、包括性をもった、超越的なはたらきへの応答である。その意味で、霊性はスピリチュアリティと互換することが可能な概念である。

したがって、ケアの問題を考察する観点として、形なき仏教＝霊性の視座を導入しようとする本書の試みは、結局のところ、霊性＝スピリチュアリティに開かれたケア、すなわちスピリチュアルケアをどのように理解したらよいのかを改めて提言することにあると言えるだろう。

Ⅲ. スピリチュアルケアを問い直す

スピリチュアルケアの考え方は、終末期患者の抱える苦痛の緩和を目的とする近代医療のペインコントロール法が体系化される中で、発展してきたものである。終末期の患者は、「身体的な痛み（physical pain）」のみならず、病気のために不安や孤独を感じたり憂うつになったりする「心理的な痛み（mental pain）」や、家族に対する心配や経済的な不安をもつ「社会的な痛み（social pain）」が起こってくる。そして、これらの痛みに加えて、さらに四つめの痛みとして、「スピリチュアルペイン（spiritual pain）」があるとされた。これらは複雑に絡み合っており、実際には四つの痛みを総合的にケアすることがターミナルケアの指標となっている。とはいえ、概念上は、四つの痛みの分類に対応する形で、ケアのあり方もまた四つに分類され、それぞれ「身体的ケア」「心理的ケア」「社会的ケア」、そして「スピリチュアルケア」の四つのケアが分類されることになった。

近代医療の影響下で形成されたスピリチュアルケアという概念は、スピリチュアルという次元が、患者の抱える一つの苦痛として、ケアする側によって対象化されている点に、特徴を見出すことができるだろう。

鈴木大拙の定義に立ち戻るならば、霊性＝スピリチュアリティとは、二元的世界を超えたはたらきであり、対象化を拒むものであった。けれども、近代医療から提示されるスピリチュアルケアは、「スピリチュアルの対象化」を基本的な前提としている。この矛盾は、スピリチュアルケアという問題を考える上で、重要なポイントになると思われる。

ここで、日本におけるスピリチュアルケアの受容[14]について、その歴史を簡単に振り返ってみることにしよう。

日本においてスピリチュアルケアの考え方が初めて導入されたのは、一九七〇年代の後半である。そして、それはキリスト教系の病院に設置されたホスピスにおいてであった。そのため、初期の頃は、スピリチュアルケアは主に牧師（チャプレン）が行うべきケアであるとする認識があったようである。

しかし、スピリチュアルケアの担い手は、何もキリスト者に限る必要はない。スピリチュアルという概念がキリスト教を精神土壌とする文化圏に端を発するものだとしても、日本人の場合は、仏教を精神土壌とするような潜在的な宗教情操を根強くもっている。一九八〇年代になり、仏教の立場からターミナルケアに発言する人々が多くなるにつれ、このような意見が目立つようになる。やがてこの問題は、日本におけるスピリチュアルケアはいかにあるべきか、担い手にはどんな立場の者がふさわしいか、といった議論へとつながっていく。

一九九〇年代に入って、ホスピスや緩和ケア病棟が多くの病院に設置されるようになると、スピリチュアルケアの担い手は「必ずしも宗教的な知識がなければできないわけではない」とする意見が大勢を占めていく。宗教者に限らず、医師、看護師、ボランティア、患者の家族などが、スピリチュアルケアの提供者になり得るとする報告が、主に医療者の側から多く提出されるようになったのである。また、この時期は、スピリチュアルペインの内容や程度を数値化して、スケール（尺度）を作るという試みも、医療者の側からなされている。

宗教と医療。二つの立場は、そもそものパラダイムがまったく異なると言うべきではなかろうか。宗教は超越を志向する。超越は二元的世界を解体し、対象化を否定するはたらきである。これに対して、近代科学主義を基盤とする医療からすれば、超越はもとよりカテゴリーエラーなのだ。医療のパラダイムの中で超越を扱おうとすれば、どうしても何らかの対象化を余儀なくされ、二元的世界に位置づけざるを得ない。けれども、超越はひとたび対象化してしまえば、超越ではなくなってしまう。

スピリチュアルケアが日本の医療現場に導入されたことの意義は、本来は別々のパラダイムをもつ宗教と医療という二つの極を結びつける媒体の役割を担うものであったはずである。しかしながら、両者の溝はその後も埋められることなく、ますます二極化が進行していくことになる。

二〇〇〇年代の後半には、仏教系の大学にスピリチュアルケア学科が開設され、その流れのもとで宗教者と医療者とをともに巻き込んだ「スピリチュアルケア学会」が設立された。こうした動向は、スピリチュアルケアという考え方に宗教者が深い関心を示していることの顕著な実例を示すものである[15]。

しかし、アカデミックな場では、かろうじてスピリチュアルケアと宗教との親和性が強調されるとしても、実際の病院の緩和ケア病棟では、宗教色をできる限り脱色しようとする傾向が強まっていく。医療現場におけるスピリチュアルケアの実践は、音楽療法や人生回想法などといった具体的な技法を取り入れることで独自性を発揮していくが、その実情は、終末期患者のもつ懐かしい思い出や情念に訴えかけることで、死を前にした不安や動揺を平穏な心理状態に戻していくことを目的とする、「心理的ケア」であると言ってよいだろう。そこでは宗教的欲求にはあえて深入りせず、人間同士の情緒的なコミュニケーションに重点が置かれている。

こうした変遷を見ていくと、いずれはスピリチュアルケアという用語自体も、医療現場では必要としなくなる日も近いのではないかと思えてくる。スピリチュアルという超越の次元を含んだ曖昧な概念は、医療のパラダイムにはやはり馴染まないのである。

もちろん、医療現場が脱宗教化、脱スピリチュアル化していくのは、パラダイムの問題だけではなく、ケアされる側としての患者自体が、宗教やスピリチュアルに関心を示さない、もしくは忌避する傾向があるからだ、という見解もあるだろう。現代の日本では、普段の生活の中で宗教に触れる機会は極端に少ない。習俗や文化形態としての宗教には無自覚に関与しているとしても、実存的信仰としての宗教を自覚的に考えることは極めて稀である。そして、この傾向は、カルト宗教による狂気の先鋭化や反社会的行動を助長する温床ともなってきた。時代的風潮によって培われてきた宗教に対する偏見や忌避感は、自身の死を前にしても大して変わらないのであろう。いや、もっと根本から言えば、人間が自我性を否定して超越の次元に開かれること、つまりは宗教的な自覚をもつこと自体、そもそも特殊な経験なのかもしれない。ともあれ、医療現場の言い分からすれば、患者のニードが超越的なものに向かっていないにもかかわらず、無理やりにそちらに方向づけるのは、患者に寄り添ったケアではない、ということになろう。

とはいえ、このような見方もまた、医療におけるケアの考え方が、超越性に開いていないことの証左であるとも言えるのではないか。なぜなら、ケアする側である医療者が二元的世界を前提とした近代科学主義的なものの見方をしているからこそ、ケアされる側である患者のあり様や状況もまた、その範疇の中でつねに理解されてしまうからである。スピリチュアルケアは、その発端からすると、ケアされる側のスピリチュアリティを対象とするケアのあり方であったわけであるが、本質的には、それ以上に、ケアする側のスピリチュアリティが問われてくるケアのあり方であると言うべきであろう。

形なき仏教＝霊性＝スピリチュアリティの観点からケアの営みを捉え直そうとする本書の試みは、医療現場から起こってきたスピリチュアルケアの考え方の基本軸である「スピリチュアルの対象化」、すなわち「ケアされる側のスピリチュアリティ」を問題にする、という方法論を出発点にはしない。むしろ、そこから離れること、視点をひっくり返して、「ケアする側のスピリチュアリティ」を問うこと、「対象化されないスピリチュアル」の原点に立つことから始めたいと思う。

さらには、ケアする／ケアされるといった区分を超えたところ、二元的世界を超越した場、そこから立ち現われてくるはたらきを基本軸としてケアを考えることはできないか。つまりは、超越から語り得るケア論の可能性を探ってみたいと思うのである。

Ⅳ．考察のための三つの論点

それでは、形なき仏教＝霊性＝スピリチュアリティの観点からケアのあり方を考察するためには、具体的にはどのような論点が要請されることになるのだろうか。ここでは、以下のような三つの論点を取り上げつつ、それぞれの論点について説明を加えることにしたい。

(1) ケアする人が霊性＝スピリチュアリティに開かれること
(2) ケアの場に霊性＝スピリチュアリティがはたらくこと
(3) 霊性＝スピリチュアリティの広がりとしての死の向こう側

1　ケアする人が霊性＝スピリチュアリティに開かれること

医療現場におけるスピリチュアルケアは、患者の内面に起こるスピリチュアルペインの緩和、解消を目的とする。患者の中には、スピリチュアルペインのあと、やがてその問いを自ら引き受けて超越の次元と触れ合う者も少なくはない。このとき、援助者がそうした超越の次元について理解を示さなかったとすれば、おそらく患者が発した問いやその後の自己変容は、スピリチュアルな問題ではなく、ヒューマニズムへと解消され、心理的な防衛機制の一つに還元されることだろう。援助者、すなわちケアする人がスピリチュアリティに開かれているかどうかという問題こそ、スピリチュアルケアにとって重要なのである。

また、通常のケアであっても、ケアする人の精神的態度によって、ケアの方向性が左右されることになる。ケアの行為は、ケアする人にとっての生きがいや支えともなり得る。すなわち、存在の意味への問いとしてのスピリチュアリティに関わっている。ケアする人がケアすることに意味があると感じられるときには、ケアにのめり込み、それが高じてケアの場面を支配的に振る舞うこともある。逆にケアすることに意味を見出されなければ、精神的に疲弊してケアを放棄する可能性をもつ。ケアする人の精神的態度は、その根底にスピリチュアリティの問題が潜んでいるのである。

ケアする人がスピリチュアリティに開かれるためには、ケアする人自身が、超越の次元に触れる体験をもち、自己変容のプロセスを辿ることが必要であろう。それによって、初めて超越の次元に開かれたケアが成り立ち、ケアする人の精神的態度もまた超越の次元によって根拠づけられるのである。

このように、(1)の論点では「ヒューマニズムに基づくケアから、超越の次元に開かれたケアへ」と展開することを問題にしているが、その上で重要なことは、ケアする人の自己変容である。したがって、この論点において契機となるのは、「自己変容」の概念ということになる。

2　ケアの場に霊性＝スピリチュアリティがはたらくこと

スピリチュアルケアの議論は、個人のスピリチュアリティに焦点化することを前提としている。すなわち、ケアする人とケアされる人のどちらかがスピリチュアリティに開かれていれば、スピリチュアルケアは成立することになる。しかしまた、ケアとはつねにケアする人とケアされる人とが関わりをもつ場であり、その相互の関係においてケアの場が生み出され、深まり、成熟していく営みであるとも言える。このようなケアの関係性は、個人には還元されない、ケアの場にはたらくスピリチュアリティによって開かれることであろう。

ケアする人とケアされる人とが相互に関係し合い、影響し合うとき、その深まりにおいて、人間を超えた何らかのはたらきに包まれていると感じることがある。このとき、ケアする人とケアされる人の意識過程では、それぞれが別々であるという感覚と同一であるという感覚が互換しつつ反復する状態から、しだいに感覚そのものがかき消えていき、互いに無意識的な領野へとゆっくりと静かに沈潜していく。そして、そのような未分化な状態の中で、ケアの場が突出して開かれることとなり、それぞれの意識は、互いに脱中心化して、ケアの場に充溢するエネルギーに包み込まれて溶解していく。スピリチュアリティがはたらき出すのはこうしたケアの関係性においてであり、このことによってケアする人とケアされる人はともに精神的な成熟へと導かれる。

ケアの場にスピリチュアリティがはたらくとき、ケアする／ケアされるという枠組みそのものが流動化する。そこでは、ケアの場にはたらくスピリチュアリティが、ケアの場を生きる個々の人間をケアしているのである。それゆえ、ここからまた、ケアする人とケアされる人の創造的なケアの関係性が新たに生じることになる。

このように、(2)の論点では「個人を中心とするケアから、ケアの場を中心とするケアへ」と展開することを問題にしているが、その上で重要なことは、ケアする人とケアされる人との関係性である。したがって、この論点において契機となるのは、「関係性」の概念ということになる。

3　霊性＝スピリチュアリティの広がりとしての死の向こう側

スピリチュアリティは、形のない、包括性をもった、超越の次元からのはたらきである。そうした世界は、近代以降の科学的合理主義のもとでは、実在として認められてはいない。形のあるもの、対象として知覚されるものがすべてであって、そのカテゴリーから外れた事象を扱うことはタブーである。スピリチュアルケアという考え方を通して、かろうじてケアの場面において超越の次元に開かれる契機が見出されたとはいえ、スピリチュアリティの問題はなお個人の観念的な表象として理解されることが一般的である。しかも、こうした傾向がとりわけ顕著なのは、死の向こう側についての語りである。

死の向こう側の世界は、近代以前では、ほとんどの民族や地域においてその実在が信じられていた。そこでは、肉体が滅びても残存する観念的な実体（いわゆる霊魂）を含めて、人間の現実を捉えようとする見方が常識であった。けれども、近代を経由した現代人の合理主義的な感性からすれば、死後において何らかの世界が実在するかどうかは客観的には実証できない不可知の領域である。にもかかわらず、生活感情としてはそのような世界を強く希求する想いを認めざるを得ないという、アンビヴァレントな感覚を抱えている実情がある。

その最も端的な実例は、他者の死との遭遇、すなわち死別の体験である。親しき者、愛する者と死に別れたときには、悲哀とともに死の向こう側に何らかの世界が広がっていてほしいと願うことであろう。「死者は生きている」という表現は、このことを象徴している。しかも、それはある臨界点を超えたとき、生活感情としての願望から、生者と死者との実存的な協同性へと転起することになる。死者は、観念的で静態的な物語（記憶）であることを止《や》め、自己変容や精神的成熟をもたらす動態的な呼び声として、生者の前に立ち現われてくる。そうした死者と生者との動態的な交わりを「実存協同」と呼び習わすとすれば、これはケアの場にはたらくスピリチュアリティの広がりとして捉えることができるのではないか。そして、このことは、死の向こう側からのはたらきによって生者がケアされている、という実態を明らかにしていると考えられよう。

このように、⑶の論点では「生の世界の視座に立つケアから、死の向こう側の世界の視座に立つケアへ」と展開することを問題にしているが、その上で重要なことは、死者と生者との交わりとしての実存協同である。したがって、この論点において契機となるのは、「実存協同」の概念ということになる。

V．本書の構成と各章の相互連関について

本書は、以上のような三つの論点を踏まえた上で、仏教思想に基づくケア論の展開について考察を進めていく。そこで次に、本書の構成として三つの論点と各章との関連、ならびに各章の相互連関について、概観することにしよう。

まず第一章では、本書を考察するための全体的な枠組みを提示する。ここでは、現代のケア論がヒューマニズムに基づくものであること、そして、その限界や問題点を考えることで、これを乗り越える視座としての霊性＝スピリチュアリティへの開けについて言及する。

続く第二章では、霊性＝スピリチュアリティに開かれたケア論の方向性を、ビハーラ運動、仏教的スピリチュアルケア、仏教心理学、仏教看護といった先行する仏教的ケア論の議論に照らして検証する。

第三章および第四章は、(1)の論点を踏まえた考察となる。

第三章では、ケアする人の精神的態度について扱う。ケアする人がスピリチュアリティに開かれるとき、そこに表れる精神的態度は、仏教思想に照らすならば、「慈悲」ということになる。慈悲にはいくつかの段階性を捉えることができるが、ここでは、四無量心としての慈悲から三縁の慈悲、無縁の大悲への展開を見ることで、ヒューマニズムに基づくケアの限界をどう乗り越えるのかについて具体的に考えていく。

第四章では、ケアする人の自己変容の問題について扱う。ケアする人がスピリチュアリティに開かれるとき、そ

こに至るためには自己変容が起こっていることになろう。自己変容の問題は、仏教思想では「仏性《ぶっしょう》」の思想の系譜において明らかにされる。ここでは、悟りの根拠としての仏性が、人間のもつ根深い我執性とどう関わり、これをどう乗り越えていくのかが課題となってくる。

第五章および第六章は、⑵の論点を踏まえた考察となる。

第五章では、ケアの関係性の問題について扱う。ケアする人とケアされる人とが相互に影響し合いながら織りなすケアの関係性は、ケアの場にはたらく生成力としての霊性＝スピリチュアリティによって深まっていくと考えられる。関係性の問題は、仏教思想では「縁起」の思想の系譜において明らかにされる。縁起思想の中でも、とりわけ華厳の法界縁起は、関係性が生成変化していくプロセスを構造的に明らかにしている点で際立っている。法界縁起をモデルとして、ケアの関係性がどのように深まっていくのかを描写する。

第六章では、仏教カウンセリングについて扱う。ケアの関係性が深まることで、ケアする人とケアされる人の協同性が生み出され、両者はともにケアの場にはたらく生成力としての霊性＝スピリチュアリティに委ねられる。この生成力に開かれるあり方を、「聞法《もんぼう》」（＝法（dharma）を聞く）という実践的態度へと高めたのが、仏教カウンセリングである。聞法という概念は、ケアの関係性における受容の深まりについて徹底的に洞察しており、その成り立ちや構造について考察することで、仏教思想に基づくケア論の方向性を明らかにする。

その上で、ここで補論を設け、第七章以降に扱う死の向こう側の問題が、ケアの関係性の構造のもとでどのように開かれるのかについて、死生観の空洞化、霊魂の実在、葬式仏教といったテーマに重ねつつ検証する。

第七章から第九章にかけては、⑶の論点を踏まえた考察となる。

第七章では、死の向こう側の世界、すなわち他界観念の意義について考える。この問題は、阿弥陀仏信仰における「浄土」の思想と符合する。他界は、現代においても様々な形で関心がもたれており、人間形成に大きな影響を与えているが、日本の中世の場合は、浄土教思想の普及によって、死後において浄土に往生して救済を求めるという形で、死の向こう側の世界が強く希求された。それは苦しい生の現実からの逃避にも見えるが、実質的には、浄土のヴィジョンを通して人々を悟りの世界へと誘引させるという意義があったのではないかと考えられる。

第八章では、死者に向けられるケアについて考える。日本の中世では、死後において浄土往生を強く希求すると同時に、すでに亡くなった死者が死後の世界で救済されるのかどうかもまた大きな関心事であった。死者への真摯な思いは、死別の場面において顕著に立ち現われる。そうした思いは、日本仏教が伝統的に担ってきた葬儀や法要において、「回向供養《えこうくよう》」という形をとって扱われてきた。しかし、回向供養とは、単に死者に向けられた思いを成就させることだけが目的なのではない。そこには、死者から供養されている生者の問題が問われなければならないのである。

第九章では、死者との実存協同について考える。京都学派の田辺元が提唱した死の哲学によれば、死者は「還相《げんそう》の菩薩」となって生者に対し覚醒を促し、さらに生者の覚醒はリレーションして次世代を生きる者の覚醒を呼び起こすことになるという。このような思想展開を、田辺は実存協同と呼んでいるが、これは構造的に考えるならば、ケアの場にはたらき出すスピリチュアリティの広がりを具現している。還相の菩薩としての死者とは、スピリチュアリティに開かれた人にはたらいてくる死の向こう側からの呼び声である。死者からの慈悲のはたらきによって自己変容が引き起こされ、それがまた他者に対する慈悲の行為となって展開する、というケアの関係性こそ、仏教思想に基づくケア論の総括となろう。

表1　本書における概念構図（チャート）

各章	仏教概念	ケアの展開	展開の契機	構造的契機
第三章	慈悲	ヒューマニズムに基づくケアから超越の次元に開かれたケアへ	自己変容	（循環の構造） 自己変容 関係性 実存協同
第四章	仏性			
第五章	縁起	個人を中心とするケアからケアの場を中心とするケアへ	関係性	
第六章	聞法			
第七章	浄土	生の世界の視座に立つケアから死の向こう側の世界の視座に立つケアへ	実存協同	
第八章	回向供養			
第九章	還相の菩薩			

本書の各章では、仏教思想に基づくケア論の展開を考察する鍵概念として、「慈悲」「仏性」「縁起」「聞法」「浄土」「回向供養」「還相の菩薩」という七つの仏教語を散りばめている。形なき仏教＝霊性＝スピリチュアリティの視座に照らしてケアという営みの様々な局面を捉え直すとき、そこには何らかの媒体が必要になってこよう。その媒体を概念的に示しているのが、これらの仏教語である。七つの仏教概念は、仏教とケアとを結びつけるための触媒であり、また、形なき仏教＝霊性＝スピリチュアリティがケアの場において〈形〉となって現われてくるための鋳型《いがた》のようなものである。

さて、ここで各章の相互連関について考えるとすれば、まず、(1)の論点を敷衍する第三章と第四章は、ケアする人における霊性＝スピリチュアリティの発現についての考察であるが、これはまた「ヒューマニズムに基づくケアから、超越の次元に開かれたケアへ」の移行を問題にしていると見ることができるだろう。次に、(2)の論点を敷衍する第五章と第六章は、ケアの場にはたらく霊性＝スピリチュアリティの発現についての考察であるが、これは「個人を中心とするケアから、ケアの場を中心とするケアへ」の移行を問題にしていると言える。そして、(3)の論点を敷衍する第七章・第八章・第九章は、ケアの場における霊性＝スピリチュアリティの広がりについての考察であるが、これは「生の世界の視座に立つケアから、死の向こう側の世界の視座に立つケアへ」の移行を問題にしていることになる。

さらに、こうした「～から、……へ」のケアの三つの展開を、それぞれに促している概念を抽出していくと、順に「自己変容」「関係性」「実存協同」という三つの契機であることがわかる。しかも、これら三つの契機は、ケアの三つの展開をそれぞれに対応しているだけでなく、実質的には、各章のすべてのテーマの根底に潜んでいるとも言える。つまり、各章を特徴づける「慈悲」「仏性」「縁起」「聞法」「浄土」「回向供養」「還相の菩薩」という七つの仏教概念は、各々がその根底に「自己変容」「関係性」「実存協同」という三つの構造的契機を備えているのである（このダイナミズムについては終章で詳しく考察する）。本書では、さしあたりこのような概念構図（表1）を、考察を進めていくためのチャートとして念頭に置くことにしたい。

註

（1）Engaged Buddhism という言葉は、ベトナムの僧侶ティク・ナット・ハン（Thich Nhat Hanh）によって一九六〇年代に提唱されたもので、その実情は近代キリスト教の「解放の神学」の仏教版のような意味合いが強い。しかし、日本の場合は、阿満利麿（『社会をつくる仏教――エンゲイジド・ブッディズム』人文書院、二〇〇三年）のように社会解放運動として社会参加仏教を位置づける立場もあるとはいえ、実質的には、上田紀行（『がんばれ仏教！』ＮＨＫブックス、二〇〇四年）によって紹介されたような、市民社会における僧侶の生活支援活動を指して社会参加仏教と呼称する傾向が受け入れられているように見える。そして、ここにはビハーラや震災復興ボランティアなどの仏教者によるケアの活動も含まれていると考えられる。

（2）末木文美士『仏教 vs.倫理』（ちくま新書、二〇〇六年、一一頁）。

（3）Henri Bergson, "*Les deux souces de la morale et de la religion*", Presses Universitaires de France, Paris, 1932.（中村雄二郎訳『ベルグソン全集第六巻　宗教と道徳の二源泉』白水社、二〇〇一年、新装復刊版）。

（4）ここでの宗教に関する考察は、山下秀智「宗教とケア」（浜渦辰二編『〈ケアの人間学〉入門』知泉書館、二〇〇五年）に依るところが大きい。

（5）鈴木大拙『日本的霊性』（『鈴木大拙全集　第八巻』岩波書店、一九九九年、増補新版、二二頁）。

（6）鈴木・一九九九年、二二頁。

（7）鈴木・一九九九年、二一頁〜二二頁。

（8）ケアの語の意味については、W. T. Reich (ed.), "*Encyclopedia of Bioethics*," 3rd ed., Macmillan Reference, 2004. にある、'CARE' の項目を参照。

（9）ヒューマニズムに基づくケアの成立、およびその問題点や限界については、第一章で詳しく検討する。

（10）広井良典『ケア学——越境するケアへ』（医学書院、二〇〇〇年、四頁）。

（11）WHOの健康定義へのスピリチュアル概念の導入問題については、山口昌哉「『霊性』と取り組み始めたWHO」（『季刊仏教』第四五号、法藏館、一九九八年）。津田重城「WHO憲章における健康の定義改正の試み——「スピリチュアル」の側面について——」（『ターミナルケア』第一〇巻第二号、二〇〇〇年）。西平直「WHOとスピリチュアリティ——健康に関わる事柄としてのスピリチュアリティ」（『UP』第三〇巻第七号、二〇〇一年）。

（12）近代ホスピス運動を展開し、スピリチュアルケアの必要性を訴えたのは、シシリー・ソンダース（Cicely Saunders）である。彼女は、実存分析のフランクルの哲学に影響を受けつつ、キリスト教の伝統実践である「魂の癒し（Seelsorge）」に倣って、スピリチュアルケアの概念を提唱した（西村義人「フランクルの医療フィロソフィーとスピリチュアル・ケア——medical ministry の射程」（実存思想協会編『死生　実存思想論集XIII』理想社、一九九八年）。

（13）スピリチュアルケアおよびスピリチュアルペインの考察については、C. Saunders, '*Spiritual Pain*,' "*Journal of Palliative Care*" 4-29, 1988. WHO, "*Cancer Pain Relief and Palliative*", WHO Technical Report Series No. 804, 1990.（武田文和訳『がんの痛みからの解放とパリアティブ・ケア』金原出版、一九九三年）。ヴァルデマール・キッペス『スピリチュアルケア——病む人とその家族・友人および医療スタッフのための心のケア』（サンパウロ、一九九九年）。窪寺俊之『スピリチュアルケア入門』（三輪書店、二〇〇〇年）。同『スピリチュアルケア学序説』（三輪書店、二〇〇四年）。

(14)　以下の日本におけるスピリチュアルケアの受容についての考察は、神谷綾子「スピリチュアルケアということ」（カール・ベッカー編著『生と死のケアを考える』法藏館、二〇〇〇年）を参照している。なお、神谷論文の主題は、スピリチュアルケアの担い手ではなく、スピリチュアルの日本語訳の変遷史を描くことにある。

(15)　日本スピリチュアルケア学会のホームページ：http://www.spiritual-care.jp/
二〇〇七年に学会が設立。当時、学会の事務局は高野山大学に置かれていたが、現在は、上智大学グリーフケア研究所に置かれている。なお、二〇〇六年に高野山大学文学部に開設されたスピリチュアルケア学科は、二〇一〇年には密教学科に統合されている。

第一章　ヒューマニズムに基づくケアを超えて

Ⅰ．はじめに

ケアという言葉は、いまや日本人の生活の様々な場面で見かけるごく普通の日常語である。そもそも英語であるはずの care が、日本にこれほど広範囲に浸透することになったのも、それが今日の時代感覚や生活意識にうまく適合した言葉であったためであろう(1)。

とはいえ、ケアの語が日本において頻繁に用いられるようになったのは、決して古い話ではない。医療界においてこの言葉が導入され始めたのが一九七〇年前後(2)、ターミナルケアへの関心が高まり出すのが一九八〇年代の前半である(3)。一九八〇年代の後半には、ケアという言葉が雑誌の広告や薬局などでいつでも見かけられるようになる(4)。また、ケアの専門職という考え方が医療や福祉などの現場を中心に広がってきたのも、やはりこの頃である。

こうした現象は、何も日本に限ったことではなく、経済的な先進国であればどこにでも見受けられるものであろう。このことは、ケアという言葉の広がりが、近代における個人の生活や地域社会の急激な変動のもとで起こってきたことを、象徴的に示している。

　また、これと並行して、学問的にもケアについての議論が盛んに行われるようになり、現代思想の圏内にも深く入り込んでくる。この傾向はとくにアメリカにおいて顕著で、一九六〇年代以降、看護学の理論家たちによって、「キュア＝治療」とは質的に異なる「ケア＝援助」の意義が強調され、医療現場におけるケア概念の普及に多大な貢献を果たした(5)。また、一九八〇年代には、キャロル・ギリガンの『もうひとつの声』を契機として、「ケアの倫理」と「正義の倫理」という二つの原理の対立のもとでのジェンダー論争が繰り広げられた(6)。さらに、この論争の影響のもとで、教育学者のネル・ノディングスは、一九七〇年代に提唱されたミルトン・メイヤロフのケアの哲学を発掘して、教育の本質はケアによって基礎づけられるべきだとする主張を展開した。これらのケアの思想は、総じて「ケアリング（caring）」と呼ばれ(7)、現代のケア論の主要なカテゴリーを構成している。このように、ケアについての議論や思想は、医療や看護、福祉の分野のみならず、ジェンダー論や倫理学、教育学などの分野にまで裾野を広げて、現在に至っている。

　現代のケア論は、いずれもヒューマンケア（対人援助）を問題にしており、ケアにおける人間性を独自に追求するものであるが、同時に西洋近代主義を背景としたヒューマニズムの影響を多分に受けている。それは、自然主義に立ち、人間同士のケアの関わりにおいて人間的成長が望まれるという考え方を基調としており、超自然的な実在を認める宗教（主にキリスト教）の立場とは距離を置いている。ただし、ケアがスピリチュアルな方向性をもった営みであるとする発想は、現代のケア論においても意識はされている。その場合でも、人間のもつ霊性＝スピリチュアリティへの欲求についての理解は、なおも心理学の範囲を出ることはなく、超越の次元を正当に扱っているとは言い難い。

　ケアの営みにおけるヒューマニズムへの傾斜は、様々な弊害や限界を露呈する。本章では、まず、このようなケアの現況についての検証を行うことにしよう。そして、その上で、ヒューマニズムに基づくケアを乗り越えていく方途を、人間を超えたスピリチュアルな次元からのはたらきがケアの場に関与していることを自覚する「理念としてのスピリチュアルケア」の考え方に、探ってみたいと思う。

Ⅱ．ヒューマニズムの思想と今日のケアの考え方

ケアとは、根源的にはスピリチュアルな次元に支えられた営みである。本書はこのような立場を基本軸に据えている。しかしながら、一般のケアの現場において理解されているケアの考え方は、必ずしもそうとは限らないようだ。

今日では、ケアの制度化が進んでおり、職業としてのケアに従事している人々が多く存在する。そのため、今日の一般的なケアの考え方を形づくっているのは、そうした人々が無自覚に共有している人間理解であると言えよう。そもそも「職業としてのケア」が誕生したのは、西洋の近代化の過程においてである。したがって、今日のケアの考え方には、当然ながら西洋近代主義の影響が強く見られる。その中で、とくに支配的なのが「ヒューマニズム(humanism)」の思想である。

ヒューマニズム(8)は、様々な歴史的展開を含んでいるとはいえ、おおよそ「人間的なるもの(humanitas＝humanity)」を肯定し、これを拡大し、実現していこうとする考え方を指している。(9)西洋におけるヒューマニズムの起こりは、ルネッサンス期に遡ることができる。それは、神中心の世界観から人間中心の世界観へと、精神状況が大き

く転換した時期に当たる。

中世の村落共同体を生きる人々は、キリスト教的心情のもとで、人間はみな原罪を抱えており、この世の現実は欲望と汚辱にまみれた世界であるとみなしていた。中世の社会では、信仰によって罪を改め、この世の享楽を否定することによって、神の采配で天上に召し上げられ、あの世において救済されるといったモラルが、大勢を占めていたのである。けれども、新たに台頭してきた商人階層、商業市民たちは、中世の社会を支配していた僧侶や封建貴族に対抗して、村落共同体を離れ、この俗世を自分たちの手で積極的冒険的に開拓していくことを選択する。そのために、現世を肯定し、天上ではなく、地上の現実的な人間生活において、「人間的なるもの」を実現しようとする価値観が広がることになった。[10]

やがて、高度に発展した産業社会の到来によって、農業や家内工業のもとに成り立っていた村落共同体が解体され、新たに市民社会における個人主義が誕生した。これは個人の自由と幸福の実現を最優先しようとする価値観であり、裏を返せば、個人は、権利や義務に関わる社会的規範に反しない限りで、それぞれの自由意思や判断能力に従って、自主独立して生きるべきである、とするエートスを指していた。

個人主義を基礎づけているのは、自然主義と理性主義に立った人間理解である。それは、個人という単位を、身体と精神の二元論によって規定する。身体は、自然の世界に属するものであり、自然の法則の支配を受けるが、精神は、理性を統覚としており、理性によって欲求や感情を制御することができる。そして、これら身体と精神とを統合して、自然＋理性に適った生き方をすることこそが人間的であると考えるのが、近代ヒューマニズムの特徴である。[11]この思想は、科学的合理主義によってさらなる裏づけがなされ、産業社会を生きる人間の生活全般に浸透することとなった。

近代ヒューマニズムのもつ自然主義と理性主義の傾向は、その徹底によって遂には人間中心主義の構図を生み出すに至る。たとえば、アメリカヒューマニスト協会の会長を務めた哲学者コーリス・ラモントは、人間中心主義としてのヒューマニズムから導き出される考え方を、次のように描いている。

人間はたった一度の人生を過ごし、その人生の大半を創造的な仕事と幸福に向けて作り上げなければならない。人間の幸福は、それ自らを正当化するものであり、超自然的な源からもたらされる報酬や支持を一切必要としない。いかなる場合にも、超自然的なもの、通常は天の神や永遠の楽園という形で認識されるものは決して存在しない。そして、自らの知性を用い、互いに惜しみなく協力し合いながら、人間存在は、この地球上に平和と美の不朽の砦を作り上げることができる。[12]

今日のケアの考え方は、このような人間中心主義としてのヒューマニズムの思想を、人間理解の根拠として採用している。とりわけケアすることを職業としている人々にとっては、「私があなたをケアする」という責任と義務においてケアの営みが成立していることが前提であり、ケアする「私」の奥底に、もしくはケアされる「あなた」の背後に、超自然的な何かがはたらいているなどとは考えない。「人が人をケアする」「人が人からケアされる」という関係以上の関係を、ケアの営みの中に見出すことはあり得ないのである。

ここではまた、ケアする人間の能力およびケアされる人間の潜在的可能性が、自然主義的な源泉において内発的に開かれると捉えられており、このことに基本的な信頼を置くことがなければ、ケアという行為自体の意味を見失ってしまう、とも考えられている。[13]

このように、ヒューマニズムの思想と今日のケアの考え方とは分かち難く結びついているのである。そして、こうした傾向に拍車をかけたのが「職業としてのケア」の誕生である。

広井は、西洋近代においてケアの営みが職業化されてきた要因について、「ケアの外部化」という観点から分析している(14)。西洋近代は、産業社会の進展に伴って、共同体主義から個人主義への変化をもたらすことになった。この変化によって、村落共同体や大家族の内部で行われていた相互扶助＝ケアの機能は停滞することを余儀なくされ、代わりに、共同体から遊離した個人や核家族に必要なケアを、外部の社会的な制度によって保障するという機能が発達することになる。これが「ケアの外部化」である。

その端的な例は、病院と学校であり、近年では老人ホームや保育所を挙げることができる。病院は治療と看護が中心ではあるが、出産と死の看取りというケアの外部化でもある。学校は教育というケアの外部化、老人ホームは高齢者の福祉や介護というケアの外部化、保育所は子育てというケアの外部化である。こうしてそれぞれの制度・施設には、ケアの専門職が配置されるようになり、「職業としてのケア」が成立することになる。

「ケアの外部化」は、個人主義の当然の帰結であり、共同体を破壊することで築き上げられた産業社会を維持していくための補償機能にほかならない。ただし一方で、「職業としてのケア」に従事する人々の心情は、むしろ共同体への回帰願望を動機としており、バラバラになった個人を結びつけようとする潜在的な欲求に支えられているところがある。これらの人々の心情はまた、ケアの活動を通じて、理性に重点を置いていた精神の理解にも反省を加えている。他者をケアするためには、理性的客観的に他者を観察し分析することも必要であるが、同時に他者への配慮や受容・共感などを行動規範とするわけであるから、当然、他者との感情的なつながりに重点が置かれることになる。ここには、理性と感情のどちらも人間の精神にとって重要な要素であるとする、精神の拡張的な解釈を含んでいるのである。

とはいえ、個人主義とケアの考え方は、個人を単位としている点では共通している。個人主義は、自主独立した個人を強調するあまり、その個人が生きるためには別の個人が必要であるという事実に注意を払わなかった。その反動から、ケアの考え方は、個人と個人の結びつき、人間同士の感情面でのつながりを強調したわけであるが、それは要するに、身体と精神の二元論に、社会的な存在としての要素を加えた人間理解を示したということであり、実質的には個人主義の延長上にある考え方と言えるだろう。

したがって、西洋近代主義の影響下にある今日のケアの考え方の基本的な構図は、個人と個人とのやりとりにおいてケアの営みが成立するというものであり、人間同士の関係以上のものを想定することはない。この構図は、職業としてのケアの制度的な確立にともなって、「ケアする人」と「ケアされる人」との役割の区分を明確に固定することになる。それは、ケアする人にとっては「私はこの人をケアしている」という意識が先鋭化することであり、同時にケアされる人にとっては「私はこの人からケアされている」という感覚が植え付けられることでもある。

さらにまた、このことはケアする人の倫理として、ケアされる人のニードに応答する責任と義務を負うことを要請する。そのために、ケアする人は、ケアされる人を対象化し、これを身体的・心理的・社会的な存在として理解する。つまり、ケアされる人が何らかの困難な状況を抱えて苦しんでいる状態を、身体的・心理的・社会的の三つの次元のいずれかに還元して、緩和したり解消したりする対処の方法を考えていくのである。そして、そのための技法として、ケアされる人の状態を理性的客観的に観察し分析する、およびケアされる人の訴えを傾聴してこれを可能な限りで受容し、ケアされる人の内面世界を共感的に理解するように努める、といった精神的態度をもつことになる。[15]

ここには、人間による適切なケアのはたらきかけが行われるならば、人間は困難で苦しい状況を克服して、自由や幸福な状態を手に入れることができるという、理想的なシナリオが見事に描かれている。まさしく、こうしたケアの考え方を支えているのが、ケアする人の能力やケアされる人の潜在的可能性に対する基本的な信頼であり、すなわちヒューマニズムの思想のもつ自然主義的な人間理解にほかならないのである。

Ⅲ．ヒューマニズムに基づくケアの限界

ヒューマニズムに基づくケアにおいては、人間を超えたスピリチュアルな次元は問題にはならない。身体的・心理的・社会的のいずれかの次元においてケアが行われるのみである。したがって、当然のことであるが、ここではケアする人自身がスピリチュアルな次元に開かれているかどうかは、問われることがないのである。けれども、まさしくその問われないということが、実にそのままヒューマニズムに基づくケアの限界を表しているとも言える。

ヒューマニズムの思想に立つとき、ケアする人のもつ誰かをケアしようとする欲求やケアする能力は、生得的で自然に発生するものとされ、また経験や学習に応じてこれらは高まっていくと捉えられる。こうした観点をはっきりと打ち出しているのが、「ケアリング（caring）」の思想である。ケアリングとは、ケアする人とケアされる人の応答関係を基礎として、両者の相互的な人間的成長を問題にする考え方であり、とりわけ現代のケア論の主要な論調をリードしてきた思想である。

ケアリング論の旗手の一人であるネル・ノディングスは、原初的なケアのモデルを、母親と乳児の関係に見ようとする。母親は乳児が泣いていればすぐさまかけつけてなだめようとするが、このような行為は人間のもつ「自然な心の傾向（natural inclination）」であるとしている[16]。また、ミルトン・メイヤロフは、父親のわが子に対する思い

を、ケアの原型と考える。父親は「わが子が成長したいという要求に応えることによって、その子が成長するのをたすける」のだという[17]。人間は、思春期から青年期に移行する時期に、社会集団の中へと巣立っていく。そして、その社会集団においてアイデンティティを獲得して自己実現していくとされる。このとき、うまく社会集団の中へと誘導する手助けをするのが父親の役割だというのである。母子関係をモデルとするノディングスと父子関係をモデルとするメイヤロフ。親子関係のあり方は対照的であるが、どちらも自然主義に立ち、ケアに向かう原動力を人間の内に求めている点で共通している。

この傾向は、何もわが子に限られることではない。そもそも人間は「ケアする動物」である。苦しんでいる人が目の前にいるとき、手を差し伸べたいという思いが起こることは、人として自然なことである。人間の本性はケアすることにある。それはまた、ケアされたいという本性の裏返しでもある。個体としての人間は、誕生と同時に、つねに誰かにケアされ誰かをケアするというコミュニケーションのもとで、その生存を確保してきた。それは人類の歴史において、いかなる人間も例外なく不断に繰り返してきたことである。そのために、人間には、誰かをケアしたい、誰かにケアされたい、という利他的な欲求が遺伝的に組み込まれている[18]。このことを「ケアへの欲求[19]」と呼びならわすならば、この欲求は、生物的な根拠をもち、歴史的に継承された、人間の存在様式であると言える。

人間は、ケアへの欲求に根底で支えられているために、ケアしケアされる関係にあることにしばしば充実感を覚える。誰かをケアすることによって、その相手が苦しみを乗り越え、困難な状況を解消して、前向きに生きていこうとする姿を見ると、喜ばしく思う。そこではケアすることの意義を強く感じることができる。同様に、相手もまた、ケアされることで苦しみから解放されるならば、気持ちも晴れやかになり、自分をケアしてくれた人に対して感謝の念を起こすことにもなるだろう。ケアという営みは、ケアされる人のニードにケアする人が十全に応えることによって、双方が互いの存在意義を満たしていくことができる活動なのである。

「ケアへの欲求」を鍵概念として、ヒューマニズムに立つケアリングの思想の基本的見解を整理すれば、以上のようになろう。ここには、人間のもつケアへの欲求に対する素朴な肯定が認められ、典型的な性善説が描かれている。

しかしながら、実際には、ケアへの欲求は両刃の剣であると言うべきではなかろうか。というのも、人間は、ケアへの欲求をもつがゆえに、自らの存在意義を求めて、ケアしケアされる関係を作り出すわけであるが、それによって、ますます存在意義を満たそうと過剰にケアの関係にのめり込んでいくか、あるいは、存在意義が十分に満たされず、かえって疲弊してケアの関係を放棄し傷ついていくか、いずれかの弊害に沈み込んでしまう可能性を併せもっているからである。言うなれば、うまくいっていると感じられるケアの関係であっても、そこにはすでに陥穽《かんせい》が潜んでいるのである。

ケアする人は、ケアすることで充実感を得て自らの存在意義が満たされると、よりいっそうケアする行為にのめり込んでいく。これに呼応するように、ケアされる人は、ケアされたいという欲求が刺激され、ニードを膨らませて、ケアする人に次第に依存するようになる。ケアする人はいよいよ強迫的な世話やきに転じ、歯止めが利かなくなって、いわゆる「ケア中毒（ワーカホリック）」[20]になっていく。やがて、気づかないうちにストレスが溜まり身心が疲弊して、ケアすることを放棄せざるを得なくなるときがやってくる。そして、ケアされる人もまた、ケアする人に依存することで自立心を奪われ、ケアする人の疲弊にともなって精神的に破綻していく。

ケアの営みがもたらすこのような「共依存（co-dependency）」の関係は、いかにも極端であり異様な出来事のようにも見えるが、ケアの現場では決して少なくない現象である。ケアの専門職の病理としてしばしば取り上げられる「共感疲労（compassion fatigue）」や「バーンアウト（燃え尽き症候群 burnout syndrome）」の背後にも、こうした構造を認めることができるだろう。ケアへの欲求が人間の存在意義を満たすものである限り、ケアによる共依存関係が増長してこれに拘泥《こうでい》してしまうことは、避け難い問題として伏在している。

こうしたケアに伴う弊害に対して、ヒューマニズムに基づくケアは、職業的倫理を徹底すること、ケアする能力を経験や研鑽などを通して高めること、スーパービジョン（教育的指導）を受けることなどによって、予防もしくは解消に向かうことができると考える。あくまで人間の内発的な可能性を信じ、倫理的な判断能力に委ねるのである。

ノディングスは、制度化され職業化されたヒューマンケアの現場では、複雑かつ困難な状況が多いために、ケアする人の自然なケアへの欲求のみではケアを持続することができないとしても、ケアする人の内面では、ケアするにふさわしい自分でありたいという強い倫理的な欲求が支えているために、そこから再び他者に向き合おうと立ち上がることができるはずだ、と分析する。[21] ここでは、倫理的なケアへの欲求は、自然なケアへの欲求と区別されるわけではなく、人間社会の中で生まれて以来、ずっと人をケアし人からケアされてきた経験の記憶によって培われてきたものであり、ケアする責任意識のもとで他者の成長を心から願うことによって、少しずつ高められ成熟度を増していくと考えられている。

ところが、皮肉なことに、ケアの専門職は、こうしたケアに対する強い倫理観に基づいてケアを行うように心がけることで、かえって負の連鎖に巻き込まれていく場合も少なくないのである。ホックシールドは、対人サービスに関わる労働が不自然な感情管理を強いるものであることを指摘して「感情労働（emotional labor）」と呼んだが、[22] その典型こそまさしくヒューマンケア（対人援助）に関わる職種にほかならない。ケアの営みは、頭脳や肉体以上に、何よりも感情に大きく左右される。そのことがケアする人に喜びや生きがいをもたらす一方で、同時に弊害をも背負わせてしまうのだ。武井は、看護師としての専門性は、高い職業倫理に則ったマニュアル的な感情コントロールを継続することで、「看護師としての自分」と「個人としての自分」とを分けるという習慣を身につけるようになり、職業人としての「偽りの自己」を演じているうちに自分の「本当の感情」がわからなくなる感情麻痺の状態について指摘している。そして、その結果、私生活としての「本当の自己」への浸蝕が起こり、抑圧された感情の暴発として、不眠症やうつ症状、摂食障害、飲酒や喫煙、ギャンブルなどの嗜癖《しへき》、恋愛依存など、様々な自己欺瞞による「アイデンティティの危機」に陥る危険性をもつというのである[23]。これは、倫理的なケアへの欲求から引き起こされるケアの弊害と言ってよいだろう。

さらに、ケアに伴う弊害は、ケアする人が悲惨な結末を迎えるという展開だけにとどまらない。ケアという関係が厄介なのは、ケアされる人に対しての暴力や支配へと発展する要素を含んでいることである。そうした暴力や支配は、静かに浸透していき、ゆっくりと傷口を広げていくために、それが問題であることすらわからないまま気づかれず放置されることが多い。それは、用語としては「パターナリズム（paternalism）[24]」と呼ばれるケアの一つの展開、つまりは、医者と患者、教師と生徒、監督と選手などといった、知識や技能の提供や指導などを介して成立する治療的もしくは教育的関係におけるケアにおいて、表面化しやすいものである。

パターナリズムは必要であるとする見解は多い。ケアの営みにおいては、ある程度、導くものと導かれるものとの区別をはっきりさせておかなければ、生命の危険を回避することや、能力や技術の向上なども望めない。また、ケアの責任が誰にあるのかも曖昧になってしまう。こうした見解はよくわかるし、それなりの妥当性もあるだろう。とはいえ、パターナリズムの本当の問題は、立場を区別するかどうかの話ではなく、ケアする人の内面の心構えや態度にあるのではないかと思われる。

その典型的な表れ方としては、誰かをケアすることによって事態が好転し、何らかの良い結果が表れたときに、ケアする人の内面に「私がケアしたことによって、彼／彼女はうまくいったのだ」という思いが湧き起こってくることである。こうした思いは、ケアに関わった者であるならば誰でもそれなりに覚えのあることであり、あえて咎《とが》めるほどのことでもないだろう、と普通は考えてしまう。しかし、問題はそれほど単純ではない。

ケアする人の内面に、こうした有用感が積み重ねられ、その果てに生じる強固な自尊感情が定着すると、ケアの場面は、ケアする人の存在意義を確認し維持するための装置として機能し始める。それは裏を返せば、ケアされる人を道具化していくプロセスでもある。最初は、ケアしケアされる関係を通じて互いに充実感を得ることができていたとしても、ケアする人の内面にある自尊感情が専制化することによって、次第にケアされる人のもつ様々な感情の価値は低められて、ケアする人の管理化に置かれていく。ケアへの欲求とは、結局のところ、他者に意識を向けることで強化される、自己の承認欲求であるとも言えるのである。他者から承認されたいというこの欲求は、自尊感情に裏打ちされることによって、他者を管理し操作しようとする欲求へと容易に様変わりしてしまう。

こうした静かな暴力と支配の構図は、ケアのパターナリズム化において顕著に見られる傾向であるとはいえ、実際にはヒューマンケアにおけるすべての関係の中にいつでも潜んでいる問題であろう。それは、当事者たちすら気づかずに、いつのまにかケアの関係を覆っていく暗雲のようなものである。

共依存、共感疲労、バーンアウト、感情管理によるアイデンティティの危機、そしてパターナリズム。これらのケアに伴う弊害は、その根源を辿るならば、人間の根本的な存在様式であるケアへの欲求が、自己の存在意義を求める人間の傾向と密接に関わっており、そうした傾向のために引き起こされる事態であると言えるだろう。要するに、ケアへの欲求はケアの弊害と表裏一体であり、このような根本矛盾を抱えているところに、ヒューマニズムに基づくケアの限界があるのである。

この限界を乗り越えるためには、ケアする人が、ケアへの欲求についての洞察を徹底して深めることを通して、ケアへの欲求の向こうに潜んでいる次元、すなわち人間存在を超越した地平としてのスピリチュアルな次元への視座に開かれることが必要なのではないだろうか。ケアする人の行為がスピリチュアルな次元に支えられていると自覚するとき、そこに立ち現われてくる他者（通常はケアされる人として認識される他者）は、本来的な尊厳性をようやく取り戻すことができるのではないかと思われるのである。

Ⅳ．ヒューマニズムを超えるケア

とはいえ、現代のケア論の中に、スピリチュアルな次元を直接的に扱おうとする方向性がなかったわけではない。その試みを端的に示したのが、「スピリチュアルケア（spiritual care）」の考え方であった。

スピリチュアルケアについては、序章でも紹介したが、ここではさらに詳しく考察していくことにしよう。まず、この概念は、近代ホスピス運動に端を発する終末期緩和医療（ターミナルケア）の中から起こってきたものである。提唱者であるシシリー・ソンダース（Cicely Saunders, 一九一八～二〇〇五）[25]は、実存分析のフランクルの思想に範をとりつつ、人間のもつ原初的な宗教的欲求をケアの問題として取り上げた。そして、ケアの源流を、キリスト教が近代以前から実践している「魂の癒し（Seelsorge）」の伝統に求めたのである[26]。ソンダースによるスピリチュアルケアの提唱は、現代のケア論がヒューマニズムへと傾斜することに対する内省を促すとともに、ヒューマニズムを超えるケアを志向する革新的なケア論の展望を示唆していた。

スピリチュアルケアは、まずもって自己の死という限界状況と切実に向き合っている終末期の患者が発する「存在の意味への問い」に注目する。「なぜ私がこんな病気にならなければいけないのか」「これまで私が生きてきた意味とは何なのか」「死んだあと私はどうなってしまうのか」など、こうした問いは、思弁的なものではなく、問う者の存在全体を覆い尽くして、重度の心身症状すらも引き起こすような苦痛となる。それゆえ、存在の意味を問わざるを得ないこの状態は、「スピリチュアルペイン（spiritual pain）」と呼ばれるのだ。

「存在の意味への問い＝スピリチュアルペイン」というのは、当事者が意識しているかどうかはともかく、人間を超えた何ものかに触れようとしているために起こっている、と考えることができる。そこでソンダースは、この問題を近代医療がこれまで扱ってきた身体的・心理的・社会的な苦痛のいずれとも異なるとして、あえて「スピリチュアル」という言葉を当てはめて区別したのである。終末期の患者は、自己の死を自覚することによって、人間を超えた何ものか、すなわちスピリチュアルな次元に触れようとするニードに開かれている。そうした「スピリチュアルニード（spiritual need）」に対して、これに伴う「スピリチュアルペイン」を緩和しつつ、じっくりと寄り添い応答していくことが、「スピリチュアルケア」の実践ということになろう。

とはいえ、実際のターミナルケアの現場（とりわけ日本の場合）では、ケアする人がこのような超越的なスピリチュアルな次元に触れようとする患者を本当にスピリチュアルな問題として認識しているのかと言えば、そうとは言い切れないように思われる。スピリチュアルケアの考え方が複雑なのは、ケアされる人の訴えるスピリチュアルペインを、ケアする人がスピリチュアルな問題としてきちんと受け止めることができなければ、そこにスピリチュアルケアは成立しない、という点にある。つまりここでは、ケアする人がスピリチュアルな次元に開かれているのかどうかが、鮮明に問われているのである。ケアする人がスピリチュアルな次元に開かれていないときには、患者の苦悩している状態は、身体的・心理的・社会的な苦痛や症状のいずれかに還元され、通常の医学的な診断のもとでの処方を受けることとなり、スピリチュアルケアにはならないのである。

欧米では、宗教者（キリスト教の司祭や牧師ら）が、病院付きのチャプレンとして所属し、スピリチュアルケア[27]の担い手として患者と関わっていることが、ある程度常態化している。また、スピリチュアルケアの専門職を養成する機関も神学の大学院に置かれている。ここでは、スピリチュアルの概念が宗教と関連づけられるとともに、この問題を扱うことの特殊性について一定の理解がなされている[28]。

日本の終末期医療の現場にスピリチュアルケアの考え方が導入されるに当たって、初期の頃は、欧米と同じく宗教者がこのケアの専門的な担い手となるべきとする議論もあったようである[29]。また、ウァルデマール・キッペスや窪寺俊之のように、キリスト教に基盤を置いてスピリチュアルケアを考える論者は、スピリチュアリティの本質を「超越性」と捉えており、スピリチュアルケアを実践する上では、宗教の問題を意識するべきであることを主張している[30]。けれども、日本の公立の医療機関では、スピリチュアルケアの担い手を限定せず、誰でもが実践できる形で受け入れるという方針のもとに、スピリチュアルケアの概念が広まっていくことになる。そして、このことによって、スピリチュアルケアの考え方からなるべく宗教的な要素を排除するという独特の概念形成がなされていくのである。

一例を挙げるならば、谷田は、スピリチュアリティの理解には、宗教的側面と世俗的側面の区別があるとし、世俗化された日本社会の中でスピリチュアルケアを受け入れるためには、スピリチュアリティの世俗的側面を重視するべきだと主張している[31]。そして、世俗的なスピリチュアリティの中核として、「周囲とのつながり」と「人生の意味づけ」という要素を挙げている[32]。この二つの要素を実現する方法としては、コミュニケーション技能を基盤とする物語医療（Narrative-Based Medicine, ＮＢＭ）を実践していくことが求められるという[33]。要するにそれは、患者が人間同士の情緒的なつながりや感傷的な人生物語を語り出したときに、援助者が時間をかけてこれを傾聴する、といったコミュニケーションのあり方を指して、スピリチュアルケアと呼ぶのである。

日本におけるスピリチュアルケアの議論は、ヒューマニズムに基づくケアの考え方が見事に反映されている。スピリチュアルという概念から超越的な要素が引き剝がされ、まったく人間的な出来事にすり替えられてしまっているのだ。これでは心理的ケアとほとんど変わらないし、むしろ心理カウンセリングのほうがよほど精緻な人間理解のもとにクライエントと関わっているのではなかろうか。こうした考え方からは、スピリチュアルケアという革新的なケアの方向性を示した意義がどこにも見出せないのである。

超越性を見失った浅薄なスピリチュアリティの理解にケアする人が立つのであれば、ケアされる人の内奥から発せられるスピリチュアルな次元を求める叫びは、まるで聞き届けられずに等閑《なおざり》にされてしまうことであろう。それは人間のもつスピリチュアルな成長や成熟を阻《はば》んでいく関わりである。今日の日本社会は確かに世俗的であるには違いない。しかし、日本人の心の深層には、豊かな宗教性を育んできた歴史と文化の蓄積があり、深い叡智に支えられているはずである。スピリチュアルケアは、そうした心の深層を発掘する意義を担っているのではなかろうか。それゆえにこそ、スピリチュアルケアの実践者（ケアする人）が、人間を超えたスピリチュアルな次元に開かれているかどうかが、重要な鍵となってくるのである。

V．ケアの場にはたらくスピリチュアリティ

さて、これまでに語られてきたスピリチュアルケアの議論では、スピリチュアルな次元が、ケアする人に開かれているのか、ケアされる人に開かれているのか、のいずれかを想定してきたのであるが、これらはともに、個人に焦点化したスピリチュアリティを問題としている点で、共通している。しかも、個人のスピリチュアリティを問題にする限りで、他のケアとの画一化がはかられ、特殊なケアとして捉えられることにもなる。

けれども、これを「ケアという営みにスピリチュアルな次元がどのように関わってくるのかを問題にしている概念」として解釈すれば、一般のケアのあり方をも包括するようなスピリチュアルケアへと発展していく可能性をもつように思う。

とはいえ、一般的なケアの現場を考えた場合、ケアする人もケアされる人もどちらもスピリチュアルな次元について意識することなく、ケアの関係性を成立させていることのほうが圧倒的に多い。こうした状況を、本章ではヒューマニズムに基づくケアと捉えてきた。

しかしながら、序章において引用した広井良典の言葉からもわかるように、ケアの関係性においては、これを持続していくことで、ケアする人とケアされる人の意識が互いに浸透して一体感を味わい、〈より深い何ものか〉に包まれるような体験が起こることがある。このような体験もまた、「ケアの営みにスピリチュアルな次元が関わっている」と言うことができるであろう。

しかも、この体験の場合、ケアする人とケアされる人の区分が曖昧であるので、スピリチュアルな次元が個人の

意識に開かれているとは言えない。ケアする人とケアされる人とが相互に影響し合いながらケアの関係性を形成している場を「ケアの場」と呼ぶとすれば、この体験は、実のところ「ケアの場にはたらくスピリチュアリティ」が問題になっているのである。

「ケアの場にはたらくスピリチュアリティ」もまた、「ケアの営みにスピリチュアルな次元が関わっている」という構図を描いている点で、スピリチュアルケアと呼ぶことができるであろう。

ただしそれは、あくまでケアの場におけるスピリチュアルな体験であって、通常のケアする／ケアされるという意識のもとで行われるケアとは区別されなければならない。このようなケアの形態は、ケアの場において実現するケアであり、すなわち、ケアを基礎づけるためのケア（＝メタケア）ということになろう。しかも、このメタケアの本質を決定づけるのは、ケアが起こっているまさにその最中には、意識が溶解して主体が受動性に転換しているために、ケアの場に参入している当事者たちにケアという認識が成り立たない、という背理性である。意識が再び活動しそのようなケアの状況を反省的に眺めたとき、つまりは、ケアの状況が理念化されたときになって初めて、そのスピリチュアルな体験においてケアが行われていたのだとする認識が生じるのである。そしてこのとき、そのケアの主体はケアする人でもケアされる人でもなく、スピリチュアルな次元にあると感じられるだろう。その意味で、ケアの場にはたらくスピリチュアリティは、「理念としてのスピリチュアルケア[34]」と呼ぶことが適切であるように思う。

以上のように考えていくと、「理念としてのスピリチュアルケア」は、通常のケアが行われている只中にあっても、背後的もしくは介入的な形でケアの当事者たちに体験されており、深く影響を及ぼしているのではなかろうか。このような状況を、試みに図式によって捉えるとすれば、**図1**のようになるだろう。

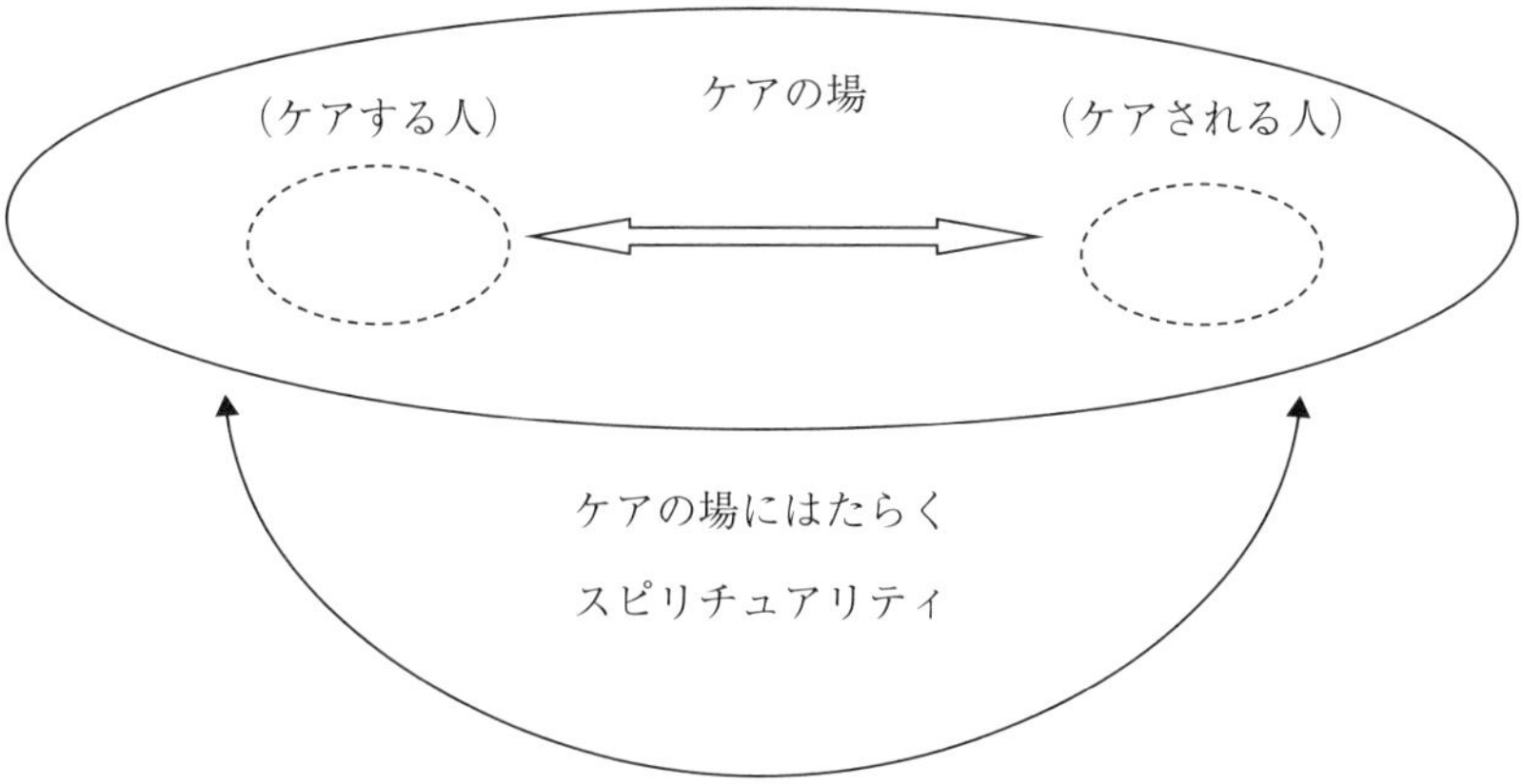

図1　理念としてのスピリチュアルケア

さて、この「理念としてのスピリチュアルケア」という視座に立ったときには、ケアという営みがまことに多層性を帯びていることに気づかされる。

まずもって、ケアという行為は「私がこの人をケアしている」というケアする人の意識のもとに成立していたが、この感覚がまったく違ったものに映るのである。それは、芸術家たちが証言する次のような感覚[35]に近いかもしれない。たとえば、モーツァルトが交響曲を作曲するときには、メロディーが勝手に自分の頭の中を流れ出すのだという。また、ガウスが数学の証明をするときには、彼はいつのまにか数式に捕まえられているという。さらに、ミロが絵を描くときには、キャンバスに磁気が帯びて、その磁力に自分の手が導かれるというのである。これらの証言に共通していることは、創作活動を行う際には、彼らが自らの力で作品を生み出しているというのではなく、彼らにはたらきかけてくる何らかの力があって、その力に突き動かされて、初めて真の作品が生み出されていく、という感覚である。ケアの場にスピリチュアリティがはたらき出すというのもこれと同じような精神現象を捉えている。すなわち、ケアを行っているのは、ケアの場の向こう側（スピリチュアルな次元）から湧き起こる何らかの力（スピリチュアリティ）なのであって、ケアする人自身もまたその力によってケアされているという受動的な感覚をもつことになろう。

いったんスピリチュアルな次元に目覚めると、ケアの場に起こっているあらゆる出来事が、スピリチュアリティのはたらきによって意味づけられると言っても過言ではない。そもそもケアする人とケアされる人とが出会ったこと、その出会いは偶然にすぎないように見えるが、実はまことにかけがえのない奇蹟的な出会いであるとも感じられるのだ。

また、ケアの場には、目に見えない様々なつながりが参入していることも実感できる。その端的な例は、死者とのつながりである。たとえば、震災復興のボランティアを続けている人が、「亡くなった方々のいのちの叫びが自分を突き動かすのだ」と語るとき、そこには、震災で亡くなった死者たちがこの人の傍らで支えケアすることの原動力となっているのである。あるいは、グリーフ・ケアの場面で「亡くなった夫の魂が安らかであってほしい」という祈りにも似た気持ちで涙を流す未亡人は、死者となった伴侶とともにケアの場を生きているのである。

このような語りもしくは感覚は、通常のケアにおいては、すべて当事者の主観的な物語として受け止められることであろう。ヒューマニズムは自然主義や理性主義に立って人間の現象を捉えることを特徴とするが、もう一つの特徴として、現世主義、物質主義を中心とする思考を挙げることができる。それは、個体としての人間の現実が、誕生から死までのリニアな時間軸の間に限られるのであって、誕生以前もしくは死後の問題について扱うことをタブーとする傾向である。ここには、肉体としての生命の維持を優先的に考える現世中心主義の発想が基礎になっている。ごく簡単に言えば、生きている間の物質的生活の充足のみがすべてであって、死んだらおしまい、という感覚である。

近代以前には、このような物質優位の考え方は稀であり、むしろ物質としての肉体が滅びても残存する何らかの観念的な実体（霊魂）を含めて人間の現実を捉えようとする世界観が普通であったと言える。来世や他界の存在、生まれ変わりなどは、どのような民族においても語られていたし、信じられていた。そうした死の向こう側の現実は、聖なる領域として畏敬や畏怖の象徴であったし、また現世にあっても異界への通路として様々な局面において開かれていた。しかしながら、西洋近代主義が流入すると、次第に死の向こう側の世界は駆逐され、科学的根拠のない迷信であり、人間の不死への願望が投影されたプリミティヴな神話として捉えられるようになった。つまり、死の向こう側の世界などというのは、虚構以外の何ものでもなく、ファンタジーかオカルトの類にすぎなくなったのである。

ヒューマニズムに基づくケアもまた、この傾向を受け継いでおり、誕生から死までの時間軸によって構成される事象を超え出てしまうような問題をケアの範疇として扱うことができない。たとえば、幽霊に怯えて苦しんでいる患者がいれば、それは脳内の異常か精神疾患を発症しているのであり、幻覚や幻聴の類として診断されてしまうか、もしくは個人の罪責感やトラウマなどから作り上げられた妄想として解釈されてしまう[36]。このように、ヒューマニズムに基づくケアの範疇では、死の向こう側の現実、理性や日常感覚ではうまく捉えられない非合理な現実を、精神病理として処理するか、了解可能な物語へと変換していくほかに、これを受け入れ共有する手段がないのである。

死の向こう側の世界がケアの場で語られ出すとき、それは人間を超えたスピリチュアルな次元の多層的な広がりが、ダイナミックなはたらきとなって、生の意義を問うているのである。私たちは、「死者は生きている」といった矛盾的な表現をする。このように表現するのは、物語医療（ＮＢＭ）のように、スタティックな物語の中に押し込めることではない。表現に込められたアクチュアルな閃光はスピリチュアルな次元からのメッセージであり、ケアの場に参入する様々なつながりをより豊かに成長させ、成熟させていく力であると言えるだろう。

Ⅵ．まとめ

「理念としてのスピリチュアルケア」は、形なき仏教＝霊性＝スピリチュアリティの視座において開かれるケアの基盤となる考え方である。スピリチュアリティは、形がなく感覚によって捉えることができない。そのために、人間の意識や思考の範疇を逸脱している。さらに言えば、個体生命のあり方自体をも超越している。それゆえ、スピリチュアリティのはたらきが湧き起こる源泉としての「スピリチュアルな次元」は、まさしく「超越の次元」と言い換えることができるだろう。

「超越の次元」を、あえて仏教の概念で説明するならば、「無分別智」によって開かれる世界を指していると考えることができる。それは具体的にどのような世界であろうか。

仏教の生命観[37]からすれば、個体生命のあり方は、「分別（vikalpa）」によって成立しているということになる。「在る」ということがそのまま世界を二つに分ける。個体生命の存在はそのまま認識を表している。存在することによって、世界を見るもの（主観）と見られるもの（客観）に分けるのである。このように、分別の作用は、個体生命のあり方を本質的に規定している。誕生の時点では分別ではなかったが、成長の過程の中で徐々に分別になっていく、というのではない。先天的に「分けて知る（vi-jñā）」というあり方をしているのが、個体生命の現実だというのである。

けれども、「無分別智」というのは、この「分けて知る」という分別のあり方を根底から覆《くつがえ》すはたらきである。仏教では、事物事象は実体が無く無自性であり、空であり、一如であり、無相であると説かれる。つまりは、分別の作用がまったくない、一切がつながり合い溶け合った、純粋透明な世界を、真理と捉えている。そのような世界は、私たちに馴染みのある分別の世界を超越している。その意味で、無分別の世界は「超越の次元」であると言ってよい。ただしそれは、決して分別の世界から隔絶しているというわけではない。今ここに、つねに開いているのだ。けれども、私たちは、分別のあり方が邪魔をして、そのことに気づくことができない。このとき、私たちに無分別の世界を気づかせるはたらきが、「無分別智」なのである。

日本の禅宗（主に臨済宗）において用いられる白隠禅師（一六八六～一七六九）の『坐禅和讃』[38]には、「衆生本来仏なり、水と氷の如くして、水を離れて氷なく、衆生を離れて仏なし、衆生近きを知らずして、遠く求むるはかなさよ」とある。氷のように硬直した個体生命（衆生の分別のあり方）は、水のように流れている超越者（仏の無分別のあり方）とは、本来的に一つであって、別ではない。

とはいえ、たとえ「無分別智」が立ち現われ、無分別の世界に開かれることがあったとしても、私たちは、個体生命の本質的なあり方において、無分別の世界にとどまることができない。その後、再びまた分別の世界に還ってくることになる。ただし、それは単に元に戻ることではない。「無分別智」のはたらきに支えられ、包まれてあるという自覚的な生き方へ、言わば「無分別の分別」というあり方へと転換するのである。

仏教が提示するこのような超越の次元、霊性＝スピリチュアリティへの目覚めのプロセスは、「理念としてのスピリチュアルケア」の場において、まさしく起こってくる事態であると考えることができる。仏教思想に基づくケア論の展開もまた、こうした事態においてその方向性を確認し得るであろう。

註

（1） 加藤直克「ケアとは何か――クーラ寓話を手がかりとして」（平山正実・朝倉輝一編著『ケアの生命倫理』日本評論社、二〇〇四年）では、ケアという言葉の意味内容について歴史的文脈を辿りつつ考察し、とりわけハイデガーが『存在と時間』の中で取り上げた女神クーラ（Cura）の寓話について独自に読み解く作業を行っている。この中で、自分らしくありたいという「気づかい（ゾルゲ Sorge）」がクーラのはたらきであり、それは「今、ここ」での状況・環境に応じて、そこで出会うものや人との刻々の事態に全身で応答することの中に出現しているとして、ケアのメタ機能についての構造を明らかにしている。そして、そのようなケアの機構ゆえに、ケアという言葉が現代人の生活実感や感性の深みに浸透することができ、現代の生活に即してますます応用範囲を広げることができるのであろう、と分析している。

（2） 工藤由美「ケア論の再考――民族誌的アプローチへ向けて」（『千葉大学人文社会科学研究』第一七号、二〇〇八年）によれば、ケアの語が日本の看護学の論文誌に最初に登場するのは、一九六〇年代後半になってからであるという。

（3） 日本で最初のホスピス病棟の開設が一九八一年であることを想起したい。ただし、ホスピスケアの提供自体は、大阪の淀川キリスト教病院において、当時のホスピス長であった柏木哲夫によって一九七三年に始められている。

（4） たとえば『現代用語の基礎知識』（自由国民社）の一九七〇年代の版には、「ケア」に関する項目は見つからない。「スキンケア」や「ヘルスケア」といった項目が現れるのは、一九八〇年代になってからである。

（5） 代表的な理論家としては、マデリン・M・レイニンガー（Madeleine M. Leininger）、ジーン・ワトソン（Jean Watson）、パトリシア・ベナー（Patricia Benner）などを挙げることができる（以下の文献を参照。G・M・フォスター、B・G・アンダーソン〈中川米造監訳〉『医療人類学』リブロポート、一九八七年。A・M・トメイ、M・L・アリグット編〈都留伸子監訳〉『看護理論家とその業績・第三版』医学書院、二〇〇四年）。

（6） Carol Gilligan, *"In a Different Voice : Psychological Theory and Women's Development"*, Harvard University Press, 1982.（岩男寿美子監訳『もうひとつの声』川島書店、一九八六年）

ケアの倫理と正義の倫理の論争についてはいくつか文献がある。代表的なものを挙げれば、Virginia Held（ed.）. *"Justice and Care"*, Westview Press, 1995. 立山善康「正義とケア」（杉浦宏編著『アメリカ教育哲学の動向』晃洋書房、一九九五年）。品川哲彦『正義と境を接するもの――責任という原理とケアの倫理』（ナカニシヤ出版、二〇〇七年）。

（7）ケアリングに関する代表的な文献を挙げれば、以下の通りである。Milton Mayerroff, "*On Caring*", Harper & Row, New York, 1971.（田村真・向野宣之訳『ケアの本質――生きることの意味』ゆみる出版、一九八七年）。Nel Noddings, "*Caring : A Feminine Approach to Ethics and Moral Education*", University of California Press, 1984.（立山善康他訳『ケアリング　倫理と道徳の教育――女性の観点から』晃洋書房、一九九七年）。Helga Kuhse, "*Caring ; Nurses, Women and Ethics*", Blackwell Publishers Limited, 1997.（竹内徹・村上弥生訳『ケアリング――看護婦・女性・倫理』メディカ出版、二〇〇〇年）。中野啓明他編著『ケアリングの現在――倫理・教育・看護・福祉の境界を越えて』（晃洋書房、二〇〇六年）。

（8）以下に論述するヒューマニズムについての考察は、主には、西川富雄『現代とヒューマニズム』（法律文化社、一九六五年）を参照している。また、西川の論考に影響を与えている文献として、田中美知太郎『ヒューマニズムの歴史』（史学社、一九四七年）、同『ヒューマニズムの意味』（史学社、一九四七年）、高峯一愚『近代における人間の自覚』（理想社、一九五二年）、務台理作『現代のヒューマニズム』（岩波新書、一九六一年）、などが挙げられる。

　また、本章のヒューマニズム批判を論述する上で、ハイデガー（Martin Heidegger）のヒューマニズムに対する問題提起（一九四七年）は、特筆しておかなければならない。ハイデガーは、人間を存在者の中心とみなすサルトルの実存主義を批判する形で、人間の投企の能動性は存在という超越的原理における被投性に支えられて初めて可能であるとする論旨を展開している（渡邊二郎訳『「ヒューマニズム」について』ちくま学芸文庫、一九九七年。原文は、"*Über den Humanismus, Brief an Jean Beaufret, Paris*", Verlag A. Francke A. G., Bern）。

（9）西川・一九六五年、四頁。

（10）西川・一九六五年「人文主義としてのヒューマニズム」九頁～二一頁。

（11）西川・一九六五年「近代理性主義のヒューマニズム」二二頁～三六頁。

（12）Corliss Lamont, "*The Philosophy of Humanism*", London : BarrieBooks, 1965, p. 20.

引用に際しては、M. Simone Roach, "*The Human Act of Caring : A Blueprint for the Health Professions*", revised ed. Canadian Hospital Association Press, 1992.（操華子他訳『アクト・オブ・ケアリング――ケアする存在としての人間』ゆみる出版、一九九六年）を参照した。

シスター・シモーヌ・ローチは、神学の立場からケアリング論を展開している稀有な論者である。人間中心主義としてのヒューマニズムについては、対話的にアプローチしており、キリスト教との統合を基盤としたケアリングを目指している。

(13) こうした考え方の典型を示しているのは、カール・R・ロジャーズ（Carl Ransom Rogers）の人間中心主義的なカウンセリング理論（来談者中心療法）である。この問題については、第六章で詳しく検討する。

(14) 以下の考察は、広井良典『ケア学――越境するケアへ』（医学書院、二〇〇〇年、二一頁～三三頁）に依るところが大きい。

(15) WHO憲章（一九四八年）では、健康の定義について、「身体的（physical）、心理的（mental）、社会的（social）の三つの次元において良好である状態のことである」と捉えている。この見方はヒューマニズムに基づくケアの人間理解に一定の基準を与えてきたと言えるだろう。

(16) Noddings, 1984, p. 5.（邦訳、一九九七年、七頁）

(17) Mayeroff, 1971, p. 1.（邦訳、一九八七年、一三頁）

(18) 利他的欲求の生物学的根拠についての研究としては、次の著書が参考になる。小田亮『利他学』（新潮社、二〇一一年）、柳澤嘉一郎『利他的な遺伝子』（筑摩書房、二〇一一年）。

(19) 広井・二〇〇〇年、一六頁。

(20) ケア中毒の問題については、阿部真大『働きすぎる若者たち――「自分探し」の果てに』（NHK出版、生活人新書、二〇〇七年）の問題提起を参照。

(21) Noddings, 1984, p. 80（邦訳、一九九七年、一二五頁）

(22) Arlie R. Hochschild, "*The Managed Heart: Commercializaton of Human Feeling*", University of California Press, 1983.（石川准・室伏亜希訳『管理される心――感情が商品になるとき』世界思想社、二〇〇〇年）

(23) 武井麻子『感情と看護――人とのかかわりを職業とすることの意味』（医学書院、二〇〇一年、五八頁～六〇頁）。

(24) パターナリズムは、もともと法哲学において用いられてきた用語である。一九七〇年代のアメリカで、医療現場における医者と患者との権力関係を告発する際に用いられたことをきっかけとして、ケア論の中でも議論されるようになった。参考文献を以下に示す。澤登俊雄編『現代社会とパターナリズム』（ゆみる出版、一九九七年）、加藤尚武・加茂直樹編『生命倫理学を学ぶ人のために』（世界思想社、一九九八年）。

(25) ソンダースは、近代ホスピス運動の創始者でもある。ホスピス（hospice）はもともと巡礼者が宿泊のために休息する小さな教会を指していたが、やがて戦争被災者の救護施設や身寄りのない人々の最期を看取る施設へと転じていき、二〇世紀半ばに近代医療施設である病院の中に終末期患者が安らかな最期を迎えるための病棟を設置してこれをホスピスと呼んだことから、近代ホスピス運動が展開していく（シャーリー・ドゥブレイ〈若林一美訳〉『シシリー・ソンダース――ホスピス運動の創始者』日本看護協会出版会、一九八九年）。

一九世紀以来の科学的実証主義に基づく近代医療が治療モデルをベースに死の克服を目指して患者に「延命治療」を施してきたのに対して、ホスピスでは、痛みをコントロールする緩和ケアをベースに、死の克服ではなく患者の生命の質（ＱＯＬ）を高めることに重点を置く「尊厳医療」という新たな医療理念が導入された。C. Saunders & M. Baines, *"Living with Dying: The Management of Terminal Disease"*. (2nd ed.) Oxford University Press, 1989.（武田文和訳『死に向かって生きる』医学書院、一九九〇年）

(26) 西村義人「フランクルの医療フィロソフィーとスピリチュアル・ケア――medical ministry の射程」（実存思想協会編『死生　実存思想論集XIII』理想社、一九九八年）。

(27) 欧米の場合、スピリチュアルケアという用語よりも、パストラルケア（pastoral care）という用語のほうが一般的である。pastorとは羊飼いであり、羊飼いが迷える羊の面倒をみる、すなわちケアすることを意味する。

(28) ヴァルデマール・キッペス『スピリチュアルケア――病む人とその家族・友人および医療スタッフのための心のケア』（サンパウロ、一九九九年、一五八頁～一六四頁）。

(29) 序章のⅢ節を参照。神谷綾子「スピリチュアルケアということ」（カール・ベッカー編著『生と死のケアを考える』法藏館、二〇〇〇年）。

(30) ウァルデマール・キッペス・一九九九年。および、窪寺俊之『スピリチュアルケア入門』（三輪書店、二〇〇〇年）。同『スピリチュアルケア学序説』（三輪書店、二〇〇四年）。

(31) 谷田憲俊『患者・家族の緩和ケアを支援するスピリチュアルケア――初診から悲嘆まで』（診断と治療社、二〇〇八年、五頁〜六頁)。

(32)谷田・二〇〇八年、八頁。

(33)谷田・二〇〇八年、一五頁〜一六頁。

(34)ここでの考察は、拙稿「理念としてのスピリチュアルケアについて――ケアの場にはたらくスピリチュアリティの自覚的様態――」(『人間性心理学研究』第二八巻第一号、二〇一〇年)をベースとしている。

(35)以下の芸術家たちの証言を引用しているのは、ケアリング論のノディングスである。ノディングスは基本的にヒューマニズムに立ったケアリング論を展開しているが、ここではケアする人が非合理な受容的様態になるという事例として取り上げ、スピリチュアルな次元に触れている。ただし、こうした現象を、意識の水平方向への移行と捉えて、一種の意識の変容体験と考えている。Noddings, 1984, p. 22.(邦訳、一九九七年、五六頁)

(36)近年のターミナルケアの現場において、少しずつ語られるようになった現象として、亡くなった家族などが死に際にお迎えに来るという「お迎え体験」がある。この問題もまた、幻覚として処理されてしまってはならないであろう。このような現象が現代人に投げかけている問いは何であるのかを、ケア論において議論する必要がある(諸岡了介・相澤出・田代志門・岡部健「現代の看取りにおける〈お迎え〉体験の語り――在宅ホスピス遺族のアンケートから」『死生学研究』第九号、二〇〇八年。諸岡了介・桐原健真「〝あの〟世はどこへ行ったか」岡部健・竹之内裕文編著『どう生き　どう死ぬか――現場から考える死生学』弓箭書院、二〇〇九年)。

(37)ここに挙げた仏教の生命観は、唯識思想を根拠としている。唯識思想の生命観、人間観については、第四章において詳しく考察する。

(38)原田祖岳『白隠禅師坐禅讃講話』(大蔵出版、一九九五年)。朝比奈宗源『人はみな仏である　白隠禅師坐禅和讃・一転語』(春秋社、二〇一一年)。

第二章　先行する仏教的ケア論の検証

第一章の考察では、西洋近代主義から生まれたヒューマニズムの思想の影響下にある現代のケア論の問題点やその限界を指摘するとともに、ヒューマニズムを超えるケアの視座をスピリチュアルな次元との関わりに基軸を置くスピリチュアルケアの考え方に探ってきた。

本章では、こうした考察を踏まえた上で、本書の課題である仏教とケアとの関わりについて、先行する仏教的ケア論のいくつかの展開を検証することを通して考えてみたい。

I．慈善救済の歴史

仏教とケアとの関わりは歴史的には古くからある。インド仏教では、祇園精舎の西北に死を待つ者や重症病者が過ごす無常院《むじょういん》や涅槃堂《ねはんどう》などが建立されたと伝えられ、(1)『十住毘婆沙論《じゅうじゅうびばしゃろん》』には病者の看病のあり方が具体的に説かれている。(2) 中国仏教では、唐代に則天武后《そくてんぶこう》によって各地に建立された大雲寺《だいうんじ》に悲田院《ひでんいん》や養病院の設置が義務づけられ、(3)『梵網経《ぼんもうきょう》』に説かれる恩愛思想や福田《ふくでん》思想が尊重された。(4) 日本仏教の場合、飛鳥時代に聖徳太子によって四《し》箇院《かいん》（敬田院《きょうでんいん》、施薬院《せやくいん》、悲田院、療病院）を備えた四天王寺が建立されたこと(5)を皮切りに、奈良時代の行基《ぎょうき》による難民救済活動などを経て、平安時代には浄土教信仰の隆盛に伴って二十五三昧堂《さんまいどう》や往生院などが全国各地に設けられて臨終行儀(6)が発展し、また、病気平癒などの祈願をする僧侶たちの活動も盛んであった。またその後の各時代においても、孤独者・貧窮者・癩病者・不具者などへの救療、囚獄人や遊女などへの教誨《きょうかい》、災害や戦乱飢饉による難民や孤児への生活扶助といった慈善救済の活動に、多くの僧侶たちが組織的に従事してきたことが、記録として残されている。(7)

　このような慈善救済の活動は、今日の学問上では「仏教福祉」という範疇によって位置づけられている。(8) 活動の内容を見れば、確かにこれらは社会的弱者に対する福祉事業である。しかしながら、僧侶たちの利他行為を動機づけている思想は、ヒューマニズムに彩られた近代的な「福祉（welfare）」の概念とは明らかに異なっている。

　一例を挙げれば、鎌倉期において、大規模な非人救済活動を展開した奈良・西大寺の叡尊《えいぞん》の教団、および叡尊の弟子でその活動を継承した忍性《にんしょう》の教団は、文殊菩薩信仰を利他行の根拠として据えている。(9) その信仰とは、非人として差別されていた癩病者や不具者を文殊菩薩の化身《けしん》と見立てることであった。つまり、社会の底辺で呻吟《しんぎん》している人々の根底に絶対的な慈悲のはたらきとしての「仏性《ぶっしょう》」の輝きを見るのである。ここには驚くべき価値の転換がある。僧侶たちは、表面的には利他行としての慈善活動を行っているが、実質的には文殊菩薩を供養しているのであり、そこでは、施与する側も、受ける側も、ともに文殊菩薩の三昧の中にある、という救済的世界が現出しているのである。

仏教がケアと関わるときには、ケアを営む人間の内奥において、法（dharma）の本質としての絶対（文字通り「対を絶つこと」、意識のもつ二元相対分別を超えること、無分別）の世界との邂逅《かいこう》を余儀なくされる。この絶対の世界を、本書の中では、スピリチュアルな次元、霊性＝スピリチュアリティへの開けなどと呼称している。ケアが仏教的であるかどうかは、ケアの行為内容ではなく、ケアに関わる人間のもつ境涯にある。何をするのかではなく、どのような信念に立って行為を起こすのかが問題となろう。言うなれば、ケアする人が霊性＝スピリチュアリティに開かれているのであれば、そこには自ずと仏教的なケアが実現することになるのである。

仏教思想に基づいてケアの問題を考察する先行研究はいくつかある。その場合、これらの研究が霊性的視座をどのように見据えてケア論を展開しているのかを確認することが、考察の指標となってくるであろう。以下に、ビハーラ運動、仏教的スピリチュアルケア、仏教心理学、仏教看護に見る仏教的ケア論を取り上げて検証していく。

Ⅱ．ビハーラ運動

戦後日本の仏教界におけるケアへの取り組みは、戦争孤児や貧民層などに対する福祉的実践がほとんどであったが、経済成長後の一九八〇年代になって、終末期医療の領域においてキリスト教由来のホスピスが病院に設置され、大学などで死生学が講じられることと並行して、にわかに仏教界でも死の問題についての議論が盛んになってきた。(10)一九八五年には、仏教福祉学者の田宮仁によってホスピスの仏教版とも言える「ビハーラ」が提唱され、(11)これに基づき一九九〇年にビハーラ病棟が開設されるに及んで、(12)仏教による現代の死の看取りの場が本格的にスタートすることになった。ビハーラという言葉は、近年では高齢者福祉などでも用いられ、その広がりは、特定の宗派を超えて、仏教によるケア実践の社会運動を象徴するスローガンのようになっている。その意味で、この運動は「社会参加仏教（Engaged Buddhism）」の流れを汲んでいると言える。

「ビハーラ（Vihāra）」とは、サンスクリット語で「休息所」を意味し、仏教においては「僧院」や「寺院」の意味として使われていた言葉である[13]。田宮は、ビハーラの理念として、「限りある生命の、その限りの短さを知らされた人が、静かに自身を見つめ、また見守られる場である[14]」ことを掲げており、看取りの空間を構築することに主眼を置いている。興味深いのは、ここでの「見守られる」の意味を、病棟のスタッフやボランティア、家族のみならず、「仏によって見守られている」という意味を含ませている点である。また、ビハーラ・ケアが、「単なる看取りや看護ではなく、「救い」を伴うものでなければならない[15]」とも述べる。看取りとは、「看護」の「看」と「摂取不捨（摂《おさ》め取って捨てず）」の「取」が合わさった概念であり、人間の行為と仏の救いとの接点として捉えられている。

田宮は、仏教者がケア実践に関わる具体的なあり方として、「布教は不要であり、傍らに立ち、相手の手を取り、目を見つめるだけで充分である[16]」と述べている。そして、「基本的には合掌すること以外にない。そして、相手が自身の死を通して語る内容を誰よりも注意深く聞き、そこから学ぶしかできない[17]」と述べて、ケアする側の能動的自力的な関わりを否定している。このような基本姿勢は、次に見る、ビハーラ運動の影響のもとで展開する仏教的スピリチュアルケアの理論に通底している。

Ⅲ．仏教的スピリチュアルケア

日本の病院にホスピスや緩和ケア病棟が開設されるのに伴ってスピリチュアルケアの考え方が導入された。このことが、日本の仏教界にも波紋を呼び、ビハーラ運動が展開する契機となったが、ビハーラ僧のようなターミナルケアに従事する仏教の僧侶を養成する際に、その実践のあり方としてスピリチュアルケアへの関心が寄せられることになった。とりわけ日本人の精神構造に即したケアを考えるとき、仏教の考え方を基調とするスピリチュアルケアが求められることになり、仏教的スピリチュアルケアが提起されるようになったのである。

その提唱者の一人に真言宗の僧侶である大下大圓[18]がいる。大下は、原始仏教から大乗仏教に至る経典や論書に説かれる生老病死についての捉え方を整理し、またインド・中国・日本に渡《わた》って、病者を収容した施設とその根拠となる思想について考察して、仏教的ケア論の歴史的展開を概観した上で、真言密教に基づくスピリチュアルケアの理論構築を行っている[19]。

空海を開祖とする真言密教は「即身成仏」の教義を核としている。それは衆生が肉体をもったままで仏身と同一であり、悟り（宇宙的意識＝真我）に至っているとする考え方で、そのための方法を三密（身密・語密・心密）のはたらきによって説明する。それは、諸仏と衆生とが各々に三密のエネルギーを出し合い、互いに三密のエネルギーを交流し、応じ合うことによって、悟りの世界に至るというものである。

このような思想をケアの現場の中に活かすときには、次のような見方になる。ケアする私もケアされるあなたも、ともに三密のエネルギーを共鳴し合う者であり、悟りの世界＝宇宙意識につながっている主体であるのだから、どのような立場であっても（障害や疾病のあるなしにかかわらず）、別々の存在ではなく、宇宙の根源的いのちの中でともに活かされ、活かし合う関係であり、やがては大きな宇宙意識に合一していく存在である。このような宇宙的構造のもとにケアの営みを捉えていくことが、仏教（密教）的なスピリチュアルケアの実践道であると、大下は述べている。[20]

大下の仏教的スピリチュアルケアの理論は、宇宙的根源的生命としての仏（大日如来）と人間とがつながっており、ケアという営みの中に三密（行為・言語・意志）のエネルギーが相互にはたらいていると捉えている点でまことに興味深く、本書が目指すケア論の先駆的なモデルと位置づけることが可能である。ただし、大下の密教の考え方は本覚《ほんがく》思想の典型を示しており、日本人には馴染みがあるとはいえ、ケアの場に立つ人間が宇宙的根源的生命を根拠にそのまま全肯定されてよいのかどうかが疑問に残る。人間のもつ我執《がしゅう》や煩悩《ぼんのう》の根深さにどう向き合い克服していくのか、そしてこの問題に超越的なスピリチュアリティがどう関与してくるのかについての考察が求められるように思う。

一方で、大下の考察には、トランスパーソナル心理学の潮流についての視野があり、人間の負の側面を変性意識の体験を通して乗り越えていこうとする展望のもとに、ケアの実践に瞑想法を取り入れる試みもしている。[21]このことは次に見る仏教心理学の方向性ともつながっているので、その考察に移ることにしよう。

Ⅳ．仏教心理学

一九七〇年代の初めに、アメリカにおいて心理学の第四勢力と呼ばれるトランスパーソナル心理学の潮流が起こり、やがて東西の神秘思想と西洋の深層心理学とを統合しようと試みる理論が提唱された[22]。この潮流に促されて、日本では仏教の唯識思想や禅思想などを心理療法に導入しようとする動向が起こってきた。こうした動向を、ここでは「仏教心理学」と総称することにしたい。

精神科医の安藤治は、仏教の開祖であるブッダの説法のあり方や苦悩への対処などは、現代の精神医学や心理療法にも引けを取らないすぐれた心理学的アプローチであると評価し、その上で仏教が伝統的に行ってきた瞑想実践の方法である「止観行《しかんぎょう》」を、現代の心理療法に積極的に活かすべきであると主張する[23]。

具体的には、「戒律」「儀礼」「瞑想」「祈り」の四つを挙げる[24]。「戒律」には日常生活の行動に対し意識的な内省を促す効果がある。そして、深い静寂の中で行われる「儀礼」には日常の揺れ動く心の渦巻きを鎮め、濁りを沈殿させて心を澄みわたらせる力がある。「瞑想」は、静寂のうちに心を磨く精神鍛練の実践であり、心理療法としての仏教において最も重要である。また、「祈り」は瞑想による具体的な心の顕れであり、慈しみ＝思いやりをもってあらゆる人々あらゆる物事に向き合う精神を発動させるはたらきをもつ。

安藤はさらに、仏教の本質を「自己覚知（self-awareness）」を目指す心理学と捉えている[25]。これは、西洋心理学が自我の発達プロセスを分析することで、各人が固有の人格性を完成させることを目標とする「自己実現（self-realization）」の考え方に基盤を置いていること、さらに、A・マズローやA・ワッツなどが、東洋思想に感化されて、自我を超えた宇宙的な意識とつながる神秘体験や絶頂体験へと至る「自己超越（self-transcendence）」の考え方を提起したことを受けて、仏教心理学の特徴を示したものである[26]。

自己覚知とは、「自分の内面に気づくこと」であり、究極的には「真の自己（一無位《いちむい》の真人《しんにん》・仏性）」を体験することである。[27] 自己覚知は、日常の人間関係や心理療法の過程においても起こり得るが、より洗練された体験は、瞑想実践によって可能となる。瞑想による精神鍛練は、深い「洞察力」を養うために、自分の思考や感情に細やかな注意が向けられ、身体感覚にも鋭敏になる。さらには、「共有空間に対する意識」を高めることによって、他者の悲しみを深く共感するとともに、地球環境への配慮など世界規模の広がりをもった慈しみ＝思いやりの感覚を引き出すことになるという。[28]

こうして自分の内面に深く気づくことができた人、自己覚知を究めた人は、みな「個人性を超えた（トランスパーソナルな）意識」に立って、他者にも物事にも接することができるようになる。[29] このように、瞑想実践を深めて自己覚知に開かれた生き方を実現することが、仏教心理学の目標ということになるのである。

仏教心理学の最大の特徴は、仏教を心理学の体系として理解し、宗教的な側面を切り離して捉えようとする視点をもっていることである。安藤によれば、現代人は科学的合理精神の洗礼を受けているために、非合理な宗教に対しては否定的な態度を取る傾向がある。それゆえ、歴史的に蓄積された仏教の叡智を、現代社会の中に活かしていくためには、心理学的アプローチが最も適切であると考えるのである。[30]

しかし、この視点は、超越性を自己の内部に押し込めてしまう思考ではないだろうか。安藤の瞑想実践は、能動的に人間の側から超越性に近づくための方法である。したがって、ここには、超越からのはたらきが人間を超えた次元から立ち現われてくるといった洞察には開かれていない。

日本人の深層心理には、母性的な仏や菩薩に包まれて生かされ許されているという感覚が、しばしば認められる。[31] 日本仏教はこうした精神構造の上に展開しており、超越性に対して受動的である。安藤の人間観は、どちらかと言えば、自我意識を前提とする西洋近代主義に依拠しているように思われる。仏教を心理学として捉えるとしても、こうした文化的地域的な差異も含めて理解する必要があるのではなかろうか。この点は、次に考察する仏教看護の問題とも重なってこよう。

V．仏教看護

仏教看護の理論と実践については、藤腹明子[32]による考察に詳しい。仏教看護とは、仏教の教えに看護のあるべき方向性を求めるものであり、仏教の人間観、苦観、生活観、環境観などから看護という営みを再構築する理論である[33]。とりわけ今日の看護学の考え方は西洋から輸入されたものであり、東洋的な視座、ひいては日本人の精神構造の実情に即しているとは言い難い。そのような問題意識から、藤腹は仏教看護を提唱するに至ったと述べている[34]。

そこで、仏教看護の理論を構築するに当たっては、科学的理論としての看護学の中に仏教思想をどのように導入するのかを出発点としている[35]。科学的看護論は、患者の症状や病態を対象化し、これを客観的に分析し、仮説を立てて、法則性を発見することによって、その患者に対する看護のあり方を決定していくものである。しかし、このような科学的思考法のもとに蓄積された看護の知識は、患者の生き方や信条に寄り添うための実践的態度を教えてくれるものではない。人間が病気や障害を背負うことの意味、あるいは苦しみを抱えた人間がどう生きていくのか、といった実存的な問いは、一人の人間としての看護者の価値観や生き方を曝《さら》け出してしまう。そのため、こうした問題に真摯に答えようとする看護者は、科学とは異なった思考法である宗教に目を向けざるを得ないことになる。

こうして藤腹は、看護者の価値観や生き方の方向性を仏教の教えに見出そうとする。その際、仏教看護の実践、方法論に関して、原始仏教に多くの示唆を求めており、具体的には、「四諦《したい》の教え」を看護の実践プロセスとして採用している[36]。四諦とは、苦の状態を克服して安らかな悟りの境地に至るための道程を、四つの段階（苦諦・集《じっ》諦《たい》・滅諦・道諦）に即して整理したものである。この道程を看護実践の方法として当てはめて考えることが仏教看護の方法論となる。

まず「苦諦」は、看護を必要としている人間の「生老病死《しょうろうびょうし》」に伴う苦の状態（不健康な状態）をありのまま観察し、情報収集を行う段階である。次の「集諦」は、観察され収集された苦の状態がどのような原因から引き起こされたのかを明らかにし、その対応や援助について判断する情報の解釈の段階である。「滅諦」は、看護の対象である患者の望ましい健康状態はどのようなものかを明確化することで、目指すべき看護の目標を設定する段階であり、そして「道諦」は、患者が目指す望ましい健康状態を実現するための具体的な看護の方法を選択する段階である。とくに最後の道諦の展開は、「四正勤《ししょうごん》（四つの正しい努力）」「七覚支《しちかくし》の教え（七つの覚りの智慧を支える真理）」「八正道《はっしょうどう》（八つの正しい行為、徳目）」に依拠して、これを看護者や患者が身につけるべき理想的な態度として取り上げている。

また、看護にとって重要なのは何よりも人間に対する「観察[37]」であるとして、仏教の「止観」の実践行をもとに、「心を集中して、私心を入れず、静かな心境で、真実を見ること」を基本に据えなければならないとする。それはつまり、看護者が患者に向き合う際に、身心の悩乱や正しい判断の妨げとなる迷妄《めいもう》から解き放たれていることを意味する。

このようにして、仏教看護は、他者の「生老病死」に向き合うために、自身の「生老病死」に対峙し、そこにおいて人間的成熟を目指すものである。人間的成熟とは、この世の様々な苦しみの中にあっても、その苦しみにもがき溺れることなく、苦しみを客観視、達観視できるような状態になること、すなわち「涅槃寂静《ねはんじゃくじょう》」の境地に至ることであり、そうした成熟は「看護」を通して高められていくと考えられるという[38]。

仏教看護の理論は、原始仏教に依拠していることもあって、人間の実像に即した看護実践のあり方が考えられていることに特徴がある。とはいえ、ここでは、看護者（ケアする人）と患者（ケアされる人）の区別が明瞭に分かれており、あくまで職業としてのケアを基盤として原始仏教の思想を接合させている、という印象を受ける。藤腹は科学としての看護学と宗教としての仏教とを融合しようとする立場をとっているが、このことを強調することでかえって、無分別智を根幹とするはずの仏教思想を、分別意識に基づく対象論理の中へと組み込んでしまう結果となっているように思われる。そのために、仏教思想がもっている人間を超えた次元への視座が隠されてしまっているのである。

とはいえ、藤腹は、スピリチュアリティについて「人間はどこから来て、死してどこへ行くのか、自分はなぜ生きているのか、人生において何をなすべきなのか」を問いかけることであると述べ[39]、人間を超えた次元への視座に開かれた生のあり方を追求している。この問題を究めていこうとすれば、大乗仏教の思想に向かわざるを得ないのではないかと思われるが、仏教看護ではそれは可能態として含意されるにとどまっている。

Ⅵ．仏教的ケア論が問いかけるもの

本章では、先行する仏教的ケア論の展開として、ビハーラ運動、仏教的スピリチュアルケア、仏教心理学、仏教看護について検証してきた。

ビハーラ運動は、ケアという空間（物理的／精神的）を仏教的に配置することの意味を示唆している。仏教的スピリチュアルケアは、ケアする人とケアされる人との関係ならびにそこにはたらく宇宙的根源的生命との関係を問題にしている。仏教心理学は、仏教思想に基づくケアのあるべき方向性が自己覚知にあることを示し、さらに仏教看護は、仏教的世界観に依拠して看護することの意義と態度について示している。

これらの考察を通してひとまず言えることは、仏教思想をどのような切り口から解釈するのかによって、仏教的ケア論の方向性もまた大きく異なるということである。一口に仏教思想といっても、実に様々な系統があり、時代や地域によっても著しく異なりを見せている。仏教思想の全容を把握することは極めて困難である。たとえ原始仏教に一つの基準を求めたとしても、これをもって仏教のすべてを語り尽くせるわけではない。それゆえ、仏教思想のどのような側面にケア論の根拠を求めるかによって、仏教的ケア論の様相は、多面性を帯びてくることだろう。

とはいえ、ここで取り上げた四つの仏教的ケア論は、仏教が人間の苦悩や困難状況にどのように向き合うべきなのかを、それぞれの立場から真摯に応えようとするものであり、その点では、相互にそして密接に関連し合っているとも言える。

ケアの営みにおいては、人間の判断や努力ではどうすることもできないような非合理で不条理な問題とも向き合わなければならないときがある。また、答えの見出せない存在の意味への問いを突きつけられることもある。藤腹の言うように、科学的思考のみでは、こうした問題に納得をもって応えることは不可能であろう。科学的思考は、人間の力のみで困難状況を解決しようとするヒューマニズムと結びついたものであり、この思考に依拠することはヒューマニズムの弊害を同時に併せもつことになろう。

したがって、仏教思想をケア論に導入することの意義は、非合理な人間の苦しみの現実を非合理なままに受け止めながらも、その現実とともに生きる融和の方向性を見出すことではないかと思うのである。このことは、仏教思想史において、原始仏教から大乗仏教へと移行していき、日本仏教のように如来の大悲《だいひ》に人間が包まれて在るとする思想へと展開していった流れとパラレルにつながっているようにも思われる。その背景には、人間の苦悩や困難を除去するのではなく、そうした障壁を抱えつつも、そのことに深い意味を感受して生きていくことに救いや喜びを見出そうとする仏教者たちの願い、ひいては仏の願いがあったのではなかろうか。そして、そのような願いを支えてきたのが、まさしく霊性＝スピリチュアリティへの目覚めであったと言えるだろう。

以下の各章では、こうした意義を前提としつつ、先行する仏教的ケア論を通して明らかとなった示唆および問題点を考慮しながら、仏教とケアとの関わりについての考察をさらに深めていきたい。

註

（1）祇園精舎の「無常院」については、中国唐代の道宣の『中天竺舎衛国祇洹経』（大正蔵四五巻、八九五頁中）や『関中創立戒壇図経』（大正蔵四五巻、八一二頁上〜八一三頁中）、道世の『法苑珠林・病苦篇第九五』（大正蔵五三巻、九八七頁上）などに記述があり、日本平安期の源信の『往生要集』には、これらの記述をもとに、祇園精舎の西北角の日光が没するところに「無常院」があり、そこに備え付けられた鐘の音を病に伏した僧が聞くと「本心を失わずして善道に生ずることを得る」と書かれている。この鐘が『平家物語』の導入の一句「祇園精舎の鐘の声」の元になったと考えられる。

（2）『十住毘婆沙論』巻一六「解頭陀品」（大正蔵二六巻、一一二頁上）には、病舎での僧の役割として、「病人に供給す、病者の為に医薬の具を求む、病者の為に看病人を求む、病者の為に法を説く、余の比丘の為に法を説く、法を聞いて教化す、大徳のものに供養し恭敬する為に、聖衆に供給する為に、深経を読誦するが為に、他に教えて深経を読ましむ」とある。

(3) 鎌田茂雄『新中国仏教史』(大東出版社、二〇〇一年、一四〇頁)。原典仏教福祉編集委員会編『原典仏教福祉』(渓水社、一九九五年、「26　悲田養病坊」三九頁〜四一頁)。

(4) 原典仏教福祉編集委員会編、一九九五年、二四頁〜二六頁。

(5) 四天王寺の四箇院の創設は、古くからの歴史伝承として五九三年(推古元年)と伝わっており、和辻哲郎『日本精神史研究』(岩波書店、一九二六年)や辻善之助『慈善救済史料』(金港堂書籍、一九三二年)などに述べられているが、史実としては「疑わしい」とする説が有力である。しかし、中国では四箇院の整備はこれより早くに進められており、日本に仏教が伝来した際に、国家の社会事業として行われていた可能性は高いと考えられる。確かな史実では、七二三年(養老七年)に興福寺の敷地内に施薬院および悲田院が施設されている(吉田久一・長谷川匡俊『日本仏教福祉思想史』法藏館、二〇〇一年、二四頁)。

(6) 神居文彰・長谷川匡俊・藤腹明子・田宮仁『臨終行儀　日本的ターミナルケアの原点』(北辰堂、一九九三年)。

(7) 吉田久一・長谷川匡俊・二〇〇一年では、近代以前の各時代において、また近代以降の明治大正期において、日本の僧侶たちが様々な慈善救済や社会事業に従事してきたことを、詳細に伝えている。

(8) 清水海隆『考察仏教福祉』(大東出版社、二〇〇三年、八頁〜一三頁)。

(9) 松尾剛次『救済の思想――叡尊教団と鎌倉新仏教』(角川選書、一九九六年)。同『忍性――慈悲ニ過ギタ』(ミネルヴァ書房、二〇〇四年)。松尾剛次編『持戒の聖者　叡尊・忍性』(吉川弘文館、二〇〇四年)。

(10) 仏教大学総合研究所編『「シンポジウム」東西の死生観』(法藏館、一九九五年)。水谷幸正編『仏教とターミナル・ケア』(法藏館、一九九六年)。田代俊孝『仏教とビハーラ運動――死生学入門』(法藏館、一九九九年)。

(11) 田宮仁「佛教を背景としたホスピス/ビハーラ(Vihāra)開設を願って」(『ライフサイエンス』第一三巻一号、一九八六年)、同『「ビハーラ」の提唱と展開』(学文社、二〇〇七年、四頁)。

(12) 田宮・二〇〇七年、三六頁〜四〇頁。

(13) 荻原雲来『漢訳対照梵和大辞典』(講談社、一九八六年、一二六〇頁)。

(14) 田宮・二〇〇七年、六頁。

(15) 田宮・二〇〇七年、九頁。

(16) 田宮・二〇〇七年、三四頁。
(17) 田宮・二〇〇七年、三四頁。
(18) 大下大圓『いい加減に生きる――スピリチュアル仏教のすすめ33』（講談社、二〇〇四年）。同『癒し癒されるスピリチュアルケア――医療・福祉・教育に活かす仏教の心』（医学書院、二〇〇五年）。
(19) 大下・二〇〇四年「第3章　仏教のケア論とスピリチュアリティ」五五頁～一一六頁。
(20) 大下・二〇〇四年、一〇七頁～一一四頁。
(21) 大下・二〇〇四年、二四一頁～二五一頁。
(22) トランスパーソナル心理学の代表的理論家としては、ケン・ウィルバー（Ken Wilber）を挙げることができるだろう（"*The Spectrum of Consciousness*", Quest, 1977. "*The Atman Project: A Transpersonal View of Human Development*", Quest, 1980.）。また、日本に紹介されたトランスパーソナル心理学の概説書としては、吉福伸逸『トランスパーソナルとは何か――自我の確立から超越へ』（新泉社、二〇〇五年、増補改訂版〈原版：春秋社、一九八七年〉）。岡野守也『トランスパーソナル心理学』（青土社、二〇〇〇年、増補新版〈原版：一九九〇年〉）。安藤治『瞑想の精神医学――トランスパーソナル精神医学序説』（春秋社、一九九三年）。
(23) 安藤治『心理療法としての仏教――禅・瞑想・仏教への心理学的アプローチ』（法藏館、二〇〇三年、二二一頁、二二九頁～二三〇頁）。
(24) 安藤・二〇〇三年、三八頁～五二頁。
(25) 安藤・二〇〇三年、二〇七頁。
(26) 安藤・二〇〇三年、七九頁～八七頁。
(27) 安藤・二〇〇三年、八五頁、二〇八頁。
(28) 安藤・二〇〇三年、二一六頁～二二七頁。
(29) 安藤・二〇〇三年、二三四頁。
(30) 安藤・二〇〇三年、一八頁～二二頁。
(31) 河合隼雄『河合隼雄著作集八　日本人の心』（岩波書店、一九九四年）。
(32) 藤腹明子『仏教と看護――ウパターナ　傍らに立つ』（三輪書店、二〇〇〇年）。同『仏教看護論』（三輪書店。

二〇〇七年)。同『仏教看護の実際』(三輪書店、二〇一〇年)。
(33) 藤腹・二〇〇〇年、一二頁。同・二〇〇七年、一八頁。同・二〇一〇年、九頁。
(34) 藤腹・二〇〇〇年、六頁〜八頁。同・二〇〇七年、一二頁〜一六頁。
(35) 藤腹・二〇〇〇年、二頁〜五頁。同・二〇〇七年、九頁〜一二頁。同・二〇一〇年、二頁〜五頁。
(36) 藤腹・二〇〇〇年、一五二頁〜一六五頁。同・二〇〇七年、一二五頁〜一二六頁。
(37) 藤腹・二〇〇〇年、一九〇頁〜二〇五頁。同・二〇〇七年、一四八頁〜一五四頁。
(38) 藤腹・二〇〇〇年、一一頁。同・二〇〇七年、一七頁。同・二〇一〇年、八頁。
(39) 藤腹明子「魂のケア」(『テキスト　スピリチュアルケア第一集——スピリチュアルケアとスピリチュアリティ』日本ホスピス在宅ケア研究会、二〇〇三年、一六頁)。同『仏教看護入門』(青海社、二〇一二年、四六頁〜五五頁)。

第三章　ケアする人の精神的態度――慈　悲――

I．はじめに

慈悲の心をもってケアする。日本人の多くは、こうした表現にしっくりくるのではなかろうか。思いやりとか愛情といったニュアンスを、やや古風な言い回しをすると、「慈悲」という言葉になるのであろう。慈悲には、仏教語としてより、ある程度日常的な日本語として馴染んでいるところがある。

けれども、いったん慈悲という言葉を仏教語に引き戻して、再びケアの営みと結びつけて考えてみると、そこには、ケアする人の精神的態度を根本から見直していくための革新的な視座を発見できるように思う。

誰かをケアするときには、その相手に対して思いやりや愛情をもって接するのが普通である。ケアすることで相手が好ましい状態へと変わり、さらには喜んでくれたり感謝したりするような反応を見せれば、よりいっそうその相手をケアしたいという気持ちが高まり、ケアにのめり込んでいくだろう。一方、ケアを続けても事態が好転することもなく、しかも相手から不満や反発しか返ってこないのであれば、やがては疲弊してその相手へのケアを放棄したいという気持ちも起こってこよう。

過剰なまでにケアにのめり込んでしまうことや、疲弊してケアを放棄してしまうことは、どちらもケアにまつわる弊害には違いない。これらの弊害はしかし、ケアという営みが人間同士のやりとりにおいて成立している限り、不可避的に起こってくるように思われる。

人間は、ケアすることに意味があると感じられるときには、相手への愛着も高まり、ケアを持続することができる。意味を感じられるからこそ、ケアにどこまでものめり込んでしまう。逆に、意味がないと感じてしまったときには、相手への愛着も薄れ、ケアは停滞してしまうものである。ケアという営みは、ケアする人が、ケアされる人に自身の存在意義を委《ゆだ》ねる形で成立しているのであり、そのことが結果的にケアの弊害を生じる要因にもなっている。

慈悲を人間同士のやりとりの中から起こってくる自然感情として捉えてしまうならば、ケアの弊害を共有することにもなろう。しかしながら、慈悲とは、本来的に人間を超えた次元から顕れ出てくる精神的態度であり、しかも人間同士のやりとりを包み込むようなはたらきをもっているのである。

仏教思想の慈悲の概念に照らしてケアのあり方を捉え直すとき、そこに見出されるケアする人の精神的態度は、ヒューマニズムに基づくケアを乗り越えていく方向性を示している。本章では、そのようなケアする人の精神的態度を明らかにすることを課題としたい。

Ⅱ．ケアする人格の形成

ケアは人間にとって自然な営みであり、人間には本来的に「ケアへの欲求」が備わっている。そして、そのような人間に素朴な信頼を置き、人間のもつ潜在的な成長力を信じている。現代のケア論は、おおよそこうした自然主義に立った人間理解を基調としている。

しかしながら、ケアの現場は、素朴で調和的な場面にいつも彩られているとは限らない。ケアへの欲求は、相手に対してケアする意味があると感じるときには高まるが、意味を感じられなくなったとき、もしくはそうした意味を過度に崇めてしまったときには、破滅的な関係を生じさせる要因にもなる。

第一章ですでに考察したように、それは相手への過剰な共感から起こる「共感疲労」や、それによって引き起こされる「二次的トラウマ」といった形で表れる。また、ケア自体を投げ出してしまう「バーンアウト（燃え尽き）」、あるいは、誰かをケアして助けることが自分の使命だと思い込み、そこに自分の全存在を投入して深くのめり込んでしまう「メシア・コンプレックス」、相手をケアのもとに支配する「パターナリズム」や、相手に追随し振り回されても離れることができない「共依存」といった形で表れることもある。[1] このように自然主義に立ったケアというのは、機能不全を内に含んでいる営みであると言うことができる。

それゆえ、自然主義的な視座だけでケアを理解することは、とりわけ職業としてのケアを考える上では、限界があるということになる。そのため、ケアの実際では、こうした問題への対処として、倫理的な精神的態度や専門的知識をもって応えようとする。そして、この倫理性を伴った態度や知識のことを、現代のケア論のコンテクストでは「ケアの倫理」[2] と呼び、これを実践するにふさわしい人格性（人間性）を「ケアする人格」として位置づけている。

ケアする人格は、ケアへの欲求ならびにケアの倫理を根底において支えている。それならば、ケアする人格はどのようにして形成されるのだろうか。ケアの倫理を発達モデルの観点から捉えるキャロル・ギリガンの考察によれば、ケアする人格の形成には、次のような三つの段階があるという[3]。

第一の段階では、他者との関係の中にあって、自己の生存を確保するためにもっぱら自分自身をケアすることに焦点が当てられる。

続いて第二の段階では、自己中心的な思考に対する反省が起こり、代わって責任の観念に目覚めて、自己と他者の関係についての新たな洞察が始まる。このとき他者をケアすることが倫理的に善であるという認識が生まれるとともに、意識がつねに他者中心に思考してしまうために、自己犠牲的な側面が強くなり、不安定な人間関係が生じてしまう。ケアの機能不全はこの段階にとどまることで起こることになる。

ここから第三の段階になると、不安定であった人間関係への反省が起こる。そこでは、自己と他者との相互の結びつきという洞察が深まり、自己中心性と責任との間の緊張がほぐれて、他者をケアすることが主体的に選択されるとともに、そのケアが他者を自分の利益のために搾取（利用）したり傷つけたりすることを非難し、内省的に眺められる精神的態度を身につけることになる。

ギリガンの発達モデルからすると、ケアする人格は、自己中心から他者中心へ、さらに自己と他者との相互性へという展開を経て、自己も他者もともに傷つけることのない精神的態度を獲得することで、形成されると考えられている。

ここで問われてくるのは、第二段階から第三段階への移行がどのようにして起こるのかである。第一の段階から第二の段階までは、自然なケアへの欲求の表れと見ることができるが、第三の段階は、倫理的なケアする人格の発生であり、ここに飛躍的な発展があるように思われるからである。

この点については、ネル・ノディングスの次のような見解が参考になろう。ノディングスは、自然なケアへの欲求と倫理的なケアへの欲求との間に価値的な差異は認められない、と述べる[4]。自然なケアへの欲求は、いずれ限界に突き当たる。けれども、人間には、その限界を克服すべく心の奥底にケアするにふさわしい自分でありたいという強い倫理的な欲求をもっている。それは生まれてからずっとケアしケアされてきた経験の記憶によって培われてきたものである[5]。しかも、そうした倫理的なケアへの欲求は、相手をケアし、相手の成長を願うことを通じて、いっそう高められる。つまりは、他者をケアするという経験を積み重ねることによって、倫理的なケアする人格はより成熟度を増すというのである。

はたして、こうした考え方によって、本当にケアの機能不全を解消する方向性を示すことは可能であろうか。そもそもケアする人格の形成のために、ケアの対象（他者）を必要とするということは、その他者の人格を道具的な手段に用いるということである。それはやがて、他者の支配化へとつながっていくことだろう。また、他者をケアし成長を願うことがケアへの欲求を高めるのだとすると、ここには「誰かをケアすることで自尊心を満足させる」という形をとった、見えにくいナルシシズムが潜んではいないだろうか。やはり倫理的なケアする人格を立てることにおいても、ケアの機能不全へと頽落《たいらく》していく可能性は依然として残されたままであると言わざるを得ない。

Ⅲ．ケアする人の精神的態度と慈悲の思想

ケアする人の精神的態度は、ケアする人格を通して表れる。ケアする人格は、人間の内に自然に備わっている善

なる人格性（人間性）に基づいて形成され、人間同士によるケアの関わりを通して成熟していく。現代のケア論が捉えるこのようなケアの構図には、西洋近代に端を発するヒューマニズムの考え方が色濃く反映している。

ヒューマニズムは、人間自らの手で、人間の責任において、人間生活における様々な問題群を処理し得るとする思想である。これは科学的合理主義の拡大と高度な機械技術文明の発展のもとで、人間世界から神（超越者）を追放することによって起こってきた。その思想的背景には、啓蒙主義時代以降に見られる、自然の光に照らされた善なる理性的な人格性をもった個人を構成単位として、国家・社会・経済のシステムが形成され、そのもとで個人の自由が拡充し、不断に進歩発展していくとする人間観がある。(6)

現代のケア論がヒューマニズムを基調としている限り、ケアの関係によって生じる負の側面、機能不全としての自己の疲弊や他者の手段化・支配化といった問題は避けられないであろう。人間の能力だけで人間関係の中で生じる軋轢《あつれき》をすべて解消できるという思い込みは、近代社会の悪癖であり人間の傲慢さの表れである。こうした点に、現代のケア論の大きな陥穽《かんせい》があると言えるのではなかろうか。

ならばむしろ、ケアする人の精神的態度が表れてくる根拠を、人間の内なる人格性ではなく、人間を超えた次元に求めることはできないか。本章では、そのような考察の可能性を、慈悲の思想に探っていこうと考える。仏教の根幹を貫いている慈悲の思想は、ケアする人の精神的態度を先取りしているところがあり、そしてまた、現代のケア論のもつヒューマニスティックな傾向を乗り越えるに十分な思想性を備えているからである。

とはいえ、ケアする人の精神的態度と、仏教における慈悲の思想とは、実際のところどれほど重なっているのだろうか。

まず、ケアする人の精神的態度(7)について見てみよう。ケアの哲学を主唱したメイヤロフは、ケアを行うための要素として、「共感」「受容」「信頼」「忍耐」「専心」「正直」などを挙げている。これらはそのまま、ケアする人の精神的態度と考えることができる。

「共感（empathy）」とは、受容の前提になるもので、「その人の世界がその人にとってどのようなものであるか、その人は自分自身に関してどのような見方をしているのかを、いわばその人の目でもって見てとること」である。ケアする人が相手に共感するときには、自分を見失っているわけではなく、自分でありつつ相手でもあるという二重性のもとに、相手の世界に〝入り込んで〟いくのである。

「受容（receptivity）」は共感から引き出される態度である。ケアする人が相手に対して、こうあるべきだといった価値判断を安易に下さずに、その人がどのように成長していくことが望ましいのか、その人にとっての人生とは何なのかを受動的に思考しつつ、肯定することが、受容的な態度を形成するのである。

「信頼（trust）」とは、他者が成長していくその成長力と、自分のケアする能力の二つを信頼することである。他者を信頼するということは、他者が独立して存在していることを承認し、他者の自由性を許容することである。

「忍耐（patience）」は、他者の潜在的な成長力を信じて、ゆっくりと変化していくことを待つという態度である。ケアする人は、忍耐することを通して、相手に対して熟慮する時間を与え、成長する好機への気づきを促すことになる。

「専心（engrossment）」は、ケアする上で最も重要な態度であり、ケアする人が相手に向けて、全人格的に自己自身を委ねることである。ケアが人間に特有の行動であることを特徴づけるのは、この専心の態度においてである。専心は熱意をもって一途に相手に尽くす「献身（devotion）」にも近い。原理的には、自己意識がケアの対象である他者に占められる状態であり、しかもそのことが自己の喜びとなるような状態である。

「正直（honesty）」とは、「自分自身の感情に向き合い、心を開くこと」を指している。心を開いているということは、あるがままの自分を見つめることであり、そのことを通して、あるがままの相手を見つめることになるのである。ケアする人が自分自身と他者に対して正直であることが、ケアの営みに全人格的な統一を与えることになる。ケアする人の人格性を根拠とするこれらの精神的態度はみな、例外なくケアする対象としての他者に向けられている。また、その根底には、他者の困難状況や障害に対する原初的な共感があり、そこから表れてくる思いやりや愛情といった自然な感情に支えられている。さらには、他者の訴えやニードに応えなければならないという責任の倫理にも支えられているのである。

次に、慈悲の思想(8)について考えてみたい。原始仏教に遡って考えるならば、慈悲という言葉は、一つの単語ではなく、「慈」と「悲」の合成語である。

まず、「慈（mettā／maitrī）」とは、親しき友（mitra）に由来する言葉で、友愛、真実の友情、純粋な親愛の情などを意味し、端的には「いつくしみ」を表す。そして、「悲（karuṇā）」とは、呻《うめ》きを原意とする言葉で、憐憫、同情、やさしさ、思いやりなどを意味し、端的には「あわれみ」を表す。

字義の上から考える限り、慈悲はケアにおける精神的態度と類似している概念と言ってよい。「慈」は、他者に親しみを抱く心性であり、「受容」や「信頼」に根差している。「悲」は、他者の苦しみをそのまま自分の苦しみとして感受する心性であり、「共感」に通じている。また、慈悲には「忍耐」や「正直」といった態度を含む余地をもっている。

ただし、慈悲が語られるときには、必ず「無量（aparimāṇa　限りがない）」という形容句が伴っている。無量とは、あらゆる生き物、生きとし生けるものに向けられる、絶対的な平等性・公平性を含んだ言葉である。それはまた、あらゆる生命に無条件の尊厳を認めて危害を加えないという「不殺生／非暴力（ahiṃsā）」の教えにも通じている。(9)

現代における一般的なケアの考え方でも、その対象が人間だけではなく、動物（ペット）や自然、あるいは事物やアイデアなどに対して向けられることがある。しかしながら、これらの対象には、自分にとって有益であると認められる場合にケアがなされるのであって、自分に危害を加えるもの、不利益を与えるものは、積極的なケアの対象とはならない。その意味では、ケアの対象は功利的に取捨選択されるのであって、絶対平等の理念に基づいてはいない。ただし、職業的なケアの倫理においては、建前上は、相手に対する差別の感情を抱かないことを理想としている。けれども、ケアの実際の場面では、援助者（ケアする人）は、患者の前で感情労働を強いられ、表面的には明るく笑顔で振る舞う影で、負の感情を背負うことのストレスに苛《さいな》まれ、疲弊に陥る悪循環を繰り返している。(10)平等の理念は、これを理想化することでケアする人を苦しめる足枷《あしかせ》にもなり得るのである。

こうしたケアの実践における困難を考慮するとき、慈悲の思想が卓越していると思われるのは、「慈」と「悲」に、さらに「喜」および「捨」という心性を加えて、「四つの無量なる心」を体系としてもっていることである。(11)「喜（muditā）」とは、他者が苦しみから解放されることを自己の無上の喜びとして共有することである。そして、「捨（upekṣā）」とは、無執着であり、心に偏向がなく、平静で平等な心を保つことを指している。「捨」には、おそらく相手に愛着心を起こして、自分が相手に何かをしてやったという思いに拘泥してしまうことへの戒めが込められているように思う。また、実践的には「無心に行う」といった意味を含んでいる。

このうち、「喜」に関して言えば、これに近いような感覚はケアの場面においても経験的に感得されるかもしれない。しかし、「捨」についての洞察は、仏教に特有であると言える。現代のケア論がケアする人の精神的態度として重視する「専心（engrossment）」の概念には、他者へのケアに没入して「無私（selflessness）になる」という意味を含んでおり、「無心に行う」という境地に通じるところもある。とはいえ、無量の心としての「捨」の場合は、徹底して自己や他者への執着から自由になることであり、「専心」よりもいっそう内省的であり、しかも仏教的な生き方の根底をなすものである。

四つの無量なる心として体系化される慈悲の思想は、「捨」の洞察を含むことによって、ヒューマニズムを乗り越えるケアする人の精神的態度を示唆していよう。次節では、このような慈悲の思想がどのような展開のもとで成立したのかを、原始仏教の思想に辿って考えることにしよう。

Ⅳ．利他の行動原理としての慈悲

慈悲の原型が説かれる『スッタニパータ』の「慈しみの経」（一四三〜一五二）は、もともとは修行者が他者に対する怒りや憎しみや恨みを抱いて修行が妨げられたときに、心に平静と安寧を取り戻すための護呪として用いられていたようである。(12) 他者救済のための行動原理というよりは、精神安定のための一種のリラックス法であったようだ。原始仏教においては、とりわけ解脱《げだつ》に至っていない修行者にとって、慈悲はまず自利のための心の修練であって、即座に利他の行動に結びついていたわけではない。

けれども、慈悲はまた、歴史上のブッダが遊行《ゆぎょう》しつつ多くの人々に教えを説き、その苦しみから解放したという偉大なる功績に対し、その行動原理としてみなされてもいる。いつ頃からか、「慈」が「他者に利益と安楽をもたらそうと望むこと（与楽《よらく》）」を指し、「悲」が「他者の不利益と苦を除去しようと欲すること（抜苦《ばっく》）」を指すという解釈が生まれており、ここにおいて「慈悲」は「利他」と同じ意味合いで用いられることになる[13]（この解釈は、南伝仏教にも伝わっているが、主には初期の大乗仏教において顕著に見られる）。

原始仏教から考える限りでは、どうやら修行者にとっての慈悲と解脱者にとっての慈悲とは、異なる次元の精神性として理解したほうがよいようである。本章が関心を寄せるのは、心の修練としてではなく、利他の行動原理としての慈悲である。

中村によれば、利他の行動原理としての慈悲は、仏教以外のインド思想にも見出すことができ、また古くから「崇高な境地（梵住　brahma-vihāra）」と呼ばれて、解脱の境地を意味していたという[14]。したがって、慈悲＝利他は、仏教の最初期にあっては、解脱者において初めて実践される徳目と考えられていたことになる。

とはいえ、一方で仏教は、解脱者であるからといって直ちに慈悲の実践に結びつくとは考えなかったようである。このことを端的に伝えているのが、悟りを開いたブッダが衆生《しゅじょう》に教えを説くことを躊躇《ちゅうちょ》しているのを嘆いて梵天《ぼんてん》が説法を懇請したという、有名な「梵天勧請《かんじょう》」のエピソードであろう。

このエピソードに関して末木は、「釈迦の悟りの境地の中に、人々のために教えを説くという要素が入っていないために、梵天勧請という形で別の原理が要請されなければならなかった」と述べ、「智慧は自己の苦しみの解放にとって有効な原理であるが、そのことが直ちに他者への関心に向かうわけではなく、智慧と慈悲とはもともと別の原理であった」と考察している[15]。

シュミットハウゼンもまたこのエピソードに触れて、「智慧は自己の構成要素からの解放に資する無我性に則ったものであるとはいえ、ここから積極的に利他を目指す感情や衝動を生み出すまでにはいたっていない。したがって、慈悲は、ブッダが開悟したことによる成果、あるいは解脱の経験から自動的に流れてくるものとは、言い難い」と述べ、その上で、「慈悲の発露は、智慧とは別の黄金律である。それは、他者が自分と同じように生き、幸福でありたいと願い、死や災害を恐れているという事実に鑑みて、他者に対する態度や振る舞いを決めていくべきである、という思慮に基づいている」と考察している。[16]

さらにシュミットハウゼンは、ここから興味深い考察を提示する。それは「慈悲への思慮においては、無我に立つはずの仏教が、固有の自己なるものを、他者を類推する起点として無批判に前提としており、このことから慈悲への思慮とは、仏教特有のものではなく、人間的な誰にでも理解可能な感情であったと推察される」というものである。[17]

『サンユッタ・ニカーヤ』には、シュミットハウゼンの考察を裏づけるかのように、「自己よりもさらに愛おしきものは存在しない。同様に他の人々にとってもみな自己は何よりも愛おしい。それゆえに、自己を愛するものは他の人々を害すべきではない」[18]という箴言《しんげん》が説かれている。自己を愛するがゆえに他者を愛するというシンプルな法則が、慈悲の原理の核心であるとすると、これはあまりに人間的で自然主義的な動機であるようにも思える。すなわち、「慈悲とは人情である」と言っているようなものである（このことは、ケアへの欲求が人間の内部から自然に起こってくるとする、現代のケア論の考え方と基本的に同じであろう）。

とはいえ、たとえ慈悲の感情が自然に起こるものだとしても、これを実践するのは決して容易なことではない。ブッダが説法を躊躇した理由に、[19]「人々が教えを理解できないのであれば、ただ疲れ果て憂慮が残るだけである」というものがある。慈悲を発動しても甲斐がないというのである。あるいは、「説法することでかえって人々を惑わせてしまうかもしれない」とも、ブッダは考えたようだ。ブッダは慈悲の実践による弊害や危険性を実によくわきまえていたと言うべきであろう。

ここで、慈悲＝利他は、修行者ではなく、解脱の境地に達したものにおいて初めて実践される徳日である、という原点を再び思い出すことにしよう。歴史上のブッダが慈悲の実践に向かうことになったのは、人間的な愛の発動によるものだったのかもしれない。けれども、その実践を倦《う》むことなく継続し、そして完遂することができたのは、むしろ解脱の智慧に支えられていたからではないだろうか。その智慧は、慈悲の行為によってともすると迷妄《めいもう》に陥ってしまう危機を回避させる、抑止力としてはたらいたのではないかと考えられる。このことを教理化したのが、平静にして自他の区別なく平等であるという道理において自己と他者とに執着しないという、「捨」ではなかったか。「捨」は、無我性に通じており、智慧を根拠としていることは明らかである。

V．人間を超越する慈悲の思想

この「捨＝無執着」への洞察を含んだ慈悲の思想は、その後どのような展開を見せるのだろうか。

まず思い起こされるのは、ブッダの前生譚である『ジャータカ物語』の慈悲観である。[20] これは、ブッダの前世である原初的な（悟りを目指す）菩薩が、一切衆生の救済を実現しようとする物語である。ここには、自身の老病死への苦悩を出家の動機としていた歴史上のブッダとは異なり、明らかなブッダの神格化・偶像化が見られ、これに伴って慈悲もまたプロパガンダ的に描かれている。たとえば、「捨身供養」のように、自分の命を投げ出して苦しむ人々を救うという、現実には極めて困難な自己犠牲を慈悲の理想としている。もちろん、そうした功徳を積むことで、菩薩は将来的に（輪廻《りんね》をめぐったあとに）ブッダになることができるのであるから、この利他としての自己犠牲は自利であるとも言える。とはいえ、ここで注目されるのは、原始仏教において説かれた「捨」の観念が、自己への執着を断つという方向に徹底されていることである。このような慈悲観は現実的ではなく、それゆえに神話的にしか描かれないのであるが、それは同時に人間を超越する慈悲が強調される萌芽でもある。

大乗仏教に至ると、慈悲はいよいよ本格的に智慧と一体化する。龍樹《りゅうじゅ》（ナーガルジュナ）は、般若《はんにゃ》思想をもとに、縁起＝空をもって慈悲の発動の根拠としている。縁起が「因果の法則」である以上に、「相互連関性の原理」であることを論証することで、相互依存的で平等なる自他の関係を明らかにすることが可能となり、ここに慈悲の根拠が理論的に位置づけられることになる。[21] その際、慈悲はまた「回向《えこう》」という形を取る。大乗の菩薩は、縁起＝空なるがゆえに、自身の功徳を他者に振り向けることが可能になるというのである。[22] さらに龍樹の思想体系においては、「如来の大慈悲」という人間を超越する慈悲の概念が取り入れられている。これは縁起＝空から顕現する絶対平等にして無限なる慈悲であり、もはや人間的で自然主義的な慈悲の感情からは推し量ることができない。

龍樹の慈悲観は、「三縁の慈悲」としてまとめられている。三縁とは「衆生縁」「法縁」「無縁」を指している。「縁（ālambana）」というのは「対象」を意味し、字義通りに捉えるならば、それぞれ「衆生（sattva）を対象とする慈悲」、「法（dharma）を対象とする慈悲」、「対象の無い慈悲」ということになる。[23] 三縁の慈悲の原型は、龍樹の『大智度論《だいちどろん》』において詳しく説かれている。[24] これに依拠してそれぞれの具体相を要約すると、次のようになる。

衆生縁の慈悲：自然発生的、人間的な情念から生じる慈悲

法縁の慈悲：人や事物が因縁によって生じていることを観察して起こす慈悲

無縁の慈悲：空性を根拠とした絶対平等にして無限なる慈悲のはたらき

『大智度論』ではまた、三縁の慈悲は単純に対象の違いから起こるだけでなく、慈悲を実践する者の精神性の深さに応じて表れると説かれている。「凡夫は衆生縁なり。声聞辟支仏及び菩薩は、初めは衆生縁、後に法縁なり。諸仏は善く畢竟空を修行するが故に名づけて無縁となす」(25)。また『仏地経論《ぶつじきようろん》』でも、菩薩の修行階梯に合わせて、三縁の慈悲のそれぞれを当てはめている(26)。これらの説示から、三縁の慈悲には段階性があり、衆生縁から法縁へ、さらには、法縁から無縁へ、といった形で、慈悲を実践する者の変容体験を通して深まっていく、と考えられていることがわかる。

大乗仏教の中でもとくに浄土教思想の慈悲観は、この三縁の慈悲の考え方を踏まえて成立している。中国の浄土教思想の大成者である曇鸞《どんらん》は、慈悲について次のように述べている。「慈悲に三縁あり。一には衆生を縁とするもの。これは小悲なり。二には有縁のもの。これは中悲なり。三には無縁のもの。これは大悲なり。大悲は即ち出世の善なり。安楽浄土はこの大悲より生ぜるが故なればなり。故にこの大悲を謂《い》いて浄土の根と為す」(『浄土論註』)(27)。安楽浄土とは、阿弥陀仏がすべての衆生を救済して捨てることはないとする本願を成就したことによって建立された浄土であるが、それは人間世界を超出した善である無縁の大悲を根拠としているという。

日本の浄土真宗の祖である親鸞は、この慈悲観をもとに「浄土の慈悲」について展開し、念仏して浄土に生まれて仏となった者は、この世に還ってきて大悲となって思うがごとく人々の救済のためにはたらく、と述べている(『歎異抄』第四条)(28)。浄土の慈悲とは、相対的な人間の自力によって起こす慈悲（聖道《しようどう》の慈悲）の限界に気づかされたとき、すなわち阿弥陀仏の本願にすべてを委ねる他力の世界に入ったときに、超越の次元から起こってくる絶対無限の救済のはたらきである。

VI. 三縁の慈悲に基づくケアのあり方

「三縁の慈悲」は、人間的な慈悲から如来の大慈悲への転換が示されており、本章の課題であるヒューマニズムを乗り越えるケアのあり方を考えるためのモデルとなるであろう。そこでこの節では、三縁の慈悲の考え方のもとに、これらをケアのあり方の三つの位相と位置づけることによって、それぞれの描写を試みたいと思う。

まず、「衆生縁の慈悲」に基づくケアのあり方である。衆生縁の慈悲は、日常的な存在認識に立った人間的な情念としての慈悲である。『大智度論』には「十方五道の衆生の中に一の慈心を以てこれを視ること、父母のごとく、兄弟姉妹、子孫、善知識のごとくなり。常に好事を求め利益安穏を求めんと欲す(29)」とあり、また『大般涅槃経《だいはつねはんぎょう》』には「五陰《ごおん》（個体を構成している五つの要素、五蘊《ごうん》〈色《しき》・受・想・行《ぎょう》・識《しき》〉のこと）を縁じてその楽を与えんことを願う(30)」とある。すなわち、身体と精神とを備えた他者に対して親族に向けるような愛情をかけて、その他者に利益や安穏を与えようと願うことをいう。したがって、これに基づいて展開するケアのあり方は、ごく普通に考えられる人間同士のケアのコミュニケーションに相当しよう。それは「自然なケアへの欲求」のもとに行われるケアであり、ひいてはヒューマニズムに基づくケアに通じている。

これを構図的に考えれば、図2のようになろう。ここでは、ケアする人（自己）とケアされる人（他者）とがそれぞれ個別に存在し、ケアする人から慈悲＝ケアのはたらきかけがなされ、ケアされる人がこれに応答するという形で関係が成立していることから、双方向的なコミュニケーションが見られることになる。また、ケアする人は、自身の存在認識を類推的に相手（ケアされる人）に投影することで、慈悲＝ケアのはたらきかけがなされるのであるから、両者の間に感情の行き違いなどが生じてケアの弊害も多いであろう。

次に、「法縁の慈悲」に基づくケアのあり方である。法縁の慈悲は、『大智度論』に「吾我の相を破し、一異の相を滅するが故に、〔衆生が〕ただ因縁より相続して諸欲を生じることを観じ、以て衆生を慈念する時、和合せる因縁より相続して生ずるによりてただ空なり〔と観ず〕[31]」と説かれている。すなわち、個々の存在者は、因縁が仮に和合することによってあたかも相続して存在しているかのように見えるのであって、本来は実体がなく空であると観察することを指す。このような存在認識は、どのように理解したらよいだろうか。

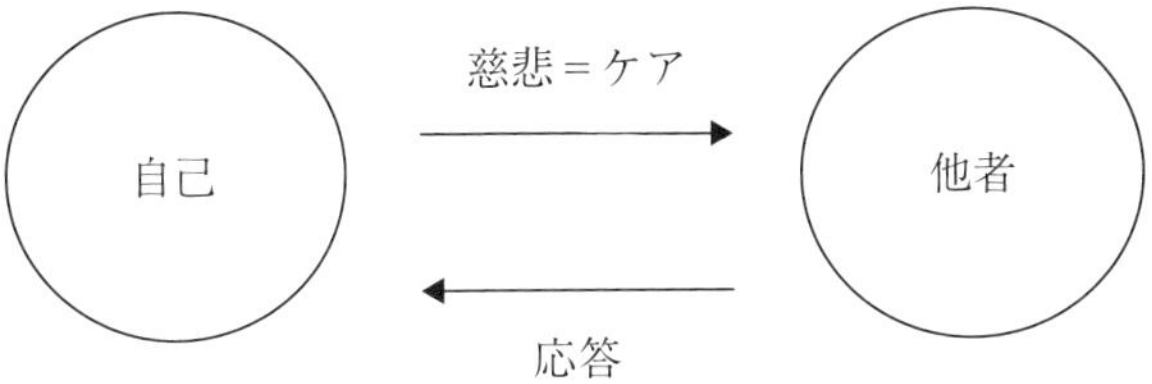

図2

ハイデガーの存在論をもとに「瞬間を生きる哲学」を構想する哲学者の古東哲明は、仏教の因縁生起論に言及して、これを「存在を念々起滅とみる思想」として位置づける。それは「森羅万象〔宇宙〕が毎瞬に崩壊し、同時に新たな創造となる」存在論であり、つまりは、刹那《せつな》生滅する存在認識において、存在者の構造を捉えていく見方である。[32]

そうした存在認識に立った自己が他者と関わるとき、そこでは〈今ここ〉での一瞬一瞬の関わりが、そのままで充溢《じゅういつ》にして十全であるような出会いを生み出す。どのような出会いであっても、それは互いに刹那生滅を反復しつつ出会っているのであり、この場この時においてともに在ること自体が奇蹟であるような関わりである。[33]

したがって、ケアする人が法縁の慈悲に開かれるときには、ケアする相手〔ケアされる人〕との奇蹟の出会いという感覚のもとで、相手に対する言葉や所作が発動することになろう。それは同時に、相手と共在することにおいて、その人の内的世界を深層〔真

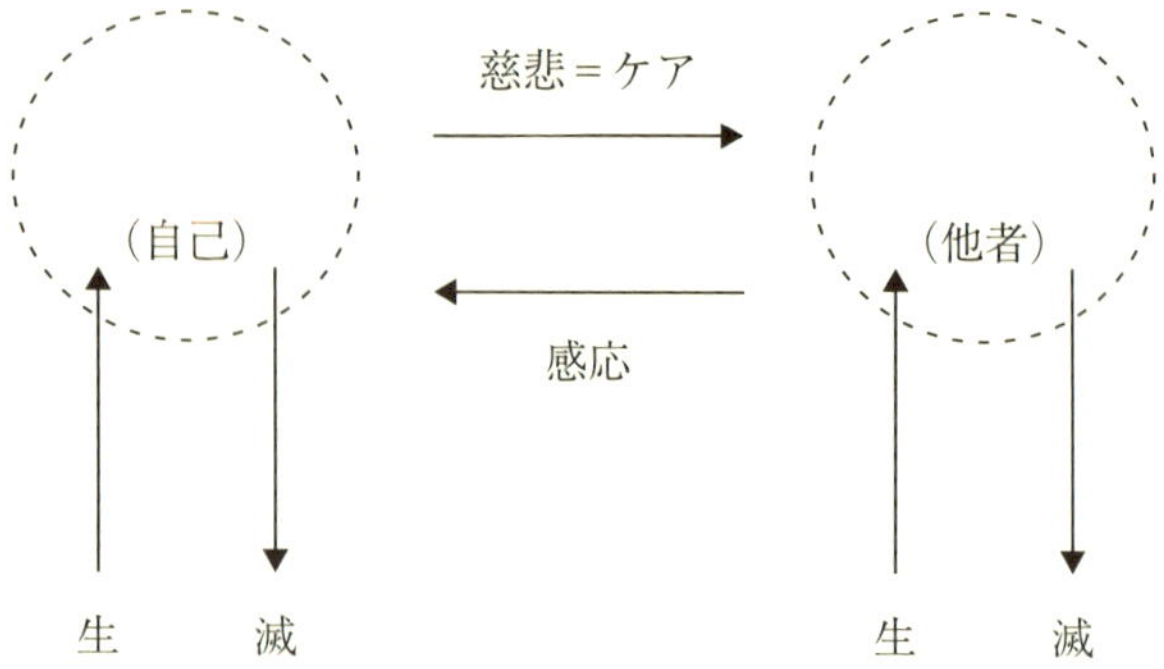

図3

相）から共鳴し、共感することでもある。さらには、それによってケアされる人もまた、ケアする人に感応し、共鳴して、両者の間に一体感覚の世界が生まれ、互いが喜びとなり充足し合うような関係を描くことになろう。こうした関係は人間のレベルにおいて可能な慈悲＝ケアの極限の形態であると思われる。

このような慈悲＝ケアのあり方は、構図的に考えれば図3のようになるのではないか。これは自己の刹那生滅の存在認識が他者の存在構造へと投射された図式ではあるが、他者もまた自己に感化され刹那生滅の存在認識へと転換する可能性を含んでいるだろう。

衆生縁の慈悲と法縁の慈悲は、対象関係を作り出すという点では共通している。慈悲が起こるときには、自己の存在認識を他者の存在様式に投影するという関係性を基礎としている。人間はみな意識をもっているために、自他の分節化は避けられない。法縁の慈悲のように、脱自化することによる一体感覚をもつことはあり得るが、それは理念としての自他不二を引き出すのみであって、自他の絶対的な無化は不可能であろう。

しかし、ここから「無縁の慈悲」へと位相が移り変わる。『大智度論』には「この慈はただ諸仏にのみあり。……諸仏の心は有為・無為性の中に住せず、過去・未来・現在世に依止《えじ》せず、諸縁の不実・顛倒・虚誑《こおう》なることを知るが故に、心に所縁なし[34]」とあり、また別の箇所には「無縁の悲は畢竟空より生ず[35]」とある。無縁の慈悲は、相対有限の世界を超絶した絶対無限の空なる諸仏＝如来の世界から起こってくる。したがって、ここでは、慈悲を起こす主体が、人間から如来へと根本的に転換している。また、人間の側からは必ず何らかの個別の対象を生み出してしまうが、如来の側からすれば、生の営みのすべてにそのはたらきが浸透し遍在するのであるから、その意味で対象がないのである。

さて、このような無縁の慈悲に基づくケアのあり方を考えてみると、次のような展開になるのではないか。まずケアの場では人間同士のケアのコミュニケーションが行われている。ここには、ケアする人がケアを行い、ケアされる人はこれに応答していくという対象関係がある。このとき、このような対象関係を生み出しているケアの場そのものが、実は如来の大慈悲のはたらきに包まれており、ケアする人もケアされる人もともに如来によってケアされていると気づくことが、無縁の慈悲に基づくケアのあり方であろう。つまり、無縁の慈悲とは相対有限な世界にいつでもどこにおいても顕れてくる絶対無限の慈悲のはたらきであり、このことに気づかされた者は世界の二重性を自覚しつつ生きることになるのである。こうした展開を構図として描くとすれば、図4のようになろう[36]。

ところで、このような無縁の慈悲に基づくケアのあり方というのは、そもそも成り立つのであろうか。人間がケアするのではなく、超越者としての如来がケアすることになっているが、一体それはどういう事態なのだろう。

この問題に対して示唆を与える考え方として、京都学派の哲学者田辺元が提唱した「絶対媒介の論理」がある。田辺は『懺悔道としての哲学』においてこの論理を明らかにしているが、それは相対存在である自己と他者との間に実存的な交わりが起こるときに、相対存在を媒介にして絶対無が愛となってはたらきだす、という相対世界と絶対世界の関係構造を理論化したものである。

絶対媒介の論理では、自己はまず否定的契機を通して絶対無へと促される。そして、そこから反転して、空有の

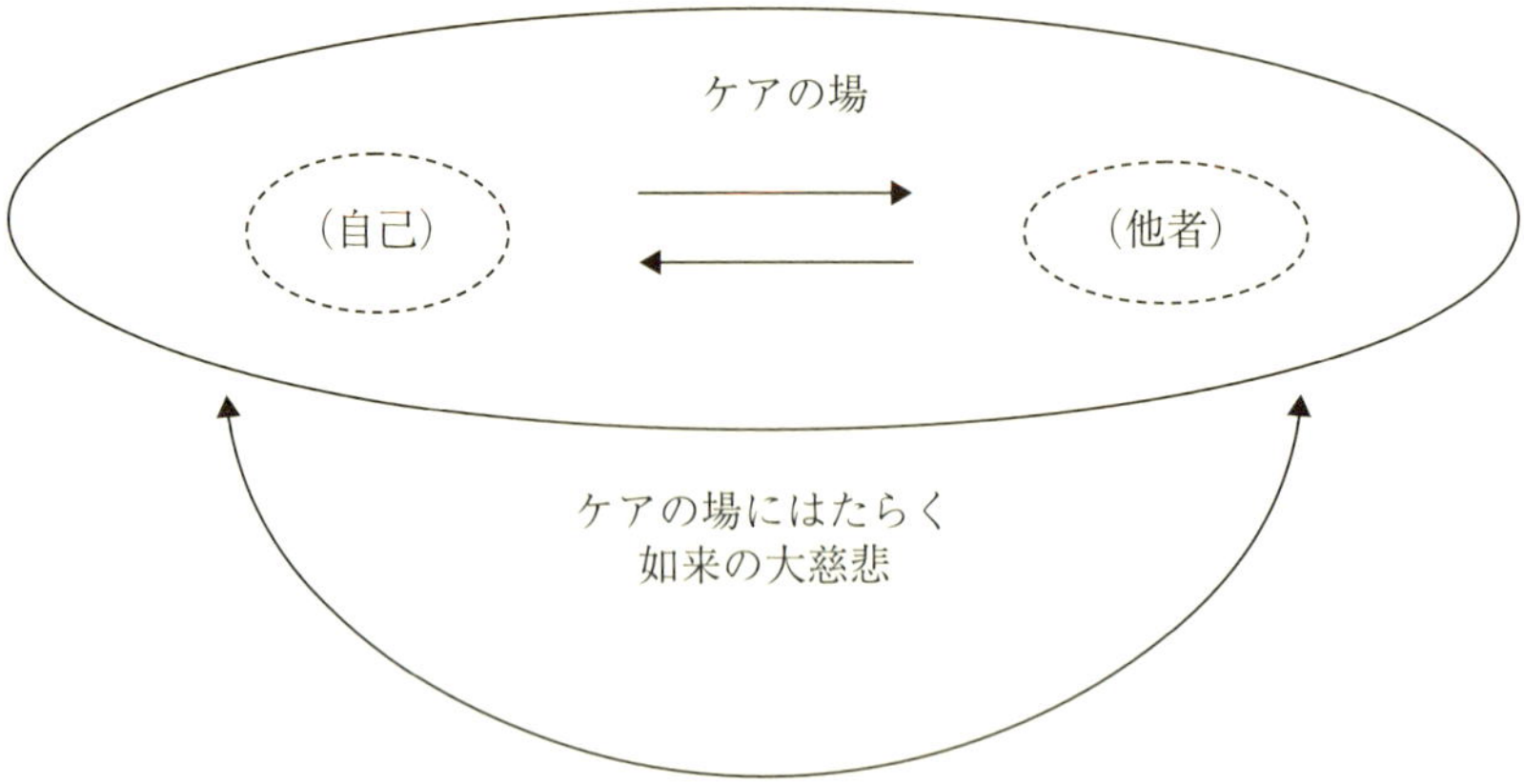

図4

自己として復活し、絶対無即愛を自覚しつつ行為する存在（ここに絶対無即愛に照射されて相対有限なることを省察する懺悔道が成立する）となって他者と関わることになる。他者は空有の自己と出会うことによって実存を喚起され、絶対無への覚醒を促される。このとき両者には絶対無即愛が媒介的にはたらくことになる(37)（ちなみに、この論理が後に「実存協同」と呼ばれるようになる(38)）。

ここで、田辺のいう絶対無即愛を如来の大慈悲と置き換え、絶対媒介の論理をケアの場に即して考えてみたいと思う。そこではまず、ケアする人自身が、如来の大慈悲のはたらきに目覚め、相対と絶対の二重的世界を生きていることが前提となる。そのような人がケアの場に立ち、ケアの相手（ケアされる人）と関わるときには、ケアする人の自覚において如来の大慈悲がはたらきだすことになろう。

如来の大慈悲のはたらきが出現する仕方には、二つの理解が可能である(39)。一つは、如来の大慈悲がケアする人を媒介にして出現するという理解であり、内在的に自己を超えることになる。もう一つは、ケアされる人を媒介にして出現するという理解であり、他者の方向において外在的に自己を超えることになる。相対有限なる人間の世界は、つねに自己と他者とに分けられた世界であるから、そこに絶対無限の如来のはたらきが出現するためには、自己もしくは他者のどちらかを媒介しなければならない。

詳しく見てみよう。まず、如来の大慈悲のはたらきがケアする人を媒介にして出現するとは、どういう事態であるのか考えてみたい。ここでは、ケアする人がケアされる人に向けてケアの関わりをもつとき、そのケアする行為の深層では必ず如来の大慈悲がはたらいているのであるから、ケアする人の行為はすべて如来によるケアの行為を媒介したものである、という解釈が成り立つ。ただし、このような解釈はつねに危険性を孕んでいる。ケアする行為の責任は、すべて如来の責任として放棄することができるからである。それゆえ、ケアする人は、自らがケアする行為の意味について、超越的観点につねに立ち戻って省察し続けることが重要な課題となってこよう。しかも、そのことによって、ケアする行為にまつわる弊害を超越的観点のもとに制限することができるのではなかろうか。

一方、如来の大慈悲のはたらきがケアされる人を媒介にして出現するとは、どういうことだろうか。ケアされる人は様々な苦悩や困難な状況の渦中にある。そうした苦難は、ケアされる人を精神的な成長へと導くために、如来の大慈悲のはたらきがあえて試練として与えたものであると捉えることもできよう。とすれば、ケアする人は、そうした超越的な意味生成が相手をどこへ導こうとしているのかを見極める眼をもたなければならないし、そのためにケアする人自身に何が期待されているのかを問わなければならない。

このようにして、ケアする人の行為もそれに対するケアされる人の応答もともに如来の大慈悲のはたらきであり、ケアの場が共時的な意味生成の現象であることに気づかされたときには、とりわけケアする人の内面において、はたらきの内に隠されている意味をどのように受け取るのかが問題となってこよう。そこでは、とりわけケアの場に生じている超越的な意味を問い続けることによって、自ずと内省的に超越からの呼びかけに応えなければならない、という責任の観念が生じてくるのである。

Ⅶ．まとめ

現代のケア論は、人間同士による助け合いのコミュニケーションを指して、ケアと呼んでいる。そして、その問題点は、ヒューマニズムの錯覚から逃れることができず、疲弊や他者の支配化などのケアの機能不全に陥ってしまうことであった。

ヒューマニズムを乗り越える視座として、ケア論の中に「無縁の慈悲」の構図を導入するとき、起こってくる事態は、ケアの営みが人間同士のやりとりではなく、人間を超えた意味生成のはたらきによってケアが生み出されるという、ケアの主体の転換である。そのような転換は、ケアの場それ自体が超越によって意味づけられ、包み込まれていると自覚することによって、生じるものであろう。このとき、ケアの場で起こっている事実を、あるがままに感受することができるのであれば、ケアは倦むことはないであろうし、またケアに過剰にのめり込むこともないのではなかろうか。

ところで、ヒューマニズムに基づくケアの理解からすれば、ケアする人格は、人間の内なる人格性を通して形成されるという考え方であったが、これを慈悲の思想から捉え直すのであれば、ケアする人格は、つねに超越的なはたらきを媒介するものであるから、むしろ人格性を無化する方向において、成立していることになる。つまり、ケアする人格は、図式的には点線として〝仮に〟成立しているのであって、その根拠は人間の内側で閉じられているのではなく、超越の次元に開かれているのである。

慈悲の思想に基づく超越に貫かれた精神的態度をケアする人が自覚するとき、そこに開かれるケアの営みは、弛《たゆ》まぬ豊かな創造性に溢れることになるのではなかろうか。

註

（1）ここにケアの機能不全として取り上げた用語は、その意味を拡大解釈して用いているものもあるが、基本的に、ケアによる自己の疲弊と他者の手段化・支配化という状況を描写していると考えられる用語を採用している。

（2）「ケアの倫理」という考え方自体は、発達心理学者のキャロル・ギリガン（Carol Gilligan）によって、「正義の倫理」に対する疑問から提示されたものである。ギリガンは、従来の倫理学がカントやロールズに代表されるような、理性中心的で普遍的原理に基づく「正義の倫理」に依拠しており、男性によって作られてきたと主張する。これに対して、「ケアの倫理」は、自他を適切に配慮し共感的な感情に基づいており、女性がその役割を担ってきたと考えるのである。このようにギリガンの考え方は、正義の倫理との対立によってケアの倫理を捉えていこうとするものである。このケアの倫理は、ノディングスに至って、「相手をケアしなければならない」という倫理的なケアの欲求が起こってくるときに、その根拠となるような倫理を指すようになった（品川哲彦『正義と境を接するもの――責任という原理とケアの倫理』ナカニシヤ出版、二〇〇七年を参照）。

（3）Carol Gilligan, "*In a Different Voice: Psychological Theory and Women's Development*", Harvard University Press, 1982（岩男寿美子監訳『もうひとつの声』川島書店、一九八六年）。
なお、ギリガンの「ケアする人格」の発達モデルの考察については、森村修『ケアの倫理』（大修館書店、二〇〇〇年、一〇七頁～一〇九頁）においてまとめられている。

（4）Nel Noddings. "*Caring: A Feminine Approach to Ethics and Moral Education*", University of California Press, 1984.（立山善康他訳『ケアリング――倫理と道徳の教育　女性の観点から』晃洋書房、一九九七年、一二五頁）。

（5）Noddings, 1984, p. 157.（邦訳、一九九七年、二四二頁）。

（6）ヒューマニズムについては、第一章で詳しく考察している。西川富雄『現代とヒューマニズム』（法律文化社、一九六五年）を参照。

（7）以下に挙げるケアする人の精神的態度は、主にはメイヤロフの考察において明らかにされているが、メイヤロフ自身も認めているように、その背景には、カール・R・ロジャーズ（Carl Ransom Rogers）の来談者中心（person-centered approach）のカウンセリング理論の影響を強く受けている。

（8）本章の慈悲の思想についての考察は、中村元博士の優れた研究書である『慈悲』（講談社学術文庫、二〇一〇年〈原版：『サーラ叢書1　慈悲』平楽寺書店、一九五六年〉）に依るところが大きい。慈悲の概念規定については、第二章「慈悲の語義」（三二頁～四一頁）を参照。

（9）中村・二〇一〇年、一四七頁～一五七頁。

（10）「感情労働」についての考察は、武井麻子『感情と看護――人とのかかわりを職業とすることの意味』（医学書院、二〇〇一年）を参照。

（11）中村・二〇一〇年、五〇頁～五一頁。

（12）中村元訳『ブッダのことば――スッタニパータ』（岩波文庫、一九八四年）、「八、慈しみ」の註、一八二頁。

（13）中村・二〇一〇年、三三頁～三四頁。

（14）中村・二〇一〇年、五二頁。

（15）末木文美士『仏教vs.倫理』（ちくま新書、二〇〇六年、四二頁）。

（16）ランバート・シュミットハウゼン（斎藤直樹訳）「超然と同情――初期仏教にみられる精神性と救済（利）の目的」（『哲学』第一〇八集、二〇〇二年、七八頁。原著は次の通り：Lambert Schmithausen, 'Gleichmut und Mitgefühl, Zu Spiritualität und Heilsziel des älteren Buddhismus', "Der Buddhismus als Anfrage an christliche Theologie und Philosophie", hrsg. Andreas Bsteh, Studien zur Religionstheologie, Band 5, Mödling, 2000.）

（17）シュミットハウゼン・二〇〇二年、七九頁。

（18）中村元訳『ブッダ　神々との対話――サンユッタ・ニカーヤⅠ』第Ⅲ篇第八節「マリッカー」（岩波文庫、一九八六年、一六九頁～一七〇頁）。

（19）「梵天勧請」説話の原文については、中村元訳『ブッダ　悪魔との対話――サンユッタ・ニカーヤⅡ』第Ⅵ篇「梵天に関する集成」（岩波文庫、一九八六年、八三頁～八七頁）を参照。なお、下田正弘「「梵天勧請」説話と『法華経』のブッダ観――仏教における真理の歴史性と超歴史性」（『中央学術研究所紀要』第二八号、一九九九年）においても、原文（九二頁～九三頁）および下田訳（七二頁～七四頁）が掲載されている。

(20) 杉本卓洲『サーラ叢書29　菩薩――ジャータカからの探求』(平楽寺書店、一九九三年)。
(21) 中村・二〇一〇年、一〇〇頁～一〇三頁。
(22) 慈悲と回向の関係については、梶山雄一『さとりと回向――大乗仏教の成立』(人文書院、一九九七年)を参照。
(23) 小川一乗『大乗仏教の根本思想』(法藏館、一九九五年、四三八頁～四四〇頁)。
(24) 三縁の慈悲は、主に『大智度論』において説かれているが、他に『大般涅槃経』『大方等大集経』『仏地経論』などにも説かれている。
(25) 『大智度論』第四〇巻(大正蔵二五巻、三五〇頁中)。
(26) 『仏地経論』第五巻(大正蔵二六巻、三一四頁中～下)。
(27) 『浄土論註』上巻(大正蔵四〇巻、八二八頁下)。
(28) 石田瑞麿『親鸞全集・別巻』(春秋社、二〇一〇年〈原版：一九八七年〉)、九頁～一〇頁。
(29) 『大智度論』第二〇巻(大正蔵二五巻、二〇九頁中～下)。
(30) 『大般涅槃経』(北本)第一五巻(大正蔵一二巻、四五二頁中)、(南本)第一四巻(大正蔵一二巻、六四九頁下)。
(31) 『大智度論』第二〇巻(大正蔵二五巻、二〇九頁中～下)。
(32) 古東哲明『〈在る〉ことの不思議』(勁草書房、一九九二年、一五二頁)。
(33) 古東哲明『ハイデガー＝存在神秘の哲学』(講談社現代新書、二〇〇二年、一九〇頁～一九一頁)。
(34) 『大智度論』第二〇巻(大正蔵二五巻、二〇九頁中～下)。
(35) 『大智度論』第五四巻(大正蔵二五巻、四二二頁上)。
(36) 「無縁の慈悲」についての図式は、拙稿「理念としてのスピリチュアルケアについて――ケアの場にはたらくスピリチュアリティの自覚的様態」(『人間性心理学研究』第二八巻第一号、二〇一〇年)において、筆者が提示したものを再解釈している。
(37) 田辺元『懺悔道としての哲学』(『田辺元全集　第九巻』筑摩書房、一九六三年)の中、とくに第五章「懺悔道の絶対媒介性」に詳しい。
(38) 田辺元の「実存協同」の思想をめぐっては、第九章において詳しく考察する。
(39) ここでの理解は、如来の大慈悲の思想構造を親鸞の還相《げんそう》回向《えこう》論《ろん》の解明を通して考察する長谷正當「親鸞の還相回向の思想」（『浄土とは何か――親鸞の思索と土における超越』法藏館、二〇一〇年）に依るところが大きい。

第四章　ケアする人の自己変容——仏　性——

I．はじめに

ケアする人の精神的態度は、無縁の大悲という超越の次元からのはたらきに支えられ、根拠づけられることで表れてくる。このとき、ケアする人が無縁の大悲のはたらきに自覚的であるという体験は、すでにケアする人において自己変容が起きていることを示唆していよう。ケアする人が無縁の大悲のはたらきに気づいたということが、そのはたらきを感受する状態へとケアする人自身が変容したことを意味しているからである。

自己変容とは、文字通り、自己が変容すること。自己がそれ以前の自己とは根本的に変わってしまうことである。ただしこれは、自己の枠組みは変わらないのに、自己の中身だけが変わる、ということではない。奇妙な表現であるが、自己が自己でなくなることが、自己変容なのである。仏教思想に照らして自己変容の問題について考えてみると、このことがよくわかる。

仏道をならふといふは、自己をならふなり。
自己をならふといふは、自己をわするゝことなり。

自己をわするゝといふは、万法に証せらるゝなり。
万法に証せらるゝといふは、自己の身心および他己の身心をして脱落せしむるなり。[1]

道元禅師（一二〇〇～一二五三）の『現成公案《げんじょうこうあん》』に説かれるこの有名な一文は、悟りの境地がどのようなものかを語ったものであるが、そのまま自己変容の核心を見事に言い当てている。その核心とは、「自己をわするゝ」ことであり、すなわち「万法に証せらるゝ」ことである。

「自己を忘れる」とは、自分を見失うことではない。自己から離れる。自己にこだわっているあり方から解放されることである。さらに、自己から離れることによって、「万法に証せられる」のである。「万法」とは、森羅万象、自己を取り巻くすべての事象である。そうした万物全体のはたらきに証せられる、悟らしめられることによって、自他の区別がなくなり身心が脱落する。「脱落」とは万物と一つになることである。これが仏教の捉える自己変容ということになる。ケアという営みにおいて、無縁の大悲がはたらき出すときには、ケアする人にこのような自己変容が起こっている、と考えることができる。

ところで、ケアする人の自己変容は、ケアという関わりを続けているうちに、ごく自然に起こることなのだろうか。それとも、ケアする人に自己変容が起こるためには、そうなるべく何らかの努力なり、特別な配慮をしなければならないのだろうか。

自己変容は、自己から離れること、自己への執着から自由になることを転換点とする。ケアの関わりに専心するときには、ケアする人の意識はケアの対象としての他者へと向かい、他者に対して自己意識を明け渡すことになる。このようなあり方を「脱自化」[2]と呼び、自己執着から脱していく事態として解釈することは可能である。この解釈からすれば、ケアする人は、ケアの関わりを続けていくことで、脱自化が習慣となり、やがてごく自然に自己変容が起こるようになる、とする考え方も成り立つであろう。

けれども一方で、すでに第一章などで言及したように、ケアという営みは、自己の存在意義を他者に委ねるという形で行われている。他者をケアすることが自己の生きがいとなり、そのために、他者への愛着が高まって、ケアにのめり込んでしまい、共依存的な関係を作り出すこともある。このような事態は、やはりケアする人が自己に（そして、その延長としての他者に）執着しているからこそ起こってくる問題であると考えられる。

すると、自己変容は、ケアの関わりを続けていけば自然に起こってくるものではなく、まずはケアする人自身が、ケアの関わり以前に、自己への洞察を深めること、すなわち「自己をならふ」という段階を踏まなければならないことになろう。

それでは、「自己をならふ」というのは、独力で為《な》される、あくまで個人の内面的な営みなのであろうか。それとも、すでに自己変容に至った他者（先達者）からのはたらきかけを必要とする営みなのだろうか。

さらに言えば、「自己をわするゝ」こと、つまりは自己に執着してしまうあり方から抜け脱していくには、どうすればよいのだろうか。心の深層へと沈潜していき意識のはたらきを弱めていくのだろうか。あるいは、執着の原因を見定めて、これを取り除くように試みるのだろうか。

自己変容をめぐるこのような逡巡を整理していくと、「仏性《ぶっしょう》」という言葉に突き当たる。仏性とは「仏の本性」「仏になる可能性」などと定義される仏教思想の重要な用語である。(3) そして、仏性は自己変容を引き起こす原動力と見ることができる。よって、仏性がどのように開かれるのか、その転換の構造を明らかにすることで、自己変容の実態をつかむことができると思われる。このことが本章の課題である。

Ⅱ. 仏性＝如来蔵への沈潜

自己変容は、自己への洞察を深めることから始まる。それは、意識の内部へ向かって沈潜することである、と言える。

仏教には、「禅定《ぜんじょう》（dhyāna）」と呼ばれる瞑想法によって、悟りに到達しようとする立場がある。禅定は、大乗仏教における菩薩の実践徳目である波羅蜜《はらみつ》行《ぎょう》の一つに数えられ、中国仏教において禅宗の流れを生み出した。また、日本仏教の禅宗もこの流れを汲む。

禅定体験による自己変容のプロセスは、仏教思想の中でも如来蔵《にょらいぞう》思想の系譜によって理論的構造的に説明することが可能であろう。

「如来蔵」とは、「如来の胎児（tathāgata-garbha）」というサンスクリット語の漢訳で、生命の内に宿っている如来（仏）となるべき要因を意味しており、すなわち「仏性」のことを指している。(4) 如来蔵思想は、心の本質としての「自性《じしょう》清《しょう》浄心《じょうしん》」が「客塵煩悩《きゃくじんぼんのう》」によって覆い隠されている、という考え方をする。この自性清浄心が如来蔵＝仏性である。如来蔵＝仏性は、完全なる清浄であって汚れ一つないが、煩悩によって隈なく覆われているために、衆生《しゅじょう》の心は汚れているように見えてしまう。したがって、煩悩の覆いを引き剝がしていけば、そこには清浄なる如来蔵＝仏性が発掘されることになる。(5)

如来蔵思想のテキストはいくつかあるが、ここでは『大乗《だいじょう》起《き》信論《しんろん》』という論書を取り上げることにしたい。(6) この論書は、著者はおろか、いつ頃どの地域で作成されたのかさえはっきりしない(7)にもかかわらず、東アジア文化圏の思想状況に絶大な影響力を及ぼしてきたものである。

『大乗《だいじょう》起信論《きしんろん》』（以下、『起信論』と略称）は、その基調テーマとして、私たちの心を問題にすると明言している。私たちが当たり前にもっている心のあり様、これを「衆生心《しゅじょうしん》」と呼ぶが、その究明がこの論書の目的である。

衆生心。この表現からは、身近でありふれた心、日々の出来事に振り回される雑然とした心、といったイメージが喚起される。けれども、『起信論』の説く衆生心は、心のそうした相対的な側面にとどまらず、絶対的な心の領域にまで通じている、と捉えられている。表層の心は個別的で千変万化しているが、深層の心は超個的かつ不変である、というのである。

「衆生心には、迷いの世界（世間法《せけんほう》）と悟りの世界（出世間法）のすべてが含まれている[8]」と、『起信論』は述べる。仏教は、およそ世界には、迷いの世界と悟りの世界の二つがあり、しかもそれは、私たちの心の認識によって二つに分かれるのだ、と説いている。そこで『起信論』では、まず私たちの心、すなわち衆生心を、「虚妄の心（心生滅《しんしょうめつ》）」と「真実の心（心真如《しんしんにょ》）」の、二つの位相に分けて考えるのである。

この二つの位相のうち、虚妄の心というのは、日常の意識を指している。日々刻々とめまぐるしく移り変わっていく、そうした日常の意識によって見られた世界を迷いの世界と捉えるのが、仏教の特徴である。それは真実の心に開かれたときに、初めてそのように感得される。真実の心を見出すことがなければ、迷いの只中をひたすら駆け抜けていくのみであって、迷いに溺れていることすら気づかないのである。

それでは、真実の心とはどのようなものか。『起信論』によれば、真実の心は、「本来的に不生不滅であって変化することがなく、また完全なる同一であって分かたれていない。それゆえに、言葉で表現することができず、対象化することもできない[9]」と説明される。すなわち、虚妄の心とまったくの対極をなしているのが、真実の心である。

それは、「仏の本性」と見ることができ、「仏性」と呼ばれる心の領域である。

心の本質は不変にして全一なる真実の心、けれども、現象として仮に表れているのは虚妄の心、こうした二重構造によって、私たちの心（衆生心）は成立している。私たちは、日々流転して悩みや苦しみの渦中を彷徨《ほうこう》しているとしても、その心の奥底には、誰でもがみな清浄なる仏性を備えており、悟りを開いて成仏する可能性がある。東アジア文化圏の人々を魅了した「一切衆生悉有仏性《いっさいしゅじょうしつうぶっしょう》」（『大乗涅槃経《ねはんぎょう》』）という考え方[10]は、こうした心の構造に理論的根拠をもつのである。

こうした『起信論』の心の捉え方をベースとして、悟りの体験、すなわち自己変容について考えてみるとどうなるだろうか。

虚妄の心と真実の心という二つの位相は、衆生心という一つのフィールドにおいて空間的に構造化されている。それゆえ、虚妄の心から真実の心へと転換することが悟りの体験であり、それは段階的なプロセスとして描かれることになる。

ここで『起信論』は、自己変容のプロセスを実際的に可能にする、「アーラヤ識[11]」と呼ばれる心の機構について言及する。アーラヤ識は、虚妄の心に支配され流転を繰り返している者が、なぜ真実の心を求めて悟りの道を志向するようになるのか、という問題を解明する装置として位置づけられている。したがって、アーラヤ識とは、そもそも矛盾であり相容れないはずの真実の心と虚妄の心とを相互浸透的に結びつける力動的な心の磁場である。[12]アーラヤ識は「不生不滅と生滅と和合して一にあらず異にあらず[13]」と定義され、「真妄和合識《しんもうわごうしき》」と捉えられている。

アーラヤ識を軸とした虚妄の心から真実の心へと変容するプロセスは、具体的には「覚《かく》」と「不覚《ふかく》」の実存的転調を通して実現する。「覚」とは悟りの智慧、「不覚」とは無明《むみょう》に発する煩悩であり、ともにアーラヤ識の力動によって現象世界に表れる心の境位である。

真実の心は、本来的な「覚」の世界に属することから、「本覚《ほんがく》」という境位にある。この「本覚」が、実存的危機に直面した際に、虚妄の心を生み出している「不覚」に対してはたらいて、これを厭苦《おんく》であるとする認識を促す。それによって、虚妄の心に、「本覚」を目指して「不覚」を克服しようとする「始覚《しかく》」の境位が初めて起こる。そして、この「始覚」の境位によって、人間は「不覚」の状態から脱するべく、段階的に虚妄の心を鎮めていき、遂には「本覚」と合一して、真実の心に開かれることになるのである。

『起信論』はまた、「不覚」がどのようにして形成されるのかについても考察している。この問題もアーラヤ識を軸として説明される。アーラヤ識は、真実の心が清浄であり、不生不滅であって分けることができないという心の本性に対して根源的に無知であること、すなわち「無明」によって、妄念として動き出す。

静寂であった真実の心に、無明の念が忽然と生起して（「忽然念起《こつねんねんき》」）動き出し、虚妄の心が展開する（「業相《ごっそう》」）。ここから、アーラヤ識は主体と客体の二つに分かれる（「見相」と「現相」）。さらに、客体化され対象化された世界を、実体であると妄想していき（「智相」）、この妄想が次々と果てしなく起こって（「相続相」）、執着が深まっていく（「執取相《しゅうしゅそう》」）。そして、執着された世界を言語機能のもとで所有化し（「計名字相《けみょうじそう》」）、それが習慣化して離れられなくなり（「起業相《きごっそう》」）、そのことで苦しみに縛られていく（「業繋苦相《ごっけくそう》」）。アーラヤ識は、このような九つの相[14]をもって、不覚の状態を確立することになる。

『起信論』には、こうしたアーラヤ識を軸とする心のダイナミズムの構図を表す有名な比喩がある。それは〈風に波立つ海〉のイマージュ[15]である。風が吹くと、海面では波が起こる。けれども、風の動きがしだいに和らいでいくと、海面にざわめく波もこれに順じて穏やかになっていく。風が止むことで波の動きも止み、静寂な海だけが広がることになる。〈海〉は自性清浄心である「本覚」を示し、〈波〉は「不覚」を、そして、〈風〉は不覚を生じさせる迷いや苦しみの根源である「無明」を、それぞれ譬えている。

Ⅲ．無の思想

『起信論』は理論的構造的に自己変容の力動を明晰にしている。とはいえ、「生滅」と「不生不滅」というまったく異なる二つの位相が、どのように相互浸透的につながることができるのか、今一つわかりにくいところがある。そこで、この点について、「無の思想」に基づく自己変容の理論地平を構想する、教育人間学の西平直の考察に尋ねてみたいと思う。

無の思想とは、井筒俊彦の東洋思想研究[16]を手がかりとして、その研究方法である「共時論的構造化」の試みによって明らかとなる東洋思想の核心的構図を捉えたものである。西平は、「区切り（分節 articulation、境界線 boundary）」があるかないか、という二項対立を軸として無の思想を再編し、これに基づく自己変容のプロセスを鮮やかに描き出している。[17]

私たちの日常は、自我意識を基盤として成立しているが、その枠組みは「区切りのある世界（分節態）」である。自我意識は、言葉によって事物事象を区別し、また区別した事物事象をそれぞれ独立した実在として認識し、対象化、客体化を行っている。

一方、無の思想は「区切りのない世界（無分節態）」を重視する。これは自我意識がない、言葉の絶えた世界でであり、事物事象の区別がなく、そのままで全一に調和している。対象化も客体化もなく、ただ一体化しているのみである。

「区切りのある世界」から「区切りのない世界」へ。無の思想はこの移行が意識の変性体験において可能であると捉えている。それは自我意識の枠組みが段階的に引き剝がれていくプロセスであると言っていい。西平は、このプロセスについて、〈寒天〉という巧みな比喩を用いて、「溶ける」とか「流動する」といったイメージで説明する[18]。

乾燥した寒天は、細長い棒状になっていて、一本、二本と数えることができる。つまり区切りがあり、形がある。ところが、この寒天を水の中に入れて加熱し、煮込んでいくと、徐々に溶けて、しだいに形が崩れていき、トロトロになって、ついには透明な流動体となる。もはや区切りはなくなり、数えることができない。

意識が変性するプロセスもこれとよく似ている。そこでは、すべての事物が流動的になる。自我意識によって分節化されていた区切りが溶け出し、独立した実体としての境界線がなくなっていく（無の思想では、このような変容体験を促進していく工夫として、呼吸法による瞑想実践[19]を採用している）。

そして、その到達点に、区切りのまったく消え失せた、境界線のない状態が広がっている。この完全なる無分節態の境位を、無の思想は、空（大乗仏教）、無相ブラフマン（ヴェーダンタ）、無心（禅）、無名（老子）などと呼んできたのである（この境位は、井筒の言葉では「存在論的透明性」とか「意識のゼロポイント」などと表現されている）。

西平は、このような区切りのまったくない無分節の世界を、スピリチュアリティと結びつけて理解しようとする。自我意識によって区切られる以前の、溶けたまま・流れるままの状態が、スピリチュアリティが生きてはたらく場である。つまり、スピリチュアリティは、無のはたらきと言い換えることができるのである[20]。

スピリチュアルケアは、このスピリチュアルなはたらき、無のはたらきを回復して、自我への執着（我執性）から離れることができるように促していく関わりである、と西平は述べる[21]。そして、スピリチュアルケアを実践する者が、まず我執性を離れることが必要であると強調している。

また、別のエッセイの中では、スピリチュアルペインを「からだ」の痛みであるとも表現している[22]。「からだ」とは、通常の肉体のことではない。また意識や精神でもない。それらまるごと全体、心身が一つになった〈私〉のことである。「からだ」はまた、「いのち」が形となったものであり、「いのち」が「からだ」として現れているものである。よって、スピリチュアルペインは「いのち」の痛みでもある。それでは、「いのち」とは何なのか。これこそが無の思想が「空」とか「道（タオ）」などと呼んできた無のはたらきであり、溶けたまま・流れるままのエネルギーそのものである。

ここでは、無のはたらきは〈風〉に喩えられる。「風は捕まえたとたん、もはや風ではない。風は流れ去り、吹き抜けて、初めて風である。それと同様、「無」も捕まえることができない[23]」。それゆえ、無は何もないどころか、どこにでもある万物の内にはたらくエネルギーである。そのエネルギーが集まって「いのち」に、もう少し固まって「からだ」になり、さらに固まって「物質」や「肉体」に、そして固まりの頂点として「自我意識」になる。すなわち、無のはたらきとは生成の源であり、天地万物のすべては無のエネルギーが形となって顕れた姿なのである。

自我意識は、「〈自分〉が「からだ」であることを忘れ、「いのち」であることを忘れ、生かされていることを忘れて傲慢になる、からだを支配し、いのちを操作し、自分の力で生きていると思い込んでいる[24]」存在である。また、自我意識は、無のはたらきが凝固した結果であるにもかかわらず、無のはたらきの流れを止めてしまい、固く乾燥させてしまう。ここに自我への執着（我執性）が生み出される根拠がある。

そして、それゆえにこそ、自我への執着を解きほぐしていく作業が必要である。その手続きが、瞑想法による意識の内部への沈潜であり、意識の変性体験のプロセスを指して、自己変容と呼ぶことができるのである。

Ⅳ．自己執着の根源

無の思想に基づく自己変容の理論が教えるのは、意識の変性のあり方が連続的な継起として推移するということである。生滅の世界から不生不滅の世界へ、迷いの世界から真実の世界へと、その移行はまるで深い海の底へと潜っていくかのようであり、二つの異なった位相は一続きに連なっている。対極にあるはずの区切りのある世界と区切りのない世界とは、無のエネルギーの充満した触媒においてつながっている。無の思想から見れば、意識というのは「矛盾的同一性」の構造をもっていることになろう。

ところで、こうした構造からは、いくつかの疑問も浮かび上がってくる。まず、自我への執着は、意識を内部に向かって沈潜していくことで、本当に剥がれ落ちるものなのか。深い瞑想の状態に入っているときは、執着から逃れることができても、ひとたび瞑想の変性意識から醒めて日常の意識に戻ったときには、すぐさま執着は起こってくるのではないのか。このことは、熟睡時や昏睡状態のときには日常意識ははたらいていないが、そこから目覚めれば、再び意識の活動が開始されるという事実と、どれほどの差があるというのだろうか。

意識は、一見すると自己と他者との境界が明白に線引きされているようでいて、実際には多くの場面で境界を飛び越え、他者の感情にのめり込んでしまい、あるいは集団の中に熱狂的に溶け入って一体感を得たりすることがある。このような意識のあり方は、自己への執着から離れることとは違うのだろうか。

そもそも執着とはどのような問題を指すのだろう。執着とは、表面的には意識によって対象化された事物や事象にこだわり、それらを自分の思い通りに扱おうとすることである。自分の思い通りにならないところに苦しみも生じてくる。『起信論』が明らかにしていたように、その根源を突き詰めると「無明」にぶち当たる。無明とは、真理に対して無知であるあり方を指す。無明は忽然として起こる（「忽然念起」）と説かれている。そして、意識の活動を鎮静化することによって、無明をかき消すことも可能であると考えられている。しかし、執着の根源である無明は、それほど容易に現れたり消えたりするものなのだろうか。

これらの疑問に対しては、如来蔵思想や無の思想のコンテクストをいったん離れて、仏教思想の中で同じく心の構造を扱っている唯識《ゆいしき》思想に照らして考えてみることにしよう。

唯識思想(25)では、「マナ識(26)」と呼ばれる、自己存在の根源的な執着性、自己中心性そのものをつかさどっている心の位相について言及している。このマナ識をどのように乗り越えていくのかをめぐって、悟りの転換についての分析が進められており、ここから如来蔵思想とは異なる自己変容の考え方が展開している。

問題の核心に入る前に、唯識思想の概要を簡単に説明しておこう。まず、「唯識（vijñapti-mātra）」とは「ただ表象のみ」という意味であり、「識（vijñāna）」によって認識され経験された表象（「所識（vijñapti）」）によって世界は成立している、ということを表す。「識」とは、認識する主体のことであるが、詳しくは「分けて知る（vi-jñā）」という作用、区別して知覚するはたらきを指している。これは通仏教的には「分別《ふんべつ》（vikalpa）」と呼ばれる。すなわち、唯識とは、人間は本質的に分別をもった存在であり、しかも、世界のあらゆる経験事象は、人間が世界を分節化して認識することによって初めて成り立つ、と考える思想なのである(27)。

たとえば、ここに赤い花があるとしよう。赤い花は独立した実体としてここに存在しているのではない。それは、識＝分別によって〝赤い花〟という分節化がはかられたために、赤い花の存在が成り立っているのである。

このように、「すべての事物事象は識＝分別を離れては存在しない」というのが、唯識思想が前提とする世界観である。そして、この「識」には八つの種類があり、表層の五つの「感覚識（眼識・耳識・鼻識・舌識・身識）」とこれらを統覚する「意識」、ならびに、深層の「マナ識」と「アーラヤ識」からなる階層構造をもっている。

唯識思想は、人間の個別性、主体性に鋭く焦点を当てている点に特徴があると言える。そして、この特徴を最も端的に示すのが「アーラヤ識[28]」と呼ばれる根本識の存在である。『起信論』においてもアーラヤ識は語られていたが、唯識思想の説くアーラヤ識には、真実の心はなく、もっぱら虚妄の心のみである。それゆえに「妄識」と位置づけられている。

アーラヤ（ālaya）とは「蔵」という意味で、一切の経験がそこから起こり、そしてまた、一切の経験がそこへと蓄積されていく拠り所である。経験は微細な因子となってアーラヤ識に蓄積される。この因子は「種子《しゅうじ》（bīja）」と呼ばれる。また、種子が蓄積することは「熏習《くんじゅう》（vāsanā）」と呼ばれる。このように、あらゆる経験事象の起源とされるのがアーラヤ識なのである。そのため、アーラヤ識は、自己存在の歴史性を担っている機構であると言うことができよう。

私たちは日々様々な経験をするわけであるが、その経験内容がそのつど刻々と種子として熏習されることで、私たち一人ひとりの歴史性が生み出されてくる。よくよく考えてみれば、これは実に当たり前のことを説明している。私自身によって築き上げてきた人生という歴史を通して、私はいっそう私らしくなっていく。自己は経験を通して、ますます限定される。その意味で、経験の歴史性は自己存在の根拠になる。言わば、自己存在のアイデンティティを支えているのがアーラヤ識なのである[29]。

アーラヤ識はまた、身体と環境世界の拠り所でもある。すなわち、私が人間として生まれ死んでいくこと、人間の身体をもって生きていることを規定していく根拠であり、あるいは、私が見たり聞いたり感じたりする体験世界の枠組みを形づくっていく機構でもある。そして、からだのバランス、ホメオスタシス（homeostasis）を維持する場であり、さらには他者との出会いや運命や境遇や転機などの人生の様々な局面を生み出す根拠でもある。アーラヤ識は、そうした意味で、生きることそれ自体、「いのち」そのものである。

アーラヤ識は「暴流のごとく恒《つね》に転じている」[30]と譬えられ、いのちの止めどない流れ、実体性のない徹底した無常性を特質としている。それゆえ、自己の根底にアーラヤ識を据える唯識思想の存在論は、実質的には無のはたらきのダイナミズムと同じ心の構造を捉えていると言える。ただし、唯識思想の説くアーラヤ識は、徹底して虚妄性を強調するのであり、その根底において真実の世界に開かれているとは考えないのである。

さて、このように刹那生滅するいのちの流れであり、無常にして実体のない生命エネルギーであるアーラヤ識に対して、マナ識のはたらきは、これを実体として誤謬し、自己所有化して、愛着していく。しかも、その愛着する汚れた力によって、意識のはたらきを汚し、さらに五つの感覚識のはたらきまでをも歪《ゆが》めていくという。

マナ（manas）とは「思量」ということ、〝思う〟ということを意味する。何を対象にして思うのかといえば、アーラヤ識を思うのである。しかも「恒に審《つまび》らかに思い量る」[31]のである。マナ識は、つねにそして繊細にアーラヤ識を思い続ける。繊細であるがゆえに、そのはたらきはいっそう執拗で、かつ強力なものである。

マナ識の自己執着の作用は、あまりに繊細でかつ無自覚にはたらいているために、初期の唯識思想では、アーラヤ識のもつ性能の一つとみなされていた。[32]つまり、マナ識は、その存在の可能性が指摘される程度で、「識（分別作用）」として独立した機能をもつとは考えられていなかったのである。

あまりに近すぎる現実は、かえって気づかないものである。人間は、意識的には、様々なことを思う。ときには困っている人を心配したり、助けたいと思ったりする。こうしたケアへの欲求に基づく思いは、普通は善いものだとされる。しかし、人間というのは、そうした善い思いを起こしたすぐさま、その思いにとらわれ、善い思いをもった自分に心酔してしまう、滑稽なほどに純粋になれない存在である。けれども、そうした自己欺瞞は、大抵は見過ごされているし、思いもよらなかったこととして済まされるだろう。根源的な自己執着というのは、このように緩やかに浸蝕して、自己を支配し蝕《むしば》んでいくはたらきである。人間というのは、何を見ても、何を聞いても、何を考えても、何を体験しようとも、どこまでも自己関心から離れることのないエゴイスティックな存在でありながら、そのことにまったく無自覚なままでいる。この厄介な人間の罪業性を喝破したことが、唯識思想の最大の意義であると言っても過言ではない(33)。

マナ識のはたらきは、伝統的な仏教用語で言えば「無明（avidyā）」である。マナ識の無明は、意識が熟睡時や昏睡状態になって停滞しようとも、集団的な熱狂や深い感情体験の中で他者との境界が曖昧になろうとも、その根底において、つねに繊細にはたらいているのである。そのため、意識の動きにまったく影響されない無明という意味で、「不共無明《ふぐうむみょう》」(34)という表現がなされている。生きていることそれ自体、いのちのはたらきそのものに負荷として纏わりついている根本的我性であり、個体として生きる人間がまさに個体であるがゆえに発動している、生存欲求・生存本能、それがマナ識の無明である。

マナ識は、自我意識のように発達とともに徐々に形成されていくような経験的事象ではない。個体生命として誕生すると同時に付随している、アプリオリな存在なのである。私たちはときに「純真無垢な赤ん坊」という表現で、新生児を比喩することがある。自我意識があるかないかという観点で言えば、その通りであろう。ここにはまだ社会的なエゴイズムは発生していない。けれども、新生児であっても、すでにいのちを所有し、自己保存の本能がはたらいている。個体が生き残るために、懸命に母親の乳首に吸いついていく。このように、自己への執着、自己保存の本能は、つねに自己存在とともにあるのである。

V．仏性＝無漏種子の発動

マナ識のはたらきは通常は痛みを伴っていないため、これの何が問題なのかすぐにはわからない。普段の私たちは、意識の上でいろいろと反省することはあっても、マナ識のレベルで自覚的に自己を見つめることはない。そこで、私たちは、このマナ識の存在について知らされたとき、唯識思想が考えるほど徹底してネガティヴに捉える必要もないのではないか、という抵抗が生じてくる。確かに、自己保存の本能は、個体である限り必ずつきまとう不純物かもしれないが、同時に、個体が生き残るための不可欠な要素でもあり、生命現象が選択した戦略でもあろう。これを否定することは、個体が生きることそれ自体を否定することになるのではないか、と。

こうした抵抗が生じること自体、マナ識のはたらきが繊細かつ執拗であることの証明である。けれども、人生には、まさしく生きることそれ自体を悉《ことごと》く否定されてしまうような限界状況に、出くわすときがある。そうした事態になって初めて、マナ識の本性があらわとなって牙を剝《む》いて襲ってくるのである。

端的な例は「自己の死」という限界状況であろう。自己の死に直面したとき、人間は、あるがままに受容するよりも、むしろ生に盲目的にしがみついていくことのほうが圧倒的に多い。そこでは、わずかな生存の可能性に希望の光や奇蹟を見つけようとし、それが叶わないと知ったときには、自分が生きてきた痕跡を血縁や業績や作品などの形をもって何とか残そうとする涙ぐましい努力を重ねる人がいる。また、自分が死んでいくまでの過程のみじめさや今にも狂ってしまいそうな恐怖に耐えきれず、自らの命を絶ってしまうという何ともやり切ない最期を選択する人もいる。

これらの事例は、スピリチュアルペインの極みであると言えるだろう。スピリチュアルペインとは、人間の我執性の根源が自己保存の本能にまで突き詰められ、個体生命が徹頭徹尾虚妄であることを暴き出されることによって、不本意にも内側から絞り出されてくるマナ識の痛み、自己執着そのものの苛烈な訴えであると解釈できる。

しかし、そうであるとすると、私たちの経験において、執着の根源である自己保存の本能というマナ識の枷《かせ》から逃れることは不可能であり、絶望的であるように思われる。マナ識を超えていく方途は、たとえ意識の深みへと沈潜したとしても、開かれることはないであろう。

ところが、唯識思想では、マナ識を超えていくために、「転依《てんね》」というシナリオが用意されている。それは「無《む》分別智《ふんべつち》」が発現することによって起こるという。無分別智とは、不生不滅、無分別という真理の領域に直接に触れるための智慧のはたらきである。無分別智が発現することで、虚妄でしかなかったアーラヤ識が反転して、真実の世界との交渉が始まる。それに伴って、マナ識のもつ自己執着の作用に対する深い省察が起こり、智慧のはたらきへの転換（転依）が促されるというのである。

ならば、無分別智の発現はどのようにして起こるのだろうか。それは「聞熏習《もんくんじゅう》（śruta-vāsanā）」と呼ばれる理論[35]によって説明される。ごく単純に言えば、「悟りを得た者が説く聖なる教えを、修行者が聴聞し、熟思する」といった場面についての分析である。

この理論はまさに自己変容を引き起こすプロセスを問題にしている。ここで注目されるのは、「悟りを得た者」というすでに自己変容に至った他者との出会いが示唆される点である。自己変容を引き起こすには、自己意識の内部を掘り起こす作業だけでは十分ではなく、外部からの触発や感化が必要であると考えられているのである。

悟りを得た者から授与される聖なる教説は、「清浄なる法界《ほっかい》からそのまま流れ出てくる（「最清浄法界等流《さいしょうじょうほっかいとうる》」）」ものであるという。法界（dharma-dhātu）とは、法性《ほっしょう》、真如、空、などの概念と同じ意味をもち、すなわち真理の領域である。悟りを得た者は、すでに無分別智が発現しているので、そこから発せられる言葉は、真理の領域と直接つながっている。そして、このような教説を聴聞する修行者は、教説の意味内容を深く味わうことによって、アーラヤ識の中に「聞熏習の種子」が少しずつ蓄積されることになる。こうした経験を幾度となく繰り返すことで、やがては無分別智が発現するに至るというのである。

通常、私たちは、様々な経験を種子としてアーラヤ識に熏習したとしても、マナ識の執着作用のために、それらはすべて自己中心性の糧になってしまう。けれども、悟りを得た者の聖なる教説を熟慮して聞くことによって、聞熏習の汚れなき種子が増えていき、少しずつ聖なる言葉になじんでいく。私たちの深層を執拗に機制している我執的な言語体系が、聖なるメッセージを手がかりとして、聖なる言語体系へと組み替えられていくのである[36]。

さて、以上のような構造をもつ聞熏習理論であるが、思想史の上では、この理論の鍵となる「聞熏習の種子」の起因をめぐって学派を二分するほどの論争が起こっている[37]。それは、この種子が外部からの熏習によって生じたのか、それともすでに本来的に内部に存在していたのか、という議論である。

二つの学説を比べると、前者は聞熏習理論を額面通りに解釈しているが、厳密に考えるならば、後者の方が唯識思想の原則に沿っていよう。というのも、たとえ聖なる教説であっても、これが外部からの言語であることを考えれば、伝達されるときには必然的に受け取る側の解釈が介入するからである。言うなれば、聞く者が我執のうちに包まれている限り、外からの教説がいくら清浄であっても、結果的にはすべて自己執着に染まった種子として熏習されてしまうわけである。ならば、この我執から清浄への変容を可能にする要因は、内部に求めるはかないことになる。

そこで、この問題に答えたのが、「本来的にアーラヤ識に内在している清浄なる種子（本有《ほんぬ》の無漏《むろ》種子）」という考え方である。もしこのような種子がアーラヤ識の内部に存在していなかったならば、外部から入ってくる教説は通俗的な解釈の対象として我執に覆われてしまうはずである。しかし、この種子がアーラヤ識に内在していることで、これがレセプターの役割を果たすこととなり、それによって、修行者は、教説を正しく理解して、聖なる聞熏習が可能になるというのである[38]。

さらに、本有の無漏種子は、無分別智が発現するための直接の因子でもあるという。およそ仏教の縁起説では、〈因＋縁→果〉の法則のもとで、現象世界のすべてが成立していると説く。直接的な原因（因）と間接的な諸条件（縁）の兼ね合いによって、結果（果）が起こる。今、無分別智が発現するという場合、教説を聞いて聞熏習していくことは主要な条件（縁）ではあっても、直接の原因（因）とはなり得ない。教説を聞いたからといって、必ずしも無分別智を起こすとは限らないからである。そのために、本有の無漏種子が、無分別智の直接の因子として論理的に導き出されることになるわけである。

本有の無漏種子とは、要するに「仏性」のことである。そして、この仏性は、アーラヤ識の内に種子として付随していると説明される。これが如来蔵思想の仏性観と大きく異なるのは[39]、自己の内部への沈潜を通して仏性の宮殿に辿り着くのではなく、聞熏習を重ねていくうちに、自己の内部から仏性の種が芽吹いてくるという点である。

すなわち、如来蔵思想は、仏性＝如来蔵を、自己の内部に潜んでいる真理の領域そのものと捉えているのに対して、唯識思想は、仏性＝無漏種子を、自己の内部にありながら、自己を否定するための初発の起動力と考えているのだ。

如来蔵思想からすれば、生滅変化・分別という虚妄の領域と、不生不滅・無分別という真理の領域とは、どちらも自己の内部に属している。しかし、唯識思想では、虚妄の領域と真理の領域とは隔絶しており、自己はどこまでも虚妄の領域である。ところが、仏性＝無漏種子は、性質としては真理の領域に属していながら、その存在は虚妄の領域に属している、という奇妙なあり方をしているのである。

つまり、仏性＝無漏種子の存在は、マナ識に覆われたアーラヤ識（自己）の現実からすれば、「内的な他者性[40]」であると言ってよい。同じ場所を住処としていながら、質的な次元がまったく異なっている。それは、コインの表と裏みたいなもので、つねに背中合わせになっているにもかかわらず、お互いに決して触れ合うことがないのである。

仏性＝無漏種子が私たちにとって他者性をもっているという点からすると、これがどうして発動するのかは、私たちには答えようがないことになろう。経験的にはコインがひっくり返るような事態なのかもしれないが、どこか論理をすり抜けていくような不可思議さを感じさせる。もちろん、先人である聖者の教説を聞くことは、主要な条件には違いない。しかし、それは決定的な要因とは言い難いであろう。ある仏教者は、「なぜ仏道を歩んでいこうと思ったのか」と質問され、「春になれば桜が咲くように、いつのまにか仏道に導かれていた」と答えている[41]。仏性＝無漏種子が発動するのは甚深微妙な出来事である。春になって桜が咲くのはなぜなのかを問うても明確な答えが見つからないように、人間の思考の範疇をはるかに超えているのである。

Ⅵ・仏性＝真如がはたらき出す

さて、無分別智が発現した後、自己変容のプロセスはどうなるのだろうか。

唯識思想の説明によれば、聞熏習を続け自己洞察を重ねていくと、やがて精神だけでなく、行為や態度までも豊かで円満な状態へと成熟していくことになるという。こうした変容は「転識得智《てんじきとくち》」と呼ばれる。世界を切り分け、自己執着に染まっていた「識」というあり方が解体され、執着を超えた、無分別にして清浄なる「智」というあり方が獲得される。心の構造として提示された八つの識が、四つの智へと転換していくのである(42)。この転換は次のように示されている。

感覚識（五識）——▼成所作智
意識——▼妙観察智
マナ識——▼平等性智
アーラヤ識——▼大円鏡智

このうち、「大円鏡智《だいえんきょうち》」とは、森羅万象の一切をありのまま映し出す鏡のごとき智であり、真理そのものを照らしている。「平等性智《びょうどうしょうち》」は、無分別にして平等なる真理を明らかにする智であり、自他が悉く平等であることを体現している。「妙観察智《みょうかんざつち》」は、あらゆる事物・事象をありのままに観察してその意義を感得する智であり、他者と関わるときには、深く共感して、相手にふさわしい言葉を示すことができる。「成所作智《じょうしょさち》」は、完成された行為や態度を示現する智であり、相手に応じて姿や形を自在に変えることができる。

これらの智は、無分別智のはたらきが八識の構造をもとに、四つの位相をもって顕現したものである。興味深いのは、真理を見る眼である智慧が、そのまま他者に向けられて慈悲の性能を帯びていることである。妙観察智や成所作智は、意識や五感を枠組みとして構成される機能であるが、これはケアする人の理想的な精神的態度と見ることもできるであろう。とくに注目したいのは、マナ識が転換する平等性智である。マナ識は生存欲求につらなる先天的本能的な自己執着であったが、これが平等性智に変わるときには、無縁の慈悲が発動する場となると考えられている。第三章の中心テーマであった無縁の慈悲は、平等性智を根拠としてはたらき出すことが、ここに示されている。

ところで、「転識得智」が完成するのは自己変容の最終局面であるが、これは「究竟位《くきょうい》」と呼ばれる仏の境地[43]であると位置づけられている。しかも、そこに至るまでには、「三大阿僧祇劫《あそうぎこう》」という想像すら及ばないような悠久の時間を経なければならないとも説明される[44]。そのためには、輪廻転生を幾度となく繰り返して修行を完成させなければならないのであり、言わば、個体生命の生死を踏み越えた究極の目標である。

こうした説明をどう考えたらよいだろうか。ここには自己変容の新たな側面を見出すことができるように思う。唯識思想が、長大な時間をかけて究竟位までの道程に至ると語っているのは、仏の世界の超越的な意義を示すためのメタファーであろう。実際のところ、転識得智へと至るのは、時間的なプロセスではなく、質的な転換であると言えるのではないか。つまり、四つの智は、無分別智に開かれた者に影現する「仏の世界からのはたらき」を象徴している、と考えることができるのである。

今、仏の世界からのはたらき、と述べたが、そのような考え方は、唯識思想からは出てこない。仏の世界＝真如はあくまで常住不変であって、はたらき出すことはないと考えるからである[45]。仏の世界からのはたらきについて、その思想的根拠を求めるとすれば、華厳《けごん》思想に尋ねる必要がある。

華厳思想(46)は、中国において仏教文化が最盛期を迎える南北朝から隋唐の時代に、インドで成立した大乗経典の一つである『華厳経』に依拠しつつ、中国に伝播した仏教思想の様々な系譜を綜合し、とりわけ如来蔵思想と唯識思想の理論的エッセンスを援用することによって形成された、中国仏教を代表する思想である。

華厳思想を特徴づけるものに、「性起《しょうき》」という考え方がある。この言葉は『華厳経』「如来性起品(47)」に由来するものである。「性」とは、事物事象の本質、現象世界を支えている根本原理、真如を意味している。個体生命に即して言えば、本来的に衆生を生かしめている仏の本性、仏性である。すなわち、真如＝仏性とは、煩悩にまったく汚されていない純粋透明なる仏の世界を表している。そして、「起」とは、顕現すること、発起することである。したがって、仏の世界がそのまま現象世界にはたらき出すことを、「性起」というのである。

性起の考え方に立てば、自己変容のプロセスは、それぞれの局面において、すべて真如＝仏性としての仏の世界が顕現することによって引き起こされた事態ということになろう。意識の内部への沈潜によって如来蔵＝仏性を掘り起こそうとすることも、聞熏習を重ねることによって無漏種子＝仏性が発動するのも、そこに仏の世界からのはたらきがあってこそ生じる出来事なのである。

さらに、自己変容の結果である、転識得智によって開かれる四つの智は、性起そのものであると言えよう。それは、仏の世界がそのまま具現化したあり方であり、仏の世界を自覚するとき、この世の苦しみの現実が仏の世界によって包まれていることに気づかされたときに、体現されてくる思考、精神、行為、態度などを象徴するものである。

考えてみれば、聞熏習理論において聴聞の対象となる先人たちの聖なる教説は、「清浄なる法界からそのまま流れて出てくる（「最清浄法界等流」）」と説明されていたが、ここにすでに性起の思想を垣間見ることができるだろう。また、無の思想においても、意識の沈潜から日常に再び戻ったときに、区切りのない世界を透徹する眼をもって、区切りのある世界を見るという、「二重写し」となることが指摘されている。[48]このような境地もまた、性起の思想によって説明できるのではなかろうか。

性起の思想を徹底すれば、そもそも人間が無明をもち自己執着して苦悩するのも、またそこから乗り越えようと彷徨するのも、すべては仏の智慧によって貫かれ、仏の慈悲によって包まれており、仏の世界のはたらきが顕現した姿であるということになる。[49]このように、仏の世界に基軸を置いて現象世界のあらゆる出来事を受け止めていこうというのが、華厳思想の立場なのである。

このような思想はあまりに楽観的であるように見えるかもしれない。ただし、性起の思想は人間の実存的苦悩を客観的に評価するために説かれているのではない。仏の世界は、苦悩を生きる自己と出会い、自己と関わり、自己に問われることによって、初めてそのはたらきの意義が実感されるものであろう。自己の苦悩や困難状況を離れて仏の世界もないのであり、その意味では、自己変容に至った者がケアという営みに関わるときには、仏の世界からのはたらきが必然的に問われてくるに違いない。そして、そのような実感もまた、自己変容を通して感得されることになるのである。

Ⅶ．まとめ

ケアする人における自己変容とは、自己への執着から離れることであり、それによって成熟したケアにおける精神的態度を実現することを意味する。このような自己変容の構造的契機を考えるとき仏性の問題が鍵となるのであるが、仏性をめぐる自己変容のあり方は、次のような三つの展開に集約できる。

①自己変容は、自己意識の内部へと沈潜することを契機として、仏性＝如来蔵を見出すことによって起こる。

②自己変容は、他者からの働きかけに感化されることを契機として、仏性＝無漏種子が発動することによって起こる。

③自己変容は、仏性＝真如がはたらき出すことによって、仏性＝真如の性質が具現化することで起こる。

このうち、③の展開は、①と②の展開を包括しており、自己変容の根底にある土台と考えることができる。ただし、③は自己変容の結果として、そのように言えるのであって、変容する以前には、仏性＝真如のはたらきには気づかない。③の展開はそれゆえ、自己変容の最終的な指標とも言えるだろう。

自己変容のあり方を考えるとき、最初の焦点となるのは、自己執着（我執性）の根深さである。自己執着には、意識の位相におけるものと、マナ識の位相におけるものがある。意識では後天的な執着、マナ識では先天的な執着が問題となっており、後者のほうがより根源的である。①の展開は意識における執着を、②の展開はマナ識における執着を、それぞれ乗り越えていく方向をもつと考えられる。

しかし、結果的には、自己への執着の根深さを自覚することはできても、これを完全に捨て去ることは不可能なのではないか。むしろ、執着から抜け出せない自己の現実をまるごと包み込むような超越の次元からのはたらきに気づかされること、超越の次元に支えられて生かされていることを自覚するあり方こそが、自己変容の妙意なのではなかろうか。華厳思想の性起説とは、そのような展望の思想的根拠を示したものであろう。

超越の次元は、涅槃、法身《ほっしん》、如来蔵、真如、法界、空、無相、不生不滅、無分別など、仏教的には様々な表現を与えることができる。仏性もまた、その一つに挙げることができるだろう。はじめに引用した道元は、『大乗涅槃経』に説かれる有名な「一切衆生悉有仏性」の文言を、「悉く仏性有り」と理解するのではなく、「悉く有なるもの、仏性なり」(50)と読み替えている。また「山河大地、みな仏性海なり」(51)とも述べている。仏性のはたらきがあらゆる事物事象に浸透し、顕現している、と道元は喝破する。「万法に証せられる」とはこのようなあり様を指すのであろう。道元の身心脱落した境地にも、性起の思想を見出すことができるのである。

ケアする人の内面にこうした自己変容の体験が引き起こされることによって、ケアの営みは大きく転換することになるであろう。そこではどのようなケアの展開が待っているのであろうか。その具体的なケアの広がりを、次章以降においてさらに見ていくことにしよう。

註

(1) 水野弥穂子訳註『道元禅師全集　第一巻』(春秋社、二〇〇二年、五一頁)。

(2) 「脱自」は、ハイデガーの用語である"extase"の訳語である。ハイデガーが個の実存(自己超越)に即して考察しているが、これに対し、関係性のもとでの脱自の問題を指向しているのは、西田幾多郎の「私と汝」(『西田幾多郎全集・第六巻』岩波書店、二〇〇三年)の考察である。

(3) 中村元他編『岩波仏教辞典　第二版』(岩波書店、二〇〇二年、八七四頁)。

(4) 高崎直道他編『講座・大乗仏教6如来蔵思想』(春秋社、一九九六年〈原版:一九八六年〉、二頁)。

(5) これは、如来蔵思想のエッセンスをまとめた小部の経典『大方等如来蔵経』(大正蔵一六巻)に典型的に説かれている(高崎直道他編・一九九六年、六頁～一一頁)。如来蔵思想に関する研究書としては、高崎直道『如来蔵思想の形成――インド大乗思想研究』(春秋社、一九七四年)がある。

（6）『大乗起信論』に関する仏教学からの研究書・解説書は数多ある。ここでは、本論の考察において参照したものを挙げるにとどめたい。宇井伯寿・高崎直道『大乗起信論』（岩波文庫、一九九四年〈原版：宇井訳注・一九三六年〉）、平川彰編『如来蔵と大乗起信論』（春秋社、一九九〇年）、柏木弘雄『大乗起信論の研究』（春秋社、一九九一年〈原版：一九八一年〉）、竹村牧男『大乗起信論読釈』（山喜房佛書林、一九八五年）、池田魯参『現代語訳大乗起信論――仏教の普遍性を説く』（大蔵出版、一九九八年）など。思想研究からは、井筒俊彦『意識の形而上学――『大乗起信論』の哲学』（中央公論社、一九九三年）、可藤豊文『瞑想の心理学――大乗起信論の理論と実践』（法藏館、二〇〇〇年）がある。

（7）『大乗起信論』の作者および成立年代をめぐっては、近代仏教学においてインド撰述説と中国撰述説をめぐって議論されてきた。詳しくは、柏木・一九九一年にまとめられている。

（8）原文では、「法とは謂わく衆生心なり。是の心は即ち一切の世間の法と出世間の法とを摂す」（大正蔵三二巻、五七五頁下）とある。

（9）原文では、「心性は不生不滅なり。一切の諸法は唯だ妄念に依ってのみ差別あり。若し妄念を離るれば、則ち一切の境界の相無し。是の故に、一切の法は本より已来、言説の相を離れ、名字の相を離れ、心縁の相を離れ、畢竟平等にして変異有ること無く、破壊すべからず」（大正蔵三二巻、五七六頁上）とある。

（10）この考え方は、『起信論』の思想と結びついて、日本仏教の根底に流れている「本覚思想」の傾向を生み出したとも言えるだろう。

（11）漢語では、旧訳（玄奘訳以前）をもとに「阿梨耶識」と音訳表記されている。

（12）井筒・一九九三年、一〇五頁。

（13）大正蔵三二巻、五七六頁中。

（14）この九相は「三細六麁《さんさいろくそ》」とも言われる。三細（業相・見相・現相）は深層意識、六麁（智相　相続相・執取相・計名字相・起業相・業繋苦相）は表層意識である。

（15）井筒・一九九三年、一五九頁～一六二頁。このイマージュは『入楞伽経』（大正蔵一六巻）に説かれる比喩を踏襲している。

（16）西平は、井筒俊彦の東洋思想研究として、以下の著作を挙げている。『意識と本質――精神的東洋を索めて』（岩波書店・一九八三年)、『意味の深みへ――東洋哲学の水位』(岩波書店、一九八五年)、『コスモスとアンチコスモス――東洋哲学のために』(岩波書店、一九八九年)、および前掲の井筒・一九九三年である。これらは、『井筒俊彦著作集 全一一巻』(中央公論社、一九九一年~一九九三年)に収められている。

(17) 西平直「東洋思想と人間形成――井筒俊彦の理論地平から――」(『教育哲学研究』第八四号、二〇〇一年)、同「「無の思想」と子ども――「無の思想」を「教育の問い」の前に連れ出す試み」(『近代教育フォーラム』第一二号、二〇〇三年、一頁~一二頁)。

(18) 西平・二〇〇三年、二頁。

(19) 呼吸法による瞑想実践は、仏教の禅定のみならず、インドのヴェーダンタ哲学や中国の道(タオ)の思想などでも見られる。また、スピリチュアリティという言葉も、語源を探っていくと瞑想実践との関わりが見えてくる。スピリチュアリティは『旧約聖書』に由来している。元になる神話には「主なる神は、土(アダマ)の塵で人(アダム)を形づくり、その鼻に命の息(ルアッハ)を吹き入れた。こうして人は生きるものとなった」(『創世記』二・七)とある。ここで、神が吹き入れた命の息がスピリチュアリティである。その語源は、ラテン語のスピリトゥスであり、ギリシャ語のプネウマ、ヘブライ語のルアッハ、と辿ることができる。これらの語には、気息、呼吸、空気、生気、風、などの意味がある。人間は呼吸をしなければ肉体を保持して生きていくことができない。スピリチュアリティとは、本来、呼吸の律動や空気の流通などを捉えた言葉であり、生命維持の根幹に関わる事態を指している。ここにはまた、気息や呼吸を通じて超越者と人間とが結びつくとする思想が見られ、その背後に呼吸法による瞑想実践が深く関与していると推察されるのである。

(20) 西平直「霊性を大切にするとはどういうことか」(富坂キリスト教センター編『現代社会における霊性と倫理』行路社、二〇〇五年)。

(21) 西平直「スピリチュアルケアと「我執性」――自我への執着から離れようとすること」(日本ホリスティック教育協会編『ホリスティック・ケア――新たなつながりの中の看護・福祉・教育』せせらぎ出版、二〇〇九年)。

(22) 西平直「からだ・いのち・無のはたらき――無の思想の地平から――」(『緩和ケア』第一五巻第五号、青海社、二〇〇五年、五五二頁~五五五頁)。

(23) 西平・二〇〇五年、五五四頁。

(24) 西平・二〇〇五年、五五二頁。
(25) 唯識思想は、中観思想と並んで仏教哲学の高峰に位置する。経典では『解深密経』(大正蔵一六巻)がある。論書では『瑜伽師地論』(大正蔵三〇巻)、『中辺分別論』(大正蔵三一巻)、『大乗荘厳経論』(大正蔵三一巻)、『摂大乗論』(大正蔵三一巻)、『唯識二十論』(大正蔵三一巻)、『唯識三十論頌』(大正蔵三一巻)、『成唯識論』(大正蔵三一巻)などがある。また、研究書や概説書も数多あり、網羅することはできない。ここでは本章において参照した文献を挙げるにとどめたい。長尾雅人『摂大乗論——和訳と注解　上・下』(講談社、一九八二年・一九八七年)、竹村牧男『唯識三性説の研究』(春秋社、一九九五年)、高崎直道他編『〈講座・大乗仏教8〉唯識思想』(春秋社、一九九五年〈原版：一九八二年〉)。思想研究のアプローチとしては、横山紘一サーラ叢書23『唯識の哲学』(平楽寺書店、一九七九年)、竹村牧男『唯識の構造』(春秋社、一九八五年)、安田理深『『唯識三十頌』聴記(一)～(五)』(『安田理深選集　第二巻～第六巻』、文栄堂書店、一九八六年～一九八八年)。
(26) 漢語では、玄奘三蔵の訳出により「末那識」と音訳表記されている。
(27) 高崎他編・一九九五年、八八頁～九二頁(勝呂信静「Ⅲ　唯識説の体系の成立」)。横山・一九七九年、一四頁～一八頁。
(28) 漢語では、玄奘三蔵の訳出により「阿頼耶識」と音訳表記されている。
(29) 『安田選集　第二巻』一九八六年、一〇二頁。
(30) 『唯識三十論頌』大正蔵三一巻、六〇頁中。
(31) 『成唯識論』大正蔵三一巻、一九頁中。
(32) 横山・一九七九年「末那識の成立史」、二一〇頁～二二二頁。
(33) 『安田選集　第三巻』一九八六年、九頁～一〇頁、五八頁～五九頁。
(34) 『成唯識論』大正蔵三一巻、二五頁上。
(35) 長尾・一九八二年、二一四頁～二三〇頁。
(36) 竹村・一九八五年、一五五頁～一五六頁。
(37) 聞熏習種子をめぐる論争については、以下の論文に詳しい。山部能宜「種子の本有と新熏の問題について」(『日本仏教学会年報』第五四号、一九八九年)。

(38) ここでの考察は、拙稿「仏教哲学に基づく宗教多元主義の考察と宗教対話論」(『宗教研究』第七八巻第三輯、二〇〇四年)をベースにしている。

(39) 唯識思想の仏性観が如来蔵思想と大きく異なる点がもう一つある。それは、すべての人のアーラヤ識に仏性が付随しているとは考えていない点である。この考え方もまた、論理的に導き出されている。すなわち、唯識の説くアーラヤ識は妄識であるとする前提があるため、〝すべての〟という条件をつけると真妄和合識になってしまう、ということになる。仏性が誰にでも備わっているわけではないという仏性観(これを「五性各別説《ごしょうかくべっせつ》」と呼ぶ)は、他者を評価するための学説として見れば、現実的である。仏教の話をいくら聞いても、理解できない人もいるし、興味をもたない人もいる。また理解の仕方もそれぞれである。とはいえ、一方で、五性各別説は、自分自身の問題として捉えた場合には、意味のない学説である。自分の中に仏性が備わっているのかどうか、その仏性がいつ発動するのかを見極める方法が実際のところないのであるから、こうした考え方は思弁の内に終始しているとも言える。

(40) 「内的な他者性」という言葉は、普通に考えるならば矛盾している。他者とは、そもそも外部にあるからこそ他者なのであり、内部にあるときは他者ではない。しかし、内部にありながら他者性をもつ場合が現実にあり得る。たとえば、共同体の内部から出現したソクラテスは、どこまでも世俗外個人であり、共同体にとっての絶対的な他者としてあり続けた(矢野智司『贈与と交換の教育学』東京大学出版会、二〇〇八年、四〇頁~四一頁)。このとき、その他者性は、拘泥している内部の秩序に亀裂を入れるとともに、真実なる生命の躍動へと導く役割を果たす。自己の内部にありながら他者性として存在する本有無漏種子も同様である。

(41) このエピソードは、仏教思想家の安田理深が、弟子の一人に問われて語ったものであるが、残念ながら文章としては残っていない。こうした言葉がふと出てくるところに、仏教者の生きざまを強く感じさせる。普通こうした問いを投げかけられた場合、まずは自分の人生の記憶を辿り、そこから自己物語を構築して、何らかの理由を語ることになろう。しかし、安田はそうした作業をすることが、仏道の本義から外れていくことを実によく心得ていたのであろうと思う。春になると桜が咲く理由などいくらでも説明できる。しかし、そうした説明は、観念が作り出した世界についての解釈であり、虚構の物語である。真実からすれば、春になると桜が咲くという事実があるのみであって、そこに理由など無いのである。

(42) 横山・一九七九年、二五六頁~二五八頁。

(43) 究竟位において、四つの智は仏身としてはたらき出す。仏教では、歴史上のブッダは、肉体は滅びても、法（ダルマ）としての身は不滅であるとして、仏身という考え方が発展した。四つの智は三種の仏身と相応し、大円鏡智は、法それ自体である法身《ほっしん》を、平等性智と妙観察智は、悟りの法楽の報いを受用する身としての報身《ほうじん》を、成所作智は、衆生に現前する姿形をもった変化身《へんげしん》を、それぞれ表すことになる。

(44) この考え方は、説一切有部の教理を集大成した論書『阿毘達磨倶舎論』（大正蔵二九巻）に説かれる成仏観を継承している。阿僧祇とは、asaṃkhya, asaṃkhyeya の音写語で、数え切れない無量の数を意味する。中国の命数法では、一〇の五六乗であるとされる（中村他編、一九八九年、一一頁）。

(45) 唯識思想の真理観が、常住不変にしてはたらき出すことはないとする考え方であると位置づけたのは、中国唐代の華厳教学の大成者である法蔵（六四三～七一二）である。法蔵の教相判釈からすれば、唯識教学は大乗始教という低い立場にある。その根拠の一つが、真如がはたらき出して諸法に影響を与えることはない、という見方であるという。（この真理観を象徴するフレーズが「真如凝然、不作諸法」である）。しかしながら、実際に唯識思想が融通性のない固定的な真理観をもっていたのかどうかは議論の分かれるところである（鍵主良敬「賢首法蔵の教学試論」『人物中国の仏教　法蔵』大蔵出版、一九九一年、一四三頁を参照）。

(46) 華厳思想に関する研究書・概説書も数多あり、網羅することができない。ここでは本章の考察において参照した文献を挙げるにとどめたい。鎌田茂雄『中国華厳思想史の研究』（東京大学出版会、一九六五年）、同『華厳の思想』（講談社学術文庫、一九八八年）、鍵主良敬『華厳教学序説』（文栄堂書店、一九六八年）、鍵主良敬・木村清孝『人物中国の仏教　法蔵』（大蔵出版、一九九一年）、平川彰他編『講座・大乗仏教3華厳思想』（春秋社、一九九六年〈原版：一九八三年〉）。

(47) 大正蔵九巻、六一一頁中～六三一頁中。

(48) 西平・二〇〇一年、二六頁～二九頁。

(49) 鎌田・一九八八年、七六頁～七七頁。

(50) 『道元禅師全集　第一巻』・二〇〇二年、七六頁。

(51) 『道元禅師全集　第一巻』・二〇〇二年、八四頁。

第五章　ケアの関係性はどのように深まるのか――縁　起――

I．はじめに

ケアがどのようなあり方をもち、どのような方向へと進んでいくのかは、ケアする人の精神的態度に大きく左右される。それゆえ、ケアする人がケアの関わりに入っていく上で、自己変容を体験しているかどうかは重要である。しかし、ケアの営みとは、言うまでもないことであるが、ケアする人だけで成り立っているわけではない。〝ケアする〟という行為を受け取る人、すなわちケアされる人がいるからこそ、ケアする人になり得るのであって、ケアする人が独立して存在しているわけではない。もちろん、ケアされる人も独立して存在してはいない。ケアする人とケアされる人とが関わりをもつとき、その関わりの様態を指してケアと呼ぶのである。

すなわち、ケアとは関係の営みなのである。そして、ケアの関係性は、通常は、〔ケアする人―ケアされる人〕という枠組みによって理解される。

ところで、ケアの関係性においては、ケアする人はつねにケアする人であり、同じく、ケアされる人はつねにケアされる人なのであろうか。答えは否である。いったんケアの実際に入ってしまうと、〔ケアする人―ケアされる人〉という枠組みではは͡かれないような関係性を経験するからだ。

たとえば、ケアしているうちに、ケアの相手〈ケアされる人〉を通して様々なことを教えられ、ケアする人のほうがむしろケアされていると感じることがしばしばある。あるいは、ケアに専心的に集中していると、ケアしているといった意識が曖昧になり、相手と一体となった感覚が漠然と広がっていくこともある。

このように、ケアの関係性は、〈ケアする人―ケアされる人〉という枠組みに収まり切らず、この枠組みから出発しつつも、流動し、変化していくのである。こうした現象を指して、「ケアの関係性が深まっていく」と表現することもできるであろう。

「ケアの関係性が深まっていく」プロセス、その成熟のあり方や特質を描写して、一つのチャート〈見取り図〉を示すことはできないだろうか。

その際、現代のケア論のコンテクストでは、この課題に応えることは困難ではないかと思われる。というのも、現代のケア論では、ケアを考える上で、まず独立した個人の存在が単位となり、個人と個人がやりとりすることで関係が形成される、という思考様式を前提にしているからである。こういった思考様式のもとでは、ケアの関係性は固定されてしまい、その変化や流動は個人の能力や性質などに帰属してしまうことになろう。そこでは、ケアのもつ豊かな創造性や可能性を閉じてしまうのではなかろうか。

そうではなく、関係がまずあって、その関係において個人が現象している、あるいは、関係という力動において、そのつど個人が立ち現われてくる、とでも言ったらよいだろうか。〈関係が存在に先立つ〉という考え方。そのような思考様式に照らしてケアを捉え直さなければ、「ケアの関係性が深まっていく」プロセスをうまく描き出すことはできないと思うのである。

この〈関係が存在に先立つ〉という思考様式に立った「関係性」の思想を代表するものに、仏教の縁起思想[1]を挙げることができる。

縁起の思想、その中でも華厳《けごん》思想[2]の説く法界縁起《ほっかいえんぎ》の理論は、関係性によって存在が解体されるだけでなく、存在解体のあとに、多様な意味的連関のもとに存在が再び生成されることを説いている点で、際立っている[3]。言わばここには、関係性がいかにして成熟していくのかを考察するための方途が、見事に示されているのである。

本章は、華厳思想の法界縁起説に照らして、「ケアの関係性が深まっていく」プロセスを描写することを課題とする。そうした作業を通して、ケアの営みがまさしく関係性のダイナミズムであることを明らかにできると思う。

Ⅱ．関係性についての二つの思考様式

関係性[4]（relationship）とはどういうことを指すのだろうか。本章の考察を始めるに当たって、まずはこの問題から考えてみたい。

普通、関係という言葉は、あるもの（X）が、他のあるもの（Y）と、どのような関わりをもっているのかを示すときに用いられる。ここでは、XもYも固有の独立した存在であると考えられている。存在と存在の関わりという意味で、これは〈存在が関係に先立つ〉という思考様式であると言える。

ところが、仏教の縁起思想では、あるものが固有の存在である、他との関わりをもたずに独立して存在している、とは考えない。あるものがここに在るというときには、諸条件を満たし、様々な相互連関のもとで、ここに在るの

であって、あるものだけで独立して存在することは不可能である。

たとえば、ここに一冊の本があるとしよう。本は、何枚かの紙が折り重なり、ページ数が重なり合っているから、本である。紙一枚、一ページだけでは本ではない。また本は、読み物である（私が読み物と認識している）から、本である。鍋敷きにちょうどいいからと、その上に鍋を置いたら、本ではなくなってしまう。このように、本は本だけでは本にはならないのである。

人間の場合でも同様である。父親と子どもがそれぞれ存在して、その関係を指して親子であると普通は言うが、事実はそうではない。親子という一つの関係が成立しているからこそ、子どもであり父親なのであって、子どもだけでは子どもにならないし、父親だけでは父親にならないのである。

つまり、何らかの関係が成立していて、初めて存在は存在たり得るのだ。XとYが関係しているから関係なのではなく、関係がまずあってその上でXはXでありYはYなのである。通常の思考様式とは真逆の考え方、これが〈関係が存在に先立つ〉という思考様式なのである。

〈存在が関係に先立つ〉という思考様式か、〈関係が存在に先立つ〉という思考様式か、どちらを関係性のあり方として認識しているかによって、関係に対する態度が変わってくる。ケアが関係の営みであることを踏まえると、ケアという関係性においてこそ、この問題は顕著に表れてこよう。そして、それゆえにこそ、ケアする人の精神的態度が問われてくるのであり、また、そうした精神的態度を根拠づける自己変容の体験が重要になるのである。

とはいえ、ケアする人の自己変容は、個人の内面において起こってくる体験である。つまり、この体験はケアの場が成立する以前、ケアの関係性の枠組みの外で展開する出来事である。自己変容の体験をした者がケアに関わり、ケアのあり方や方向性に大きな影響を与えるのであるとすると、これは〈存在が関係に先立つ〉という思考様式にならないだろうか。

自己変容の体験は、個人の内面において起こってくるには違いないが、実際のところ、そこで起きていることは、個から出発しつつも、個を超えるという転換である。「自己をならふといふは、自己をわする、こと」なのである。このような転換は、あえて本章の考察の視点に即して読み替えるならば、〈存在が関係に先立つ〉という思考様式から、〈関係が存在に先立つ〉という思考様式へとシフトすることであると言えるだろう。すなわち、自己変容とは、自己の内なる関係性へと開かれること、自己が世界との関係において在る、その全体性に触れることなのである。

それでは、自己の内なる関係性に開かれた者が、外なる関係性としてのケアの場に入るときには、どうなるのか。ケアする人となったその人は、ケアされる人との関わりのあり方を、随時〈関係が存在に先立つ〉という思考様式によって捉えていくことになるだろう。しかしながら、ケアの相手は、必ずしも内なる関係性に開かれているとは限らない。むしろ、〈存在が関係に先立つ〉という思考様式のもとで対象化された何かに執着して苦しんでいる状態にある。

メタレベルでは、ケアの関係性において、ケアする人、ケアされる人が仮に現れて、それぞれの振る舞いを起こしているのであろう。けれども、それぞれの意識のレベル（思考様式のレベル）では、関係に対する認識や自覚に隔たりがあるのである。それゆえ、ケアする人が関係性に開かれていたとしても、否、むしろ関係性に開かれているからこそ、ケアの相手は、〝他者〟として立ち現れてくるのではなかろうか。

そうであるとすると、関係の営みとしてのケアは、個々の意識のレベルからすれば、「ケアする人—ケアされる人」という関係性の枠組みから出発せざるを得ないのではないかと思うのである。そして、この出発点としての枠組みを、メタレベルの関係性の枠組み、生成変化する関係性へと深めていく展開が、ケアにおいては重要な作業になるのであり、それはケアする人の精神的態度を通して行われることになるのである。

このとき、同時に考えなくてはならないのは、ケアされる人はケアを求める何らかのニードをもっているのであり、そのニードにケアする人が応答するという形において、ケアは成立していることである。したがって、ケアする人の精神的態度は、表面的には、ケアされる人のニードに委ねられているように見える。しかしながら、この問題もまた、ケアの関係性の観点から捉え直す必要があるだろう。つまり、そのニードとは、個人を超えた内なる関係性へと成熟するための契機であり、これが外なる関係性としてのケアの場に呼応して、顕現しているのだ、というのが見方である。

そのように捉えることで、ケアする人とケアされる人との応答関係が、実のところ、ケアの関係性それ自体へと沈潜していく営みであることに気づかされる。「ケアの関係性が深まっていく」プロセスは、実際的には、このようにして始まるのではないだろうか。

さて、関係の営みとしてのケアが〔ケアする人―ケアされる人〕という枠組みから出発するという発想は、現代のケア論において、とりわけ重視されている。この枠組みのもとでケアの営みを理解し、両者の応答関係に焦点化して考察を進めているのは、「ケアリング（caring）」の考え方である。(5)

ケアリング思想の旗手であるネル・ノディングス（Nel Noddings）は、ケアする人が相手をケアしていると意識しており、同時に相手もまたケアする人によってケアされていると意識している状態にあることを、ケアリングの成立条件に挙げる。(6) ここには、ケアされる人のニードや呼びかけにどう応えていくのかがケアする人の責務であり、そのためにケアする人とケアされる人の役割が明確に区別され、かつ非対称な関係でなければならないとする主張がある。

しかしながらノディングスは、ケアにおける専心（engrossment）や共感（empathy）について述べる際には、この役割の区別から逸脱することをほのめかしている。ノディングスにとって、専心とは「相手と感覚を共有すること（feeling with）」であり、それは「他者に向かって専心することで、感覚が共有され、他者それ自体が自己を突き動かす力として立ち現れてくる」ことだという[7]。また、共感とは「相手の感覚や所作が現れるままに自身を委ねること（receptivity）」であるとし、「相手を対象化した上で自身の理解や考慮を投影すること（projection）」という対象論理的な一般の定義を批判している[8]。

この点に関して興味深い示唆を与えるのは、ノディングスに先駆けてケアリングの方向性を示したミルトン・メイヤロフ（Milton Mayeroff）である。メイヤロフは、ケアする人とケアされる人の関係を「補充的（appropriate）」であるとし、ここからケアのもつ意義を、ケアされる人が人格的に成長していくことを助けるとともに、そのことによってケアする人もまた人格的に成長していくといった、相互の人格変容に求めている[9]。

メイヤロフは、ケアする人とケアされる人との補充的な関係について、さらに「差異の中の同一性（Identity-in-Difference）」の関係として考察している。

ケアリングにおける同一性の感覚は、差異の意識を含んでおり、差異の意識には同一性の感情を含んでいる。そこでは、私たちを包んでくれている何ものかに、私たちが関わっているという感覚がある[10]。

この一文には、ケアする人とケアされる人の両者が、それぞれの役割上の区別から差異の意識をもちつつも、これを超え出て相互に影響しあう存在としての同一性の感情に芽生えていく、というプロセスが暗示されている。このとき「私たちを包んでくれている何ものか」が立ち現れてくるという指摘は注目される。メイヤロフは、この

「何ものか（something）」について、ケアが包括的で十分に機能しているときには、ケアする人もケアされる人も「場の中にいる（In-Place）」ことが可能になると述べる。[11]「場（Place）」とは、固定的・実体的な入れ物ではなく、絶えず新しくなりそのつど再認識される力動であり、ケアの関係性を生きる者がそれぞれに自身を満たして、生の意味を十全に感得するための源泉である。

ノディングスは、専心や共感を考察する中で、〈ケアする人―ケアされる人〉の枠組みが流動する方向を示唆してはいるものの、結果的には、そうした流動をケアする人の個人的な意識変容の問題に還元しており、ケアの関係性の変化とは考えていない。これに対し、メイヤロフは、ケアリングの関係を包み込む「場」について言及しており、個人と個人のつながりを生起させる力動を捉えようとしている。

ただし、メイヤロフの場合であっても、基本的な立場は個人という存在単位を前提にしており、そうした個人と個人が関わりをもつことで、その根底に個人を超えて支える根拠性を見出すことができると指摘しているにすぎない。つまりこれは、存在に先立つケアの関係性を見据えながらも、理念的な認識にとどまっていることになろう。

このように見ていくと、ノディングスやメイヤロフは、結局のところ、西洋的な自我意識中心の論理、つまりは〈存在が関係に先立つ〉という思考様式に立ってケアリング論を展開していることになる。

一方、ユング心理学者の河合隼雄は、東洋的な見方に立った心理療法論の展開を試み、自我意識中心の論理では説明のつかない問題として、夢の事例を取り上げている。たとえば、夢の中で、はっきりともう一人の自分に出会うという体験をすることがある。いわゆる「二重身」の夢であるが、河合は自身が見た、「治療者」として病院の廊下を歩いていた自分が、「患者」として診察を待っている自分に出会う、という夢を紹介している。[12]

自分が治療者であると同時に患者であるという夢の中の体験は、「私とは何か」という問いへと河合を誘うことになる。ここで河合は、華厳思想の法界縁起説に考察の手がかりを求めていく[13]。東洋的な「私」は、個人として明瞭に分けられる西洋的自我とは異なって、一切のものに依りかかって存在している。それは、多重性を帯びた相互連関の全体性が流動変化していく中で、その結節点として仮に生起しているにすぎず、本来は実体のないあり方をしている。ここには、関係が存在を絶えず生み出しながら変転していくという構図、すなわち〈関係が存在に先立つ〉という思考様式を見出すことができる。こうして「私」は、あらゆるものとの相互連関的な共同性を生きているのであり、このことが心理療法の場面で実現したときには、融和的共存的なセラピストとクライエントの関係が形成されることになるのだ、と河合は述べている。

東洋的な観点から捉えられたケアの関係性は、ノディングスやメイヤロフが指向するケアの関係性とは思考様式を異にする。とはいえ、これらは別次元の問題ではなく、位相の転換による関係性の深まり、成熟の過程として複合的に位置づけなければならない。法界縁起の理論には、そうしたプロセス展開を可能にするダイナミズムが含まれている。

Ⅲ．法界縁起の理論

法界が縁起している。法界を起点とし、法界を中心として、事物事象が生成され、相互に隙間なく関係し合っている、という考え方。法界縁起の理論をごく簡単に説明すればこうなる。

「法界」とは、「dharma-dhātu」というサンスクリット語の漢訳で、「存在するものを存在として成立させている基盤」といった意味である。仏教では、同一性と固有性を保って存在している事物事象を、「法（dharma）」と呼ぶ。この法が、なぜ持続的に存立することができるのかと言えば、これを支える何らかの基盤、根拠、原理があるからに違いない。そういう発想から見出された概念が、法界である。

法は法界において成り立つ。現象としての法（dharma）、これを支える理念としての法界（dharma-dhātu）。これを構図的に示せば、図5のような形式となろう。

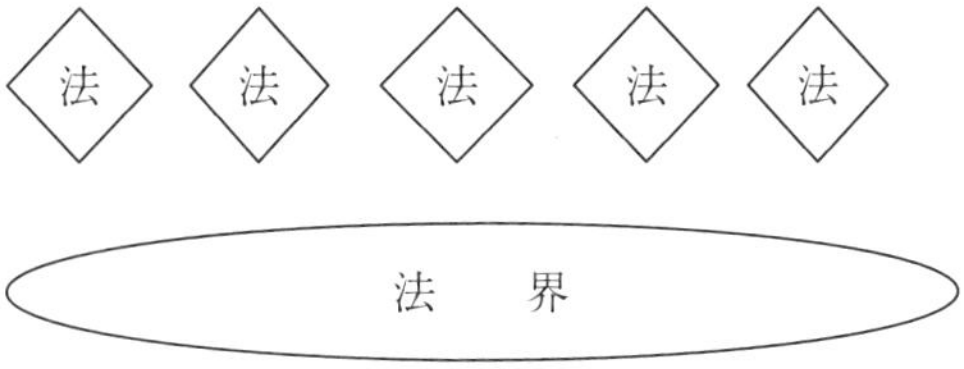

図5

すなわち、法界とは、個々に存在する様々な事物事象の相互関係を支える、関係性のことにほかならない。存在は関係性において成り立つ。〈関係が存在に先立つ〉ということ。これが法界という概念を通して見えてくる思考様式である。

ところで、こうした個々の存在との対比において規定される法界＝関係性の概念は、どうしても理念的・場所的なニュアンスを伴うことになる。また、それゆえに、静態的で実体的な印象を与えることにもなろう。しかし、そのような理解は、現象世界を対象的に把握する自我意識を起点としたパースペクティヴに依拠しているために生じるのである。

自我意識によって現象世界を見るとき、法界は背後に隠れてしまう。対象的に把握された世界は、様々な存在が恣意的に分節された世界であって、それらの存在を存在として成立させるような原理は感覚では捉えられない。個々の存在をつなぎ支えている法界＝関係性の概念は、ただ直観的にのみ了解され得る、理念上の世界に属していよう。

ところが、いったん法界＝関係性の概念が見出されて〈関係が存在に先立つ〉という転換が起こるならば、対象認識の統覚である自我意識は解体され、新たに法界を起点とし中心とするパースペクティヴに開かれることになる。このパースペクティヴに依拠することによって、存在する事物事象の相互の影響関係や移り変わっていくあり様などが、すべて法界から現起していることに、気づかされるのだ[14]。

事物事象は、法界より生じ、法界がはたらき出すことで変化し、やがてまた法界へと還っていく。法界によって現象世界は生滅変化を繰り返す。事物事象は法界の輪の中に織り込まれている。法界は現象世界を絶え間なく紡ぎ出す、動性そのものである（図6）。

このような法界を起点としたパースペクティヴに依拠して開かれる関係性のあり様が、法界縁起の関係性である。自我意識から見れば、法界は静態的な理念であるが、法界から見れば、法界自体がはたらき出して現象世界を生み出していくという、動態的な関係構造へと様変わりするのである。

法界縁起の思想は、こうした法界と現象世界との関係構造をベースとしながら、さらに事と理という二つの存在様式を導入して、四つの位相に開かれた体系として整理されている。

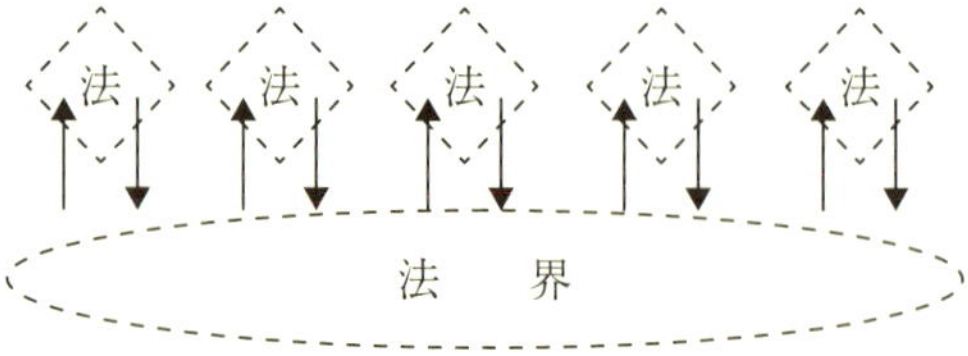

図6

「事」とは、生滅変化に基づく存在様式であり、「理」[15]とは、不生不滅に基づく存在様式を意味する。不生不滅という表現はわかりにくいが、別の仏教語で言えば「空」であり、あらゆる分節化が絶えて、すべてがつながって溶け合っているあり方のことを指す。

また、事と理は、認識論的な観点から見ると、「分別《ふんべつ》」の有無が問題となっている。つまり、世界を個々バラバラに分割して見るのか、分割されていない一つの全体として見るのかの違いである。事とは分別の世界、理とは無分別の世界を、それぞれ指している。

この事と理の概念を、法界の関係構造に取り入れることで、法界の四つの位相が見出されることになる。(16) 四つの位相とは次の通りである。

①事法界
②理法界
③理事無碍法界
④事事無碍法界

このうち、①事法界とは、事として現れる法界のあり方、事の関係性である。同様に、②理法界は、理として現れる法界のあり方、理の関係性ということになる。この二つの法界は、事と理の概念がそのまま反映されている。すなわち、事法界は、多種多様に分割された個々の事物事象が、それぞれに関係し合いながら、刻々と移り変わっていく関係性である。これに対し、理法界は、事物事象が解体され、分割される以前の全一なる空の世界が開かれることである。それは、存在の同一性や固有性の境界が無くなって、すべてが溶け合って一体化している関係性である。

③理事無碍《りじむげ》法界《ほっかい》は、事法界と理法界とが同時に現れている法界のあり方と言ってよいだろう。字義通りには、理と事が障碍《しょうげ》することなく融通している関係性であり、つまりは、現象の中に空が隅々まで滲《し》みわたっている、もしくは、空が現象の中を縦横無尽にはたらいている、といった関係性である。ここには法界縁起の基本的な構図が描かれている。法界がはたらき出して現象世界が生み出されるという場合、法界とは理法界であり、現象世界とは事法界ということになるのである。こうして、理法界が事法界のあり様の中に浸透することによって、事物事象が別々に存在していながらも、深くつながり合っていることに気づかされる。それが理事無碍法界の関係性である。

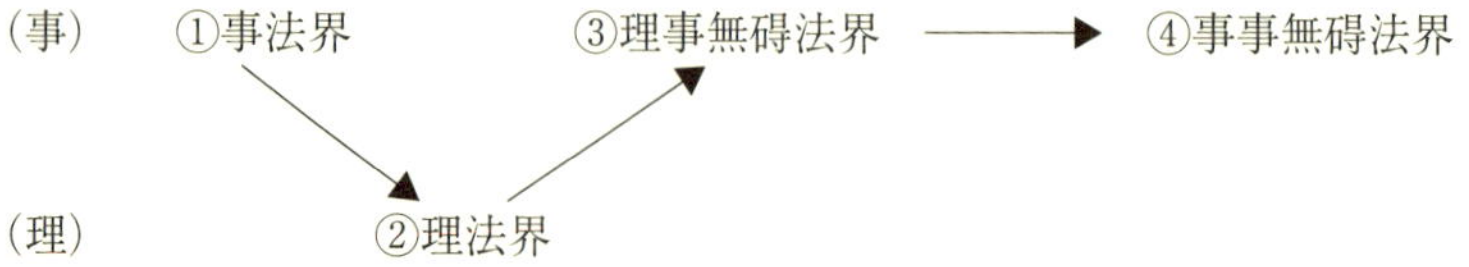

図７

最後の④事事無碍法界《じじむげほっかい》は、字義通りには、事と事が障碍することなく融通している法界のあり方ということになる。事が事のままで充溢《じゅういつ》しており、理が消え去っている。消え去っているといっても、無化したのではなく、あえて焦点を当てる必要がないのである。言うなれば、理即事であって、理が事となって遍満しているのだ。したがって、事事無碍法界の事は、事法界の事とは大きく異なる。事法界の事は、個々の事物事象が相互に関係しているのみであったが、事事無碍法界の事は、事のうちに理が含まれていることで、表層における事物事象の関係性が、その深層においてさらに細密な事物事象が幾重にも連なった関係性に支えられている、という多重の関係構造をもつのである。

この事事無碍法界の多重性は、『華厳経』に説かれる「一即一切、一切即一」や「一微塵《みじん》の中に一切法を見る」といった世界観を反映したものである。あらゆる存在が重層的につながり合い、それが今・ここに一つの存在となって集約され、成就している。一つの存在が宇宙全体と連動しているという、事事無碍法界の壮大かつダイナミックな展開に開かれたとき、今・ここに在ることの深さ、かけがえのなさ、尊厳性が、極めてアクチュアルに迫ってこよう。そして、そのことによって日々の何気ない出会いや出来事のすべてが、あるがまま意味の深まりとして感得されることになるのである。

さて、以上のように法界の四つの位相について考えてみると、これら四つの位相は、そのまま関係性の段階的な成熟過程を描いている、と理解することができよう。それぞれの法界の内容を考慮すれば、その成熟過程はおよそ上のような図式（図７）を描くことになると思われる。

おそらくはケアの関係性もまた、このような成熟過程を辿ることになろう。次節では、この法界縁起の思想を踏まえながら、ケアの関係性の深まりについて考えていくことにしたい。

Ⅳ．法界縁起としてのケアの関係性

ケアの関係性が深まっていく。ここでは、そうした深まりを、法界の四つの位相の成熟過程に重ね合わせて、四つのステージとして描いてみたいと思う。

その際、出発点となるのは、〈ケアする人―ケアされる人〉という枠組みである。この枠組みが変化し流動していくことがケアの関係性の深まりである。それゆえ、この枠組みの位置づけが、四つのステージのそれぞれの図柄を特徴づけることになるだろう。

1　事法界としてのケアの関係性

このステージでは、〈ケアする人―ケアされる人〉の枠組みがはっきりと固定している状態を考えることができる。

原初的なケアの関係性が成り立つためには、まずケアを求める人がいて、その求めに応答しようとする人がいなければならない。ケアを求める人が未成熟であればあるほど、これに応答する人は必然的に成熟さが（精神的にも能力的にも）求められることになる。というのも、両者がともに未成熟なままにケアの関係性に入ってしまうと、ケア自体が機能不全を起こしてしまうからである。

ここから、ケアを求める人はケアされる人として、これに応答する人はケアする人として、固定した役割の区分が生まれる。このとき、ケアする人は、「私はこの人をケアしている」という自覚的な意識をはっきりともっており、またケアされる人は、「私はこの人からケアされている」という意識をはっきりともつことになろう。

さらに、このステージでは、ケアする人は、ケアされる人を対象化し、意図的に分離することによってケアが営まれる。ケアされる人を対象化することで、客観的に分析することが可能になり、ここからケアされる人の状況や状態を診断して治療的に介入することへと発展することにもなる。また、対象化によって、ケアする行為がケアされる人の抱える苦悩や問題を解消するための技法・技術として捉えられることにもなろう。

一方、ケアされる人もまた、自身の抱える苦悩や問題が解消されることをケアに求めているのであり、その範囲においてケアする人からのケアを受け容れている。極端な場合、ケアする人のあり方が、ケアされる人のニードに適うものでないときには、ケアの関係性は直ちに消滅してしまうのである。

ケアする人とケアされる人との間には、ケアを通して苦悩や問題を解消していこうとする共通した目標が作り出されるために、そこに同盟的な感覚が共有されることになる。それは表面的には利益関係のように見えるが、この関係性にはともに目標に向かって進んでいこうとする協同意識が横たわっているのであり、そうした意識がケアする人とケアされる人の関係を支えているとも言えるだろう。

2　理法界としてのケアの関係性

このステージでは、〔ケアする人―ケアされる人〕という枠組みが完全に取り払われて、両者の区別がなく一体化している状態を考えることができる。

法界縁起論のコンテクストからすれば、これは「空」になることである。仏教の修行者は悟りを目指して修行するわけであるが、その悟りの状態が空である。したがって、〝空になる〟ことは究極的な出来事であって、容易なことではない。ましてやケアの関係性を通して実現することなど、はたして可能であろうか。

ケアの関係性において〝空になる〟とは、空の状態を獲得するというよりは、空が顕現してくる事態と捉えることができるのではないか。ならば、どのようにして、空は顕現するのか。

それは「専心（engrossment）」を契機として開かれると考えられる。ケアの関係性では、そこに参入する人々の意識は、互いに、自分ではなく他者に向けられることになる。ケアする人は、専心的にケアに集中することによって、ケアされる人に対し、脱自的に自らを明け渡す。ケアへの専心は、ケアする人の固有性と同一性を解体する。そしてそのことによって、相手（ケアされる人）を受け容れるとともに、ケアの関係性の内部へと入り込んでいく。同時に、ケアされる人もまた、ケアする人が専心的に自分に関わることによって、自らの問題をケアする人に委ねることができ、そこから脱自的にケアの関係性の内部へと沈潜していく。こうして相互に脱自化することで、ケアする／ケアされるという区切りが消え去り、そこにケアの関係性のみが突出することになる。そうしたケアの関係性の開けにおいて、空の顕現は起こるのである[17]。

これは、ケア論のコンテクストからすれば、「共感（empathy）」が起こってくるプロセスを辿っているように見える。共感にも様々なレベルがある。他者の中で起こっている感情体験を、過去に起こった自己の似たような経験に照らして類推的に再現することで、理解を試みることも、共感である。けれども、空の顕現に類比される共感は、むしろそうした対象把握的な共感を離れることによって、起こるのである。それは、存在全体が融和する体験であり、合一の体験と呼んでもよいかもしれない。自己が他者であり、他者が自己であるような、共に一つの世界を生きている体験である(18)。

このような共感体験(あるいは共感現象と言うべきか)は、根本的な変容を伴わざるを得ない。自己を自己のままにさせない。他者も他者のままでいることができなくなる。本当の意味で他者に出会うことによって、翻《ひるがえ》って新たな自分と出会うほかなくなるのだ。ここでは、即座にある苦悩や困難な状況を解消すること以上に、自身の人格的な成長や成熟こそが重要な課題であることに気づかされる。言わばこれは、ケアのターニングポイントである。

したがって、このステージでは、ケアの枠組みが解体されると同時に、ケアの新たな局面が開かれることにもなる。

3　理事無碍法界としてのケアの関係性

ケアの関係性における事法界から理法界へのプロセスは、ケアの実際においてしばしば経験する流れであるとも言えるだろう。ここでのケアの関係性の変化は、ケアする人とケアされる人との内面的な距離がしだいに縮まり、やがて融和する関係を生み出していくことである。その意味では、理法界としてのケアの関係性は、ケアの一つの着地点ということになる。

しかしながら、ケアの関係性はここで終わらない。さらに飛躍的な展開へと向かう。理事無碍法界としてのケアの関係性が、ここから開かれるのである。

このステージでは、事法界としてのケアの関係性のうちに、理法界としてのケアの関係性が深く入り込み、浸透してくる。そして、理法界としてのケアの関係性に支えられて、事法界としてのケアの関係性が成り立っている、という二重構造が浮かび上がってくる。

このとき、〔ケアする人―ケアされる人〕の枠組みは、表面上は保たれているとしても、仮のものにすぎない。とはいえ、それは、ケアする／ケアされる、という分節が意味をなさなくなることではない。分節のあり方が質的に変容しているのである。

それは、ケアする人にとっては、「私はこの人をケアしている」という意識から「私は、この人をケアすることによって、ケアされている」という意識への転換として表れる。また、ケアされる人にとっては、「私はこの人からケアされている」だけでなく、「私とこの人を包む何かによってケアされている」と感じることである。

そうした意識や感覚は、ケアの主体が、ケアする人やケアされる人にあるのでなく、ケアの関係性それ自体にある、という自覚的な様態から呼び起こされる。いったん理法界としてのケアの関係性に沈潜し、脱自的に他者と出会って、そこから戻ってきた意識からすれば、私もあなたも、ともに関係性の中で生きているのであり、関係性によって今・ここに生成していることが、リアルに感じられてくる。そこに立ち現れてくる他者の世界は、二重性を帯びており、しかも自身にとって意味深いものとして感得されることになろう。

ケアする人からすれば、相手（ケアされる人）が、苦悩や困難な状況を抱えて彷徨《ほうこう》しながらケアを求めてきたとしても、そのことを客観的な分析の対象とはしない。そうした苦境を抱えた相手が、私の前に立ち現れてきた意味を感受しつつ、関係性にはたらいている生成力に注目していく。つまりは、生成力が相手をどこへ導こうとしているのか、そして、生成力が私に何を期待しているのかを見極めていく。

生成力の見極め[19]は、相手の進むべき方向性を指し示すという能動的なケアの形をとって現れることもあろう。あるいは、相手の変容や成長の方向性を生成力に委ねて、それが少しずつ促されていく展開を見守り支えるという、受動的なケアとして現れることもある。そうしたケアする人の所作や態度、言動や判断などもまた、関係性にはたらく生成力の力動性のもとで生み出されていく。しかも、こうした自覚に立ったときには、ケアする人は、自身がケアする主体とは感じられなくなる。ケアする主体は関係性にはたらく生成力であって、ケアする人もまた、そうした生成力によってケアされていると感得するのである。

ケアする人が、立ち現れてくる他者の世界の二重性を自覚しつつ、ケアされる人と向き合うときには、ケアされる人もまた、世界の二重性に包まれていることに気づかされる。それは表面的にはケアする人の感化によってもたらされるが、実質的には、ケアする人との関係性の中にはたらく生成力が、ケアされる人を包み込むのである。そうしたとき、ケアされる人は、深く受容され肯定されて安らいだ感覚となり、自身の抱える困難を契機として、成長していこうとする意欲が湧き起こってくる。

このように、理事無碍法界としてのケアの関係性とは、世界の二重性において、ケアする／ケアされるという関係が生成されていることを主題とするステージなのである。

4　事事無碍法界としてのケアの関係性

華厳哲学の法界縁起思想に依拠してケアの関係性を考える限り、このステージは、ケアの関係性の極まった状態であり、最も成熟した段階として位置づけられることになろう。

この事事無碍法界としてのケアの関係性を描き出す上で、注目すべき観点は二つある。一つめの観点は、事と事が幾重にもつながり合って融通しているという多重構造によって関係性が成り立っていること。二つめの観点は、「一即一切、一切即一」という表現によって示される、個々の存在のかけがえのなさ、尊厳性を問題にしていることである。

一つめの観点からすれば、〔ケアする人―ケアされる人〕の枠組み自体が、多重性を帯びていることになる。それは端的に言えば、この二者関係を取り囲む多重世界が力動的に関係しているケアの関係性を捉えていよう。

ケアする人もケアされる人も、ケアの関係性に参入する以前から、様々な世界を背負って生きている。そうした多様な世界は、ケアの関係性の中で、意識されることなく様々な形をとって現れている。ケアの関係性とはケアする人とケアされる人のそれぞれの背後にある多様な世界の絡み合いと言うこともでき、それが多重世界となって〔ケアする人―ケアされる人〕の枠組みの内側にラディカルに浸透し、両者の人格的な変容や成長に大きな影響をもたらすのである。

ここでいう多重世界とは、肉体をもって生きる環境世界とは限らない。その広がりは、美的世界や知的世界、歴史世界やイデア的世界、さらには、異界（他界）にまで及ぶこともあろう。たとえば、それは、異世代の人であったり、異邦人であったり、動物や植物であったり、自然の妙なる息吹きであったり、芸術作品であったり、書物であったりする。あるいは、歴史的建造物であったり、歴史上の人物の生き方であったりする。あるいは、哲学的概念であったり、作品の構想であったりする。さらには、死者であったり、印象深い夢や幻視であったりするのである。

これらの多重世界の住人たちは、時間や空間を超え、布置的に、そして共時的に、ケアの関係性の中に現れ出てきて、変容や成長の契機となっていく[20]。その意味では、〔ケアする人―ケアされる人〕の枠組みは、単なる二者関係に収まらない。そこには、多重世界の住人たちもまたケアに参入してくるのであって、ケアの関係性は無限の多重性に開かれていくことになろう。

そして、ここから二つめの観点がつながってくる。すなわち、ケアの関係性が無限の多重性に開かれていることが、「一即一切、一切即一」として表れていることなのである。それは、ケアの関係性に参入してくる一つ一つの事物や事象（そこには観念やヴィジョンなども含まれていよう）が、それぞれに多重世界との無限の連関性の中からアクチュアルに立ち現れてくることであり、そしてまた、それぞれが相互にケアし、ケアされる関係となって、無限に続いていくことを指している。(21)

さらに、ここから翻《ひるがえ》って、再びケアの関係性において関わり合う二人〔ケアする人―ケアされる人〕の関係に戻ってみるならば、このケアの関わりは、言わば、ダイナミックな宇宙全体の揺らめきが凝縮し結晶する中で成就しているのであり、それゆえに関わっていることがそのままで十全であり、充足していることに気づかされる。もっと言えば、ケアの関係性において、二人の人間が今・ここにおいて共に在ること自体が、存在全体として、かけがえがなく、尊厳性に満ちているのである。そうして、ケアの関係性を生きる二人は、出会うこと、関わり合うこと、それぞれの所作や言葉のやりとりなど、そこで起こる一つ一つの事柄が、あるがままに深い意味として、感受し合うのである。(22)

このように考えていくと、事事無碍法界としてのケアの関係性とは、結局のところ、共に在ることの充溢感と喜びに満たされた関係性であり、また、あるがままに他者を感受し合う関係性であると言えよう。それはつまり、共に在ることが、ケアの関係性の無限の多重性に支えられて、今・ここに開かれているということであり、さらには、共に在ることにおいて、そこに参入する一人ひとりが、生きることの意味を確認し、今・ここの生にしっかりと根を下ろすことができるということなのである。

V．まとめ

この章では、ケアの関係性の深まり、その成熟過程について、華厳思想の法界縁起の理論に依拠して四つの位相の展開に即して描写することを試みた。

こうしたプロセス展開は、たとえば、子どもの養育や心理療法のように、特定の相手との二者関係がある程度長期間にわたって持続している場合に限って確立するものであって、短期間もしくは一度しか関わらないような相手に対するケアの場合には、意味をなさないように見える。

しかしながら、本章において試みたプロセス展開の構図は、決して時間的な深まりであるとは限らない。むしろ無時間的構造的なプロセスの深まりとして理解することもできるであろう。たとえば、表層的には事法界としてのケアの関係性であっても、深層を見据える眼（この眼はケアする人の精神的態度として開かれている）においては、事事無碍法界としてのケアの関係性が実現していることも、十分にあり得るはずである。

私たちは、縁起の思想が何であるのかを理論的にはよく知らなくとも、人と人との印象的な出会いを「ご縁ですね」と表現することで、その本質を直観的に感じ取っている。「ご縁」という日本語は、日常の感覚では決してつかみ切ることのできない無数のつながりや条件などが重なり合うことによって、一つの意味深い出会いが生み出されている、その不可思議さや感嘆を伝えている言葉である。この短い言葉には、人と人とが出会うことのかけがえのなさや尊さが、まさしく凝縮されていよう。そしてまた、そういった意味深い出会い＝「ご縁」を通じて、ようやく私たちは、今・ここに開かれている世界の奥深さや価値の重さに気づくことができるのである。

ケアの関係性とは、その時その場における「ご縁」を形づくるものであろう。したがって、ケアが継続的なものであれ、一過的なものであれ、そのつどの関わりにおいて「ケアの関係性が深まっていく」プロセスが実現しており、尊厳なる出会いに満たされているのではなかろうか。ケアの関係性について考察する意義は、こうしたところに見出せると思うのである。

註

（1）縁起（pratītya-samutpāda）とは、詳しくは「因縁生起」のことで、その原型は、直接的で内的な要因（因）と間接的で外的な条件（縁）とが相互に作用し合って、結果が生み出される、という因果関係の道理である。仏教では、この因果の道理を根幹としたいくつかの縁起観が提出されており、その解釈の展開に注目することによって、仏教思想史のエポックを見出すこともできる。原始仏教の十二縁起説では人間の実存苦の原因を問題にしていたが、大乗仏教の中観思想では、世界の相互連関を論理的に解明する縁起説へと発展し、さらに華厳思想の法界縁起説において、縁起は存在論的に解釈されることとなった（中村元『中村元選集　第一六巻　原始仏教の思想Ⅱ』春秋社、一九九四年）。

（2）華厳思想とは、大乗仏典『華厳経』に基づく思想体系を指す。これは、東アジア仏教の一つの集大成であり、東洋思想を代表する世界観であると言ってよい。中国唐代の学僧である法蔵（六四三〜七一二）によって確立され、日本では奈良時代に華厳宗として移植された（平川彰他編『講座・大乗仏教3　華厳思想』春秋社、一九九六年〈原版：一九八三年〉）。

（3）華厳の法界縁起思想が、存在解体から相互連関性のもとに再び存在が生成してくる構造をもつことを明確に指摘したのは、井筒俊彦である（「事事無礙・理理無礙――存在解体のあと」『井筒俊彦著作集　第九巻　東洋哲学』中央公論社、一九九二年）。
　井筒は、ポストモダンの思想状況を視野に入れつつ、東洋思想の共時的構造化の観点から法界縁起を分析し、とくに「存在解体のあと」として位置づけられる事事無礙法界について、詳しく論じている。

（4）関係性をめぐる諸思想については整理が必要であり、今後の課題である。参考までに以下の研究書を挙げておくにとどめたい。高橋勝・広瀬俊雄編著『教育関係論の現在』（川島書店、二〇〇四年）、西谷敬『関係性による社会倫理学』（晃洋書房、二〇〇六年）、宮澤康人『〈教育関係〉の歴史人類学』（学文社、二〇一一年）。本章では、人間の関係性なお、「関係性」を英語で考えたとき、relativity（相関性）という単語も思い浮かぶ。本章では、人間の関係性を主とする考察に依拠しているため、relationship を採用した。

（5）以下のケアリングに関する考察は、主に次の著書を参照。中野啓明『教育的ケアリングの研究』（樹村房、一九九九年）、中野啓明他編著『ケアリングの現在』（晃洋書房、二〇〇六年）。

（6）Nel Noddings, "*Caring: A Feminine Approach to Ethics and Moral Education*", University of California Press, 1984, p. 69.（立山善康他訳『ケアリング　倫理と道徳の教育　女性の観点から』晃洋書房、一九九七年、一〇九頁）

（7）Noddings, 1984, p. 33.（邦訳・一九九七年、五二頁）

（8）Noddings, 1984, p. 30.（邦訳・一九九七年、四六頁）

（9）Milton Mayeroff, "*On Caring*", Harper & Row, New York, 1971, p. 72.（田村真・向野宣之訳『ケアの本質――生きることの意味』ゆみる出版、一九八七年、一二四頁）

（10）Milton Mayeroff, '*On Caring*', "*International Philosophical Quarterly*", Vol. V, No.3, pp. 462-474, 1965, p. 464.〔「付録Ⅰ　ケアすること」〈田村真・向野宣之訳『ケアの本質――生きることの意味』ゆみる出版、一九八七年、一八七頁〉〕

（11）Mayeroff, 1971, p.68-72.（邦訳・一九八七年、一一五頁～一二三頁）

（12）河合隼雄『ユング心理学と仏教』（岩波書店、一九九五年、一三二頁～一三八頁）。

（13）河合・一九九五年、一三九頁～一四七頁。

（14）法界に対するパースペクティヴの違いは、教学的に見ると、唯識思想と華厳思想の「真如」についての捉え方の違いを反映している。真如とは、縁起の理法を指し、法界の概念に通じているが、唯識思想（真如不変説）ではこれをあくまで現象世界を規定する理念として捉えるのに対して、華厳思想（真如随縁説）では縁に随って現象世界にはたらき出すと捉えるのである。これは、凡人の分別意識（世俗諦《せぞくたい》）から出発するか、覚者の智慧（勝義諦《しょうぎたい》）

から出発するか、という立場の違いから起こってくるのである（鎌田茂雄『中国華厳思想史の研究』東京大学出版会、一九六五年、鍵主良敬『華厳教学序説』文栄堂書店、一九六八年）。

（15）「理」とは、中国思想（とくに老荘思想）の文脈では、人間が随順すべき自然の道理を意味するが、そこから事物・事象に内在する普遍的な真理という考え方へと発展し、中国仏教の中に導入されることとなった。したがって、「理」に対応するインド仏教の概念はなく、中国の伝統思想に基づいた中国仏教特有の概念である（小野沢精一他編『気の思想――中国における自然観と人間観の展開』東京大学出版会、一九七八年）。

（16）法界縁起観の四つの位相（四法界説）についてまとめたのは、中国華厳宗の澄観（七三八～八三九）である。四法界説の詳しい内容については、次の論文を参照した。鎌田茂雄「法界縁起と存在論」（『講座仏教思想・第一巻存在論・時間論』理想社、一九七四年）。

（17）自己の脱自化からケアの関係性に沈潜して区切りが消えるというプロセスは、西田幾多郎の論文「私と汝」の考察に依るところが大きい。西田は次のように述べる。「……自己が自己の中に絶対の他を含んでいなければならぬ、……自己は自己自身の底を通して他となるからである。何となれば自己自身の存在の底に他があり、他の存在の底に自己があるからである。……私の底に汝があり、汝の底に私がある、私は私の底を通じて汝へ、汝は汝の底を通じて私へ結合するのである……」（「私と汝」『西田幾多郎全集・第六巻』岩波書店、二〇〇三年）。

（18）存在全体が融和し、自己と他者とが一体感をもつ体験は、社会学者の作田啓一が「溶解体験」と呼ぶ存在の生成現象に近いであろう（『生成の社会学をめざして――価値観と性格』有斐閣、一九九三年）。作田は、この「溶解体験」について、「自己は対象の中に没入し、対象は自己の中に浸透する。自己と対象が一つの全体の中で融合している。自己と外界とのあいだに境界は存在しない」と説明している。これは西田の考察（註（17）を参照）に通ずるところがあろう。

（19）生成力の見極めに対するケアする人の自覚について指摘したのは、対話の哲学者マルティン・ブーバーである。ブーバーは、ロジャーズとの対話の中で、ケアされる人にはたらく生成の力の力動を見極めて、その人が善なる方向へと進むように導くことが、ケアする人の責務であると主張し、独自のケア論を展開した（Rob. Anderson and K. N. Cissna, *"The Martin Buber - Carl Rogers Dialogue : A New Transcript with Commentary"*, State University of New York Press, Albany, 1997.〈山田邦男監訳『ブーバー　ロジャーズ　対話』春秋社、二〇〇七年〉）。二人の対話における問題は、第六章において詳しく検討する。

（20）多重世界の住人たちとの出会いとは、C・Gユングが「個性化過程（Individuation）」の理論によって明らかにしたような、「自己（Selbst）」元型（Archetyp）の全体構造性において表れる諸元型の目的論的な発現を、ひとまず想定している。自己元型は、個体が変容し成長していくことを見越して、様々な印象深い体験のシナリオを外的世界と連関しつつ布置的に用意している（林道義「ユングの「元型」をめぐって」『ユング心理学の方法』みすず書房、一九八七年）。

ここでは、ユングの自己元型の概念を敷衍して、外部世界の出来事をメタファーとして感受する「元型イマージュ」の機能を問題にしている。「元型イマージュ」は、無意識に飛散するイマージュ群を「意味エネルギーの傾向性」によって一つの方向へまとめて、外部世界のリアリティとつないでいく。ここから、心的ェネルギーが、人格的・非人格的なヴィジョンや観念、あるいは物理的な事物や意味深い出来事となって表れ、意識の変容に影響を与えることになるのである（西平直「元型・イマージュ・変容――「魂の学としての心理学」のために」『岩波講座　宗教10「宗教のゆくえ」』岩波書店、二〇〇四年）。

（21）こうした無限の相互連関をヴィジュアル的に表現したのが、華厳思想において用いられる「インドラの網」の譬えである。帝釈天（インドラ神）の宮殿に飾ってある網には、その無数の結び目の一つ一つに宝珠がぶら下がっており、その宝珠の表面は鏡のように反射しているために、それらの宝珠が互いに映し合い、映された宝珠もまた映し合い、無限に映し合っているという。華厳思想では、このことを「重重無尽」と表現している。

（22）こうした関わりについて、現代のケア論の文脈の中からあえて抽出すれば、最晩年のロジャーズが提唱した「プレゼンス（presence）」という概念が近いかもしれない。プレゼンスとは、そのセラピスト（もしくは、ファシリテーター）がそこに居るだけで、存在するだけで、場の空気や流れが解放され、そこに居合わせた人々の自己洞察が自然と滑らかに進んでいくという、ケアする人の純化した態度を指している（Carl Rogers, 'A Client-Centerd/*Person-Centered Approach to Therapy*,' in "*Psychotherapist's Casebook: Therapy and Techique in Practice*", Jossey-Bass, 1986.）。

第六章　ケアの関係性にはたらく生成力——聞　法——

I．はじめに

ケアの関係性の深まりにおいてターニングポイントとなるのは、関係性にはたらき出す生成力をどのように見極めるかである。この生成力は、「空の顕現」もしくは「性起《しょうき》（仏性の現起）」といった表現を与えることができ、また「無縁の慈悲」のはたらきとも捉えることができる。仏教思想をケア論に導入することの意義は、こうしたケアの関係性にはたらく生成力への信頼にかかっていると言える。それはつまり、人間を超えて包み込む超越の次元への視座に開かれることにほかならない。

本章では、そうした実践展開を具体的に示した仏教的ケア論の一つとして、「仏教カウンセリング」について取り上げることにしたい。仏教カウンセリングとは、「仏教」と「カウンセリング」の出会いのもとで、両者の融和的な協同を目指して成立した、対人援助のための実践理論である。

提唱者の一人である藤田清（一九〇七～一九八八）(1)によれば、仏教カウンセリングの原点は、ゴータマ・ブッダが行ったと伝えられる「対機説法《たいきせっぽう》」に求められる(2)。また、その理論的根拠を、龍樹の『中論』に見られる相依相待《そうえそうたい》の縁起観に見出している。それは、能取《のうしゅ》（主観）と所取《しょしゅ》（客観）のいずれかを先に立てる「先住論」も、能所二つのものが同時に存在するとする「相応論」も、どちらも道理に合わず、能所は実体のない空であることを明らかにするものであり、この縁起観をもって仏教カウンセリングの基本的態度と考えるのである。(3)

藤田によれば、カウンセリングは大きく三つの立場に分けられる。一つはカウンセラー中心の指示的立場、二つはクライエント中心の非指示的立場、三つはこれらを折衷する立場である。仏教カウンセリングは、これら三つのいずれの立場も取らない。すなわち、カウンセラーかクライエントのどちらかを中心とするのは先住論であり、折衷的な立場は相応論であって、ともに仏教の縁起観から批判される。カウンセラー・クライエント関係は、いずれが先ということもなく、またつねにカウンセラーなるものとクライエントなるものがあって両者が関係するというのでもない。両者は相依相待であり、相互に関係しているからこそ、カウンセラーとなりクライエントになるのである。(4)

このことをカウンセリングの実際に即して考えるならば、まずはクライエントの立場に立ちクライエントと同一方向に対話を進めながらも、少しずつクライエントのもつ誤った信念の矛盾を明らかにすることで、クライエントを新しい視野に立たせ、その気づきに従って自然に問題を解消させるように導く、という方法を取ることになる。(5)

藤田の提唱した仏教カウンセリングは、カウンセラー・クライエント関係の否定構造に着目した点で評価できるとはいえ、その人間洞察においては物足りなさを感じさせる。それは端的に言えば、カウンセラーのもつ他者への啓発力ならびにクライエントのもつ問題解決能力を素朴に肯定して、ケアの関係性を予定調和的に捉えている点である。

これに対して、親鸞の浄土真宗の思想に依拠しつつ、仏教の人間洞察の問題に鋭く切り込んで考察を深めた仏教カウンセリングの提唱者として、西光義敞（一九二五〜二〇〇五）[6]を挙げることができる。

西光は次のように述べる。藤田が示したように仏教カウンセリングの原点が対機説法に求められるとしても、重要なのはその受け止め方である。そもそも説法とは、「法（dharma＝真理）」を覚証した者による「法」を伝える営みである。つまり、説法という「伝道」の営みに先立って「成道《じょうどう》」があり、さらにその根底には「求道《ぐどう》」があるのである。仏教は、単なる思想や哲学の体系ではなく、生老病死《しょうろうびょうし》という人間の実存的苦悩に応答する真実の教え（仏法）である。したがって、仏教カウンセリングを実践するに当たっては、その営みの根底に、一人の求道者として仏法を聞くこと、すなわち「聞法《もんぼう》」がなければならない。そして、この方向を徹底した仏教こそ、ほかならぬ浄土真宗である。

西光は、自身の考える仏教カウンセリングの立場を、「真宗の教法に帰依する心を根底においているカウンセラーが行うカウンセリング」[7]という意味から、「真宗カウンセリング」と呼んでいる。

この名称には、〝真宗〟という日本仏教の特定の宗派名が付されているために、セクト的な狭さを連想させるかもしれない。けれども、真宗カウンセリングの定義をさらに辿っていくと、西光の見据えていた着眼点の卓越した先見性に驚かされるのである。

「真宗カウンセリングとは、〈法（dharma）〉を根底においた、あるいは、〈法〉中心のカウンセリングである」[8]。さらには「相対的な存在である自己と他己との関係、相対的存在である自己および他己と絶対的存在である仏との関係、という二重関係からなるカウンセリングである」[9]。

法（dharma）中心、絶対的存在である仏との関係など、ここで注目されるのは、超越の次元への視座である。そして、この視座のもとに、相対的存在としての自己と他己の関係、相対的存在と絶対的存在との関係、という二重の関係構図によって、ケアの関係性を捉えるのである。

西光は、この二重の関係構図において、仏＝法からの呼びかけを聞くという独自の実践的態度を問題にしており、この態度を「聞法」と呼んでいる。すなわち、西光の立場からすれば、ケアの関係性は一つの求道的世界として現出しているのである。このとき、仏＝法からの呼びかけとは、関係性にはたらく生成力として機能しており、カウンセラーとクライエントの両者の進むべき方向を見定めていると考えることができる。聞法的態度は、そうした生成力に対するカウンセラーの応答であり、同時に、クライエントを求道的世界へと誘うための門戸であると言えるだろう。

本章では、仏教的ケア論としての真宗カウンセリングの特徴を浮き彫りにすることによって、ケアの関係性にはたらく生成力の意義について探っていくことを課題としたい。

Ⅱ．ブーバーとロジャーズの対談

真宗カウンセリングは、「真宗」と「カウンセリング」とが出会うことによって成立したものである。その一方の「カウンセリング」とは、アメリカの心理学者カール・R・ロジャーズ（Carl Ransom Rogers, 一九〇二～一九八七）のカウンセリング理論を指している。

ケアの現場では、相手の状況に寄り添いそのニードに応える、という基本的な原則がある。そして、ケアする側には、この原則に従って、傾聴や受容、共感などといった受動的態度が求められる。こうしたケアの構図の根底に流れているのは、人間に対する素朴な肯定や信頼の感覚であり、人間の内発性や自由意思を最大限に尊重しようとする精神である。本書では、このようなケアのあり方を指して、ヒューマニズムに基づくケアと呼んできた。そして、その典型を、ロジャーズに見ることができるのである。

ロジャーズが提起した「非指示的（non-directive）」もしくは「クライエント中心（client-centered）」といった方法論や、「共感（empathy）」「受容（acceptance）」「自己一致（self-congruence）」といったケアする人の態度についての基本条件、および「自己実現（self-realization）」という目標設定は、カウンセリングや心理療法のみならず、およそ今日のケアのあり方全般を基礎づけていると言える。一見すると、人間愛に満ちた美しい実践思想であるロジャーズの考え方であるが、しかしながら、その内実では、人間のエゴイズムに起因する禍々《まがまが》しい負の感情についての洞察に欠けており、楽観的で素朴な性善説に立っているのである。

しかしながら、このような思想が「真宗」と出会うことによって、必然的にヒューマニズムを乗り越えていくケアの思想へと結実することになる。すなわち、ロジャーズ理論を浄土真宗の教えに照らして捉え直すことで、ヒューマニズムからの脱却を支柱とし、〈法〉を根底に置き、相対的なケアの関係に対して絶対的存在である〈仏〉が関係するという二重の関係構図を描く、ケア論としての真宗カウンセリングが誕生したのである。

ところで、この真宗カウンセリングの成立に先立って、ロジャーズのヒューマニズムに基づくケアの考え方に対して、根本的な疑義を投げかけた思想家がいる。マルティン・ブーバー（Martin Buber, 一八七八〜一九六五）である。

ブーバーは、よく知られているように、「我と汝（Ich und Du）」の人格的関係の意義を明らかにした思想家であり、哲学や宗教はもとより、教育や対人援助に関わる様々な分野において、今なお絶大な影響力をもっている。

一九五七年に、アメリカのミシガン大学において、ブーバーとロジャーズは直接対談を行っている[10]。この対談は二人の思想的背景の違いを浮き彫りにした点で極めて貴重なものであるが、とりわけここから見出されるブーバーのケアに対する見方は、真宗カウンセリングと同じく、ヒューマニズムからの脱却を意図するものであり、実に興味深い。

ブーバーのロジャーズへの疑義とその背景にある思想を考察していくことは、迂回しているように見えるが、ケア論としての真宗カウンセリングの本質を際立たせるための糸口になるであろう。以下に、ブーバーとロジャーズの対談の流れを概観する。

二人の対談の内容は、ケアの関係性のあり方をめぐる議論であると言える。その主な論点を整理すれば、以下の三つの問題を挙げることができる。

（一）ケアの関係は対等であるのか

（二）人間の本性をどのように理解するか

（三）ケアする人の態度としての「受容」と「確証」の区別

順を追って見ていこう。まず（一）の問題について。これは、ロジャーズがブーバーに、「あなたが〈我―汝〉関係と呼ばれているものと、私が治療関係において効果が及んでいると見なすような瞬間には、似たところがあるのではないでしょうか。（：27」と問いかけたのに対して、ブーバーが異なる見解（：28）を示したことに端を発している。

ロジャーズは問う。ケアの関係性においては、ケアする人とケアされる人が互いにありのままの自分を受け入れ、共に喜びを感じる瞬間があり、そうした「人間と人間との真の出会い」が経験されたときには、双方が変化させられることになる。こうした出会いこそ、ブーバーのいう〈我―汝〉関係であると思われる。しかも、ここにおいて「人間であることの真の対等性」を見出すことができると考えられるが、どうだろうか（：27）。

けれどもブーバーは、ロジャーズの見解に同意せず、「ケアする人とケアされる人には役割の上で本質的な違いがあるはずです：34」といった、意外な返答をする。ブーバーは述べる。ケアする人はケアされる人のありのままに関心を示すが、ケアされる人はケアする人に対し必ずしも関心を示すわけではない。また、ケアする人は、ケアの営みを自分と相手の両方の観点から感じ取ろうとするが、ケアされる人はそのように考えない。ケアする人の観点は、ケアすることの重大な任務の証しであり、その意味から両者は決して対等ではあり得ない（：34）。

要するに、ここでのブーバーの主張は、ケアという状況についての客観的な構造を述べたにすぎないのである。このことは、ロジャーズからすれば、臨床家として十分承知していることであるし、改めて問題にするほどでもない常識であろう。むしろ、ロジャーズの意図を汲むならば、ケアする側のあるべき感じ方、自戒的な心構えとして、言わば人間尊重という観点から「ケアの関係における対等性」を強調したかったのだと考えることができる。(11) けれども、ブーバーがあえて異議を唱えた理由には、ロジャーズの人間理解それ自体への根本的な疑義が含まれていたのである。このことは、（二）の問題と深く関わっている。

（二）の問題について。ブーバーは、ロジャーズの「対等性」についての見解を、次のように評価する。「あなたの立場、つまり、自分と相手が互いに対等で同じ平面にある、という意味での「素朴な人間性（simple humanity）」には限界があります。……人間性、人間の意志、人間の理解がすべてではありません。そこには、われわれが直面する、何らかの現実があります。……われわれはそれを一瞬たりとも忘れることは許されません（：44）」

この発言に関連して、ブーバーはケアの限界について指摘している（：76）。それは、心を開かない閉じたままの相手とは「素朴な人間性」は共有されない、という限界である。このことは、統合失調症やパラノイアなどの精神を病んだ患者との関わりにおいてとくに顕著であるが、通常のケアの営みにおいても同じような事態をしばしば経験する。そうした相手をケアしなければならない場合には、ロジャーズの考えるような「人間と人間との真の出会い」とは程遠い、形式的で無味乾燥な対応を余儀なくされてしまう。

このようにブーバーは、ロジャーズの考え方の基本軸に「素朴な人間性」への楽観的な信頼があると捉えている。「素朴な人間性」への信頼、すなわちヒューマニスティックな思考に、ロジャーズは確かに立っているようだ。

この指摘にロジャーズは、なおも次のように述べる。「ケアの関係性の中に人々が入っていくのを見るにつれ、私が次第に信じ、感じ、経験するようになったことは、私の考える「基本的な人間性」は本当に信頼しうるものだ、ということです。……人は肯定的なものへの動機づけ、あるいは建設的なものへの動機づけを与えられる必要はありません。それは一人の人間の中にすでに存在しているのです。言い換えれば、その人間の中にある最も基礎的なものを解き放つことができるならば、その人は必ず建設的になるでしょう（：97）」

この発言には、ロジャーズの人間理解の核心がはっきりと表れている。ロジャーズが想定し批判しているのは、人間の内的世界は制御されるべき「利己性」から成り立つと捉える精神分析の思考である。ロジャーズは、人間の本性を、より良き人間関係の発達へと向かう傾向を内発的にもつ、善なるものとして肯定し信頼を寄せるのに対して、精神分析は人間の本性を悪なるものとして、まったく対照的に見ているからである（：99）。

こうした見解に同意を求めるロジャーズに対して、ブーバーは「私の経験はあなたに近いようで、どこか違っています（：100）」と述べつつ、「両極性をもった現実（polar　reality）」という別の観点を提示する。つまりは、ロジャーズが信頼できるとする「人間性」と、精神分析が説くような「利己性」とは、両極的な関係にあるというのである。

ある人の全体を理解するというのは、その人において最も悪しきものと、最も善なるものとが互いに依存し合い、互いに結びつき合っていることを理解することである。善と悪とは、対立して存在しているわけではない。存在しているのは、たえず様々な仕方で現れる一つの極なのだ。人間の内的世界は、しばしば一方の否定的な極に縛られて無秩序な状態に陥り、方向性を失いがちである。それゆえ、われわれに援助できることは、この両極の関係を彼の中で変えることができるように方向づけて、一方の肯定的な極が現れるように強化することであり、言わば無秩序な状態に秩序を与えることなのである（：102）。

このブーバーの「両極性をもった現実」という考え方は、（三）の問題において取り上げられる「確証」の概念へとつながっていく。

（三）の問題について。この問題は、ロジャーズのカウンセリング理論の中で最も重要な概念である「受容（acceptance）」について、つまりはケアする人が無条件に相手を受け入れるという態度に関しての、ブーバーの見解である。

ブーバーは、「二人の人間の真の実存的な関係というのは、すべて受容から始まることでしょう（：122）」と述べながらも、さらに考慮するべき概念として、「確証（confirmation）」という耳慣れない用語を提示する。ブーバーによれば、「受容」とは「ただその瞬間においてのみ、他者の現状においてのみ、他者を受け容れること」であるとし、これに対し、「確証」とは「他者の可能性全体を受け容れることを意味し、他者の可能性について決定的な特徴を見つけ出し、ほかとの相違を際立たせること」であるという（：112）。

加えて、「受容」から「確証」への道程を、ブーバーは次のよう述べる。「私は相手の人のありのままを受容するだけにとどまらず、まずは私自身の中で、やがてはその人の中でも、その人において生成するべく予定されている可能性（potentiality）を確証します。このことによって、その可能性が開発され、展開され、現実の生活に活かされるのです（：112）」

この発言を見るかぎり、ブーバーはいわゆる「自己実現」の問題を語っているかのように見える。相手の内発的な可能性が実現していく、そのあり様をケアする人は見守り促していく。もしこのことが「確証」の意味であるとすれば、「自己実現」をケアの目指すべき目標と考えるロジャーズは、当然ながらブーバーの見解に同意することになろう。

ブーバーの見解を受けたロジャーズは、「一人の人間を受容することで、同時に彼の可能性をも受容していることになると思います。……と言うのも、もしわれわれがその人の可能性をも理解し、認めるという事実がなければ、おそらく彼は悲惨な状態のままでいなければならないからです（：115）」と述べ、さらには、「相手に変化をもたらし、その可能性を解放するのは、まさしくありのままの自分が十分に受容されていると、その人の中で感じたときでしょう（：115）」と述べている。要するに、ロジャーズの理解からすれば、「受容」の概念の中に、相手の可能性を受け止め認めるという「確証」の作業がすでに含まれているのであり、「受容」と「確証」との厳密な区別には及んでいないことになる。

このことを察してか、ブーバーは、問題を抱える人の状態についての考察を披瀝しつつ、なおも「受容」と「確証」の区別を強調する。

問題を抱える人は、堅い大地を踏みしめることができていない。空中に浮いている状態にある。では、そのような人が本当に望んでいることは何なのか。「彼が望んでいるのは、彼に確信を与えてくれる存在です。すなわち、

「そこに大地があり、そこに存在がある。世界は、喪失や堕落、破壊へと運命づけられているのではない。世界は救われうるのだ。まさにこの信頼があるからこそ、私は救われうるのだ」という確信を与えてくれる存在なのです（：116）」

このような「確信を与えてくれる存在」において、相手の予定されている可能性が確証されるのであり、そのときにこそ真のケアがもたらされるのだ、とブーバーは言う。つまり、「確証」というのは、その根底に〈世界を救いへと導こうとする存在〉に対する確信があってこそ初めて成り立つ作業であり、単に人間の内発的な可能性を肯定し容認する（ロジャーズの考える）「受容」の概念とは異なるというのである。

二人の対談の論点は、おおよそ以上のようである。共通点を模索しようとするロジャーズに対して、あくまで相違点を際立たせようとするブーバー。そこに込められたブーバーの真意は、ヒューマニズムに基づくケアの考え方に対する根本的な疑義であり、その点で、ブーバーの唱えたロジャーズへの異議は、ケアの関係性を見直すための重要な示唆を与えていよう。

Ⅲ．超越の次元への視座――ブーバーと西光の接点――

ブーバーとロジャーズの決定的な違いを象徴したのは、(三) の問題において触れられた、〈世界を救いへと導こうとする存在〉への確信であろう。ここには、平面的な人間と人間の関係の枠組みにおいて指向される「素朴な人間性」とは異なる視座、いわゆる人間的なるものを超越した次元との関わりを視野に含んでいる。この超越の次元に根拠づけられることで、問題を抱える人の「両極性をもった現実」を善なる方向へと強化し、そこに生成するべく予定されている可能性を「確証」するというケアする人のあり方が、重要な意味を帯びてくるのである。（一）の問題において、ケアする人の責任や義務の自覚についてブーバーがとりわけ重視したのも、この点から確認できるであろう。

そもそも〝確証（Bestätigung：confirmation）〟という概念は、ブーバーの後期思想における重要なテーマの一つであり、とりわけ〈真理（Wahrheit）〉の概念に結びつけて理解する必要がある。[12]

ブーバーの言う〈真理〉とはいかなる性質をもつのであろうか。[13] それは、客観的な事物や事象を秩序づける法則性でもなければ、認識対象としてどこかに存在するような実体でもない。今ここにたえず新たにはたらき続けている生成力であり、「永遠の汝の息吹」「力としての現存」「大いなる意志」などと呼ばれるような、創造の根源として捉えられる。このような〈真理〉のはたらきが他者との関係を通して〝確証〟されるのだ、とブーバーは述べる。

真理に対する自己の関係は、その同じ真理に対する他者の関係によって高められる。その真理に対する他者の関係は、その人の個性に応じて異なっており、各々に違った仕方で芽を出し、育っていく。人間にとってなくてはならず、また許されていることは、真の出会いの中で一人ひとりの個性的な存在を確証し合うことである。そしてさらには、自らの魂が得た真理が、関わりをもった他者の許で異なった仕方で光り輝き、まさにそのことによって、その真理が確証されるのを見ることなのである。[14]

〈真理〉は、今ここで実存的に生きるすべての人間にはたらいている。ただし、一人ひとりの人間の中で〈真理〉が実現していく場合には、それぞれの個性に応じた形で異なった仕方ではたらくことになる。あたかも、プリズムを通して異なる色合いで輝く彩光が、光源を同じくする一つの光によって現出するように、それぞれに異なる個性をもつ自己と他者とが、同じ〈真理〉の光に照らされながら異なる表現を生み出すのである。そして、こうした〈真理〉のはたらきを、真の出会いの中で向き合う二人の関係において相互に確かめ証することが、〝確証〟の意味となろう。

このような思想がケアの問題に転用されると、創造の根源である〈真理〉がその人にふさわしい個性的な可能性として実現していくそのはたらきを、ケアする人が確かめ、その方向を見極めて指し示す、という行為として捉えられる。この行為がケアとしての「確証」であり、そのためにケアする人の責任や義務が強調されることになるのである。

対談の中では、〈真理〉という言葉は用いられなかったが、「確証」の概念に言及することで、ブーバーが〈真理〉の問題に深く注意を傾けていたことは容易に想像し得る。〈世界を救いへと導こうとする存在〉とは、まさしくブーバーの見据えていた〈真理〉への眼差しを象徴する言葉であろう。

さて、ブーバーの思想に見られる、「素朴な人間性」への疑義や〈真理〉のはたらきがそれぞれの人間の個性を通じて実現していくとする事態は、西光の真宗カウンセリングの考え方と相通ずることを思わせる。たとえば次の一文などは、あたかも西光がブーバーの思想への接近を意識しているかのようである。

ロジャーズが明らかにした「受容」「共感」という対人的配慮は、人間有機体の自己実現傾向に注目した、人間信頼の哲学に基礎づけられている。仏教的自覚に立ってカウンセリングを行う場合は、この立場に啓発されつつも、「受容」「共感」の根拠を、仏のはたらきの上においている。カウンセラー・クライエント関係が「我・汝」の人格関係でなければならないことはいうまでもない。しかし人間の出会いはそれにとどまらない。なぜなら、いま・ここで出会っている私とあなたは、ともに仏から、「なんじ」と呼びかけられ、呼びかけに目覚めることによって、ともに「魂の故郷」ともいうべき真実の世界に呼びかえされる存在だからである。[15]

もともと西光は、浄土真宗の僧侶であり、親鸞浄土教の精神によって深く育まれた宗教家である。ロジャーズのカウンセリング理論に出会い、多大な影響を受けて傾倒したとはいえ、その思想基盤が大きく異なるために、これを全面的に首肯することはできなかったに違いない。それゆえ、西光もまた、ブーバーと同じく、ロジャーズの人間理解に限界を見出し、これを乗り越えた真宗カウンセリングの実践体系を構築していくのである。

西光は、ロジャーズの人間理解について、仏教の人間観と対比しつつ、以下のように批判している。[16]

ロジャーズの思考は、人間経験の多様性や矛盾を総体的に見ようとせず、直線的思考にとどまっている。人間を完全な発達へと向かう自己実現傾向をもつ有機的生命体として捉え、この傾向を単純に肯定して人間信頼・人間尊重の根拠としているが、これは生の充足のみを追求する楽天的な見方であると言ってよい。カウンセリングの目標とされる自己成長や自己実現などの概念もまた、やはり単純肯定された生の枠内での連続概念である。生とは、死という否定的契機を含むことによって生である、というのが実相であろう。死を見ようとしない、あるいは死を覆い隠したまま、生の枠内でのみ成長や発達や健康を捉えようとすることは、人間の根源的幻想であり、迷妄である。

これに対し、仏教の人間観では、有機的生命体は単に生の枠内でのみ生きているのではなく、死を同時に合わせ含んだ存在であり、そのような生命体が我執《がしゅう》や煩悩《ぼんのう》の波濤に揺れながら、にもかかわらず悟りへと転換し得る存在であるところに、絶対的な平等性と尊厳性があると見ている。人間は生死輪廻《しょうじりんね》を彷徨しているがゆえに、その生存そのものが苦である。けれども、そこから人間は実相に立ち還り、生死を超え出て、真の自由を得ようと立ち上がるのである。このような認識は〈法（dharma）〉の自覚から起こってくる。

ロジャーズのカウンセリング理論は、臨床的人間関係という経験から仮説的に導き出され、自然科学的知識に

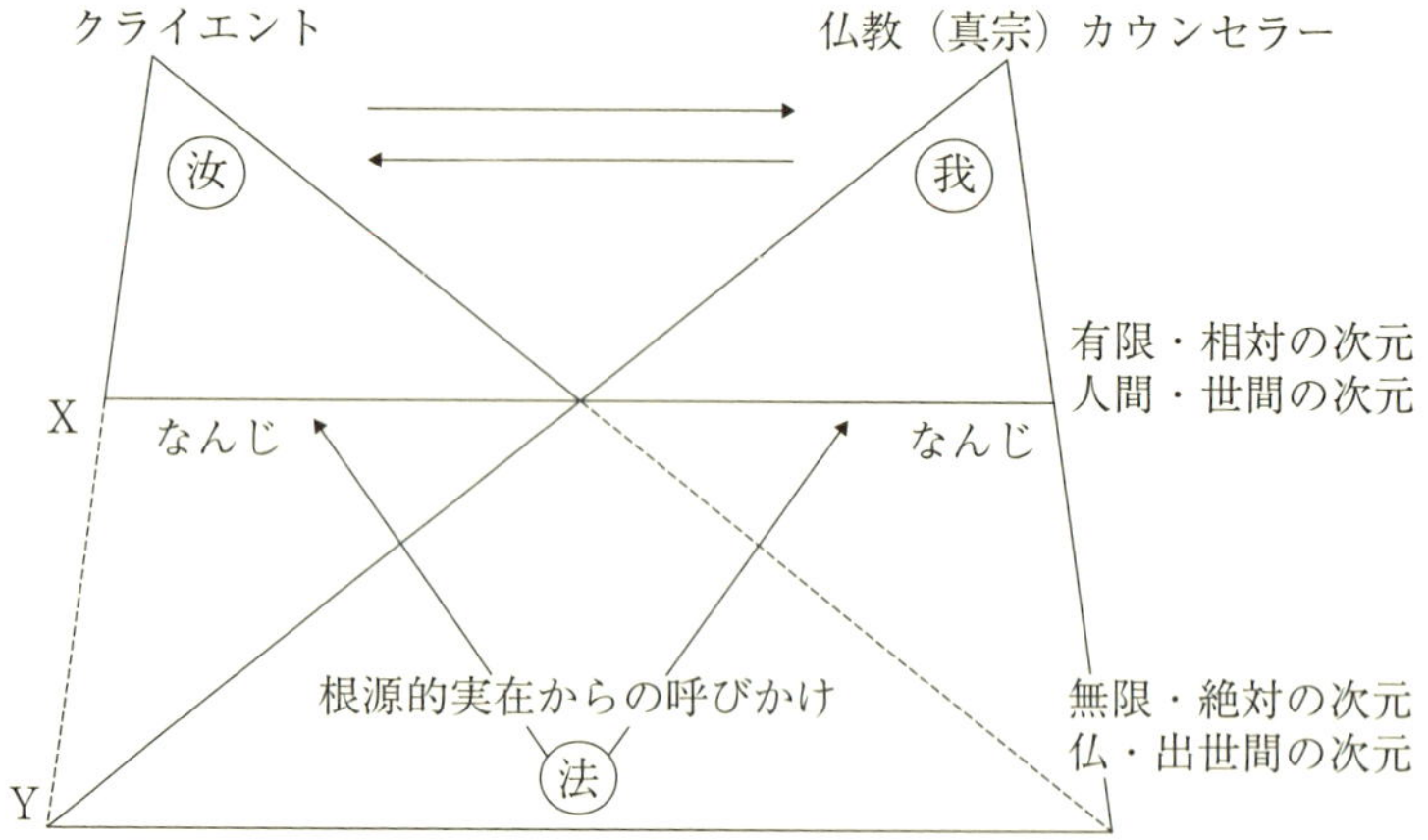

図8　真宗カウンセリングの構図

よって傍証されたものである。その限りでは、相対的なヒューマニズムの域を超え出ることはない。しかし、仏教の見方は、人間を超えた真実に照らされた深い洞察（智慧）によって覚証されたものであり、絶対的な霊性的自覚を根拠としているのである。

　このようなロジャーズの人間理解に対する批判を経て、西光は相対的次元と絶対的次元との二重関係を構造化した図式（図8）を見出していく[17]。

　ここでは、まずロジャーズの提示したカウンセラー・クライエント関係が、Xの次元における、我と汝の人格的関係として示される。これは時間と空間に制約された、有限で相対的な〈人間・世間の次元〉である。これに対し、X次元の根底にはたらくYの次元、すなわち人間を超えた、無限で絶対的な〈仏・出世間の次元〉が定位される。便宜上、〈人間・世間の次元〉と〈仏・出世間の次元〉とは平面上に描かれ対極的に見えるが、西光の説明によれば、仏の世界は、人間界に対置されて実体的にどこかに存在しているのではなく、相対性を超えた絶対的自覚の世界であるという。ここから、真宗カウンセリングでは、クライエントとの関係とともに、カウンセラーの内面において、カウンセリングの場を支え、包みこみ、照らしている〈仏〉との関係があるという。つまり、真宗カウンセラーは、クライエントと向き合うと同時に、内面において〈仏〉というカウンセラーと向き合っているのである。このように、相対と相対の関係、ならびに相対と絶対の関係という、二重の関係性において真宗カウンセリングは成立するのである。

さらに、この構図において注目されるのは、〈仏・出世間の次元〉から発せられる根源的実在＝〈法（dharma）〉からの呼びかけであろう。根源的実在とは、仏教（真宗）カウンセラーの内面に開かれ表象される超越の次元であり、人間の世界に関与してくる生成のはたらきである。

このとき、呼びかけに応える真宗カウンセラーが人間を見る眼は、〈仏〉が人間を見る眼となる。その人間というのは、ほかならぬ真宗カウンセラー自身のことであり、「宿業《しゅくごう》の身」として照らし出される「私」、〈仏〉の大悲に抱かれてある「私」である。そのように自身を見る真宗カウンセラーは、〈仏〉の照らす慈光の中に、「私」とともにクライエントである「あなた」も包まれていると感じている。私とあなたは、それぞれに固有の宿業を背負って生きている。私は私であり、あなたはあなたであって、互換することのできない存在である。しかしまた、私とあなたは、ともに〈仏〉によって「なんじ」と呼びかけられ、照らし出されている存在でもある。それゆえに、私とあなたは、「われら」として出会うことができるのである。

さて、このように見てくると、真宗カウンセリングにおける、〈仏〉から呼びかけられる「私」と「あなた」という関係構図は、ブーバー思想において展開される、〈真理〉のはたらきがそれぞれの個性に応じて実現化していくとする事態と、構造的に酷似しているように思うのである。

無論、仏教的伝統に立つ西光と、ヘブライ的伝統に立つブーバーとでは、歴史文化的な文脈が異なっており、それぞれのもつ超越表象を安易に同一視すべきではない。しかしながら、両者の思想が、共通してヒューマニズムに基づくケアの限界について指摘し、そこから相対的な関係にはたらき出す生成力の原理を導き出している点を考えると、超越の次元への視座に開かれたケアの思想という意味で、西光とブーバーは見事に一致しているのではないだろうか。少なくとも、真宗カウンセリングの核心は、ロジャーズよりもブーバーに接近していると考えるほうが適切であろうと思う。

Ⅳ．二つの実践的態度——確証と聞法——

とはいえ、ブーバーと西光のケアの思想には、構造的な同一性が認められるとしても、細かく見ていけば、当然ながら違いはある。とくにそれは、人間の本性についての見方と、そこから展開するケアの実践的態度に関する考え方に表れている。

ブーバーは、通常の人間の状態を、善と悪とが互いに依存し合い、結びつき合っているような両価的なものとして捉えている。したがって、人間の本性それ自体は、善でも悪でもなく中性的であり、両極の現れ方によってどちらの性質にも変わり得るものとして考えるのである。ここでの善・悪というのは、倫理的行為を包括した存在論的な意味づけをもった概念として理解される。すなわち、善とは〈真理〉を実現していこうと方向づける力であり、反対に、悪とは破壊的で自己中心的な混沌へと呑み込んでいく力ということになろう。

ブーバーは、他者との対話を通して、〈真理〉の恩寵を確証し合うところに人間と人間との真の出会いが成立すると考えた。ところが、ケアを必要とする相手は、両極の関係が崩れ、悪に呑み込まれていく力に支配されている状態にある。そのため、ケアする人は、相手の内に〈真理〉がまさに実現しようとするその潜在的可能性の力を見出し、これを確かめ方向づけて、その力を開発していく役割を果たさなければならない。この考え方には、対話的人間関係における〝確証〟とは異なった、ケアの実践的態度としての能動的な「確証」の概念が認められよう。(18)ここにブーバーのケア論のもつ独自の特徴がある。

一方、西光の場合は、生死を流転する有限相対なる存在でありながら、そこから生死を離れて転迷開悟《てんめいかいご》する道が開かれているとする、仏教の人間観が基調となっている。言わば、迷えるものから悟れるものへと転換し得る可能性をもっているというのが、人間の本性ということになろう。このような人間観は、〝迷い＝悪〟の内に〝悟り＝善〟が含まれていると考えることから、善と悪とが両価的に結びついているとするブーバーの見解と重なり合っているとも言えなくはない。

けれども、西光は、仏教の迷悟的人間観を継承しつつも、さらに親鸞の徹底した自己洞察に対して深い共鳴を示している。それは、我執煩悩の深さゆえに自力修行によって悟りの智慧を得ることができないという絶望的な存在としての自覚であり、それゆえにこそ、絶対他力の本願念仏に委ねるほかなく、仏の大悲に摂取され本願力によって生かされる存在であると信じるほかに救いようのない人間なのだという自覚である。(19)

ここでは、相対有限である人間の側には真実など微塵《みじん》も見出せず、真実は絶対無限である仏の側にのみ存しているという、人間と仏との徹底した隔絶が意識されている。こうした親鸞の人間観からすれば、人間の本性は根源的に悪ということになろう。これは、ロジャーズが人間の本性を善として捉え、ブーバーが中性的に捉えたことに比べて、際立った特徴である。

ただし、親鸞が人間の本性を悪とするのは、宗教的自覚に立った自身のあり様を見据えてのことであって、ロジャーズやブーバーのように臨床的あるいは対話の実践を通して導かれたものではない。その意味で、個別的主観的な人間観である。けれども、そうした信念を生きている自己が他者に対してどのように開いていくのかを考えるときには、そこに普遍性や客観性が見出されることになるのである。

まさしくこの他者への開示性において、真宗カウンセリングの実践的態度が一つの輪郭を帯びてこよう。すなわち、自己の本性を悪として自覚した者が、迷いや苦しみの渦中にある他者と関わるとき、それはもはやケアの関係性とは言い難いものとなる。人が人をケアするという場面での〔ケアする人―ケアされる人〕という関係構造が崩れ、どちらもケアを必要とする人間、救済されるべき人間であるという深い内省が、両者の関係に大きく反映することになるのである。したがって、この相対的な関係構造の中に、もはや〝ケアする人〟を見出すことはできない。真にケアするのは、相対的な人間ではなく、絶対存在としての〈仏〉であり、根源的実在としての〈法〉のはたらきである。そして、そのはたらきに照らし出される自己と他者は、ともに煩悩にまみれて生きる我執的存在であり、にもかかわらず、ともに如来大悲の本願力に生かされている願的存在であるという意味で、「同朋」と呼ばれるべき関係にあり、ここに絶対的な平等性の根拠が明らかとなる。[20] たとえ両者に役割上の区分があったとしても、それは便宜的なものにすぎないのである。

このような「同朋精神」に立った真宗カウンセラーの実践的態度は、「聞法《もんぼう》」というあり方に結実する。「聞法」とは、文字通り、仏法を聞くことである。単に「聞く」こととは異なる。普通、誰かの話を「聞く」という場合には、相手の言葉が音声として耳に入り、意味内容として意識に取り入れられ、その意味内容が思慮分別されて、行為の判断材料となる、といった心理過程が想定されよう。けれども、ケアの営みにおいては、「聞く」ことがそのまま「受容」を意味するのである。これはロジャーズがとくに強調した実践課題である。「受容」は「無条件の肯定的配慮」とも言われるが、相手の言葉に価値判断をまじえずそのまま受け容れ、相手の存在全体を肯定するのである。また、それは共感の前提でもあり、相手の人格的成長を促進する契機でもある。「聞法」は、こうしたカウンセリングの「聞く」という受容的態度を踏まえつつ、相手の言葉を、そして相手の存在的意味を、そのまま根源的実在である〈法〉からの呼び声として「聞く」のである。

「聞法」とはいのちそのものであり、「聞法の実践性を欠くと、真宗はその生命を失って枯渇し、形骸化し、あるいは死滅してしまうであろう」と西光は述べている。そうした「聞法」の実践性の意義を再認識することができたのは、ロジャーズのカウンセリング理論から体験的に学んだ「聞く」ことの重要さと難しさの問題からであった。[21][22]

何をどう聞くのか。人間としての関わりのなかで、「いま・ここに」ともに生きている実存としての「私」と「あなた」の心を、ありのままに聞くのである。ここに、真宗の「聞法」とカウンセリングの「聞」との、実存的接点がある。……「聞」の深まりは、真宗とカウンセリングとの交流と統合の深まりであるといってよい。[23]

クライエントの語る言葉に耳を傾けてその心をありのままに聞き、同時にカウンセラー自身の心に起こってくる様々な感情にも鋭敏になりこれをありのままに聞く。このようなカウンセリングの体験過程を、根源的実在である〈法〉からの呼びかけとして受け止めるとき、「聞」は深まっていき、「聞法」の実践的態度へと連なっていく。

ケアにおける実践的態度という点では、西光の考え方は、ブーバーよりも明らかにロジャーズに接近している。実際のカウンセリング場面での真宗カウンセラーの態度は、外見上、ロジャーズ派の実践技法を踏襲していると言ってよい。非指示的であり、傾聴や共感に重点を置き、双方が自己一致しているかどうかに心を傾ける。けれども、表面的には見えてこないが、真宗カウンセラーの内的世界では、そうした通常のカウンセリング関係を、絶対存在である〈仏〉の大悲に包まれた場として感じ取っている現実があり、カウンセラーとクライエントがつねに根源的実在としての〈法〉に照らし出されているとする実感をもっている。このような感覚は、直接的な形ではクライエントに表出されない。けれども、カウンセリングが進行していくうちに、カウンセラーの言動や姿勢、醸し出す雰囲気などに触発されて、クライエントの側に「真宗」の教えに対する主体的な関心や要求が高まってくることがある。[24]そこでは、真宗カウンセラーと「真宗」を求めるクライエントの関係が生まれることになろう。この関係性のもとで「聞法」の意義がいよいよ徹底して自覚されることになる。平面的な二者の関係性が、〈法〉に開かれた二重の関係性へと転換していく機縁を、ここに見ることができるからである。

さて、西光のいう「聞法」の実践的態度は、ブーバーの「確証」に比べると、異なった方向性をもっていると言わざるを得ない。「確証」は、相手にふさわしい形で〈真理〉が実現していく、そのはたらきを確かめて指し示そうとすることであり、能動的な態度として表れる。一方、「聞法」とは、「宿業の身に起こる出来事を〈法〉の呼び声として聞く」という態度を自己の信念として確立している者が、他者とケアの関係に入ることによって、感化力がはたらいて、その他者の内的世界に揺さぶりをかける事態として表れるのである。しかも、そうした感化力はケアする側が自発的に生み出したものではなく、絶対存在たる〈仏〉の本願力（絶対他力）によって起こってくるはたらきとして理解されるのであり、これを受け取る側、このはたらきを「聞法」する求道者は、あくまでも受動的である。

このように、ブーバーと西光は、いずれも超越の次元への視座に立ってケアの問題を考えていながら、ケアの実践的態度についてはその違いを鮮明にするのである。能動的な「確証」に対して、徹底して受動的である「聞法」という態度を提示している点で、真宗カウンセリングは、現代のケア論の領域に独自の位置を与えることができるだろう。[25]

Ｖ．まとめ

西光の提唱した真宗カウンセリングは、構造的な面からすると、ブーバーの思想に類似しており、実践的な面からすれば、ロジャーズのカウンセリング論を踏まえつつ、これを親鸞浄土教の伝統に寄せて深めている。このように見ると、真宗カウンセリングというのは、ブーバーとロジャーズというケアの思想の二つの巨星のもとに生まれ落ちた申し子と言えるのではなかろうか。

とはいえ、真宗カウンセリングの考え方を現代のケア論の領域に導入していく上で、気になる点が一つある。それは、真宗カウンセリングが「真宗の教法に帰依《きえ》する心を根底において」行われる点である。すでに〝真宗〟という言葉から、日本仏教の一宗派というイメージに引っ張られて、この思想にケア論としての普遍性を見出すことを困難にしているところがある[26]。その上さらに、「真宗の教法に帰依する心」を問題にするとなると、やはり〝特定の世界観において意味をもつケアの考え方〟という印象を与えかねないであろう。

西光自身は、こうした問題をつねに意識していたようである。〝真宗カウンセリング〟という名称については暫定的なものであることを強調しているし[27]、また晩年には〝仏法に基づく人間尊重のアプローチ＝Dharma-based Person- centered Approach：ＤＰＡ〟といった名称を採用している[28]。

しかしながら、事の本質は名称の問題ではあるまい。宗教者がケアの問題に関わる以上、そこでは宗教的自覚のもとに実践する〝信仰主体〟が、必然的に問われてくる。「真宗の教法に帰依する心」とはまさにこのことを指している。けれども、ケアの場面において信仰の問題が前面に語られるときには、往々にして〝自宗教の独善化〟という厄介な罠が深く影を落とすのである。

このような〝宗教者が行うケア〟につきまとう排他性をどう乗り越えるのかについて、西光の見解の中からあえて答えを探り当てるとすれば、「人間が真の人間になる道」の発見ということになるかもしれない。

それは、現代という混迷した時代情況の中で、ケアという問題が取り沙汰され、カウンセリングや心理療法などによって心の深層の根の深さ、不可思議さが注目されるに至って、「真の自己とは何か」という問いかけが、ますますリアリティをもって現代人に迫ってきている。そうした問いかけの根底に潜んでいるのが「人間が真の人間になる道」を求めようとする欲求である。そして、この欲求をどう実現するのかが、ケアと宗教の共通の目標であり、ひいては現代人の根本課題にほかならない。

真宗カウンセリングの実践は、この「人間が真の人間になる道」の一つにすぎないのであり、他にもいろいろな形があってよい。ロジャーズが提起した「自己実現」という用語もまた「人間が真の人間になる道」への通路として理解するのであれば、心理学や宗教といった区別に関わりなく、必然的に人間存在の根源的問題へと収斂していくことになるであろう。(29)

西光の見解を敷衍していけば、「真宗」の信仰主体もまた、「人間が真の人間になる道」を求めるところに成り立つのであり、同時にそうした自覚をもつ者がケアの場に参入するときには、相手もまた「人間が真の人間になる道」にどのように開かれるのかが問われてくるに違いない。しかも、この「人間が真の人間になる道」を真摯に探究していくならば、ブーバーが言うように「素朴な人間性」の限界を認めざるを得ないであろう。なぜならそれは「真の自己とは何か」を明らかにする方途を覆い隠してしまうからである。

自己は、自己を超越する生成のはたらきに開かれることによって、初めて自己となる。ケアの関係性にははたらき出す生成力とは、自己が真の自己となる、人間が真の人間になるための根源的な導きであり、ケアの営みが究極の指標とすべき原理であると言えるだろう。

註

(1) 藤田清『仏教カウンセリング』（誠信書房、一九六四年）、同「仏教カウンセリング」（『講座仏教思想　第三巻「倫理学・教育学」』理想社、一九七六年）。
(2) 藤田・一九六四年、四二頁～四三頁。
(3) 藤田・一九六四年、五〇頁～五四頁。
(4) 藤田・一九六四年、五四頁～五六頁。
(5) 藤田・一九六四年、七九頁～八二頁。藤田は、この方法を「否定的啓発法」と名付けている。
(6) 西光義敞のプロフィールや著作などについては、近年開設された「ＤＰＡ研究会」のホームページ（http://dpa.client.jp）において詳しく紹介されている。なお、『西光義敞教授著作集』全七巻が編集されてはいるが、非売品の上に、その内容もまだ資料として十分に活用できるほど整理されているとは言い難い。本章では、西光の論文等を引用する際、『著作集』には依らず、そのつどの刊行物を取り上げることとする。
(7) 西光義敞「真宗カウンセリングの成立」（西光義敞編著『援助的人間関係』永田文昌堂、一九八八a年、四二頁）。
(8) 西光・一九八八a年、四七頁。
(9) 西光・一九八八a年、五一頁。
(10) ブーバーとロジャーズの対談の記録は、早くは京都大学発行の英文雑誌において公刊されている。M. Buber and C. Rogers, 'Dialogue between Martin Buber and Carl Rogers,' "*Psychologia*", vol. III-No. 4, 1960 pp. 208-221. その後、両者の著作集にもそれぞれ収録されるなど、いくつかの版が公刊されたが、一九九七年に、精密な音響機器を利用して新たにテープを起こし、相づちや間合いなども含めて再現し、既存のテキスト版を検証して訂正なども行った、詳細な記録が作成され公刊されるに至った。R. Anderson and K. N. Cissna, "*The Martin Buber - Carl Rogers Dialogue: A New Transcript with Commentary*", State University of New York Press, Albany, 1997.

〈山田邦男監訳『ブーバー　ロジャーズ　対話』春秋社、二〇〇七年〉）。

本章では、対談の内容を引用する上で、この一九九七年版テキストを採用している。引用に当たっては、テキストに割りふられている発話者の発言順の通し番号を用いている。各発言の後に付されている数字はそれである。

（11）諸富祥彦「思想家ロジャーズ」（久能徹他著『ロジャーズを読む』岩崎学術出版社、一九九七年、一一一頁～一二五頁）。ここで諸富は、ロジャーズの人間観を擁護する立場からこの対談を考察し、ブーバーとのすれ違いを人間本性の理解についての根本的な対立に見ている。ただし、ロジャーズは決して悪の問題を避けているわけではない。晩年のロジャーズは、民族紛争や世界平和の問題に取り組む中で、身を挺して悪の問題に向き合った。その行動の支える信念こそ、生得的な悪など存在しないという信念であった、と諸富は述べている。

（12）対談においてブーバーが提示した「確証」の概念を〈真理〉との関連において理解する必要があることを指摘したのは、教育哲学者の吉田敦彦である。吉田敦彦「ロジャーズに対するブーバーの異議――援助的関係における「対等性」と「受容」の問題をめぐって――」（『教育哲学研究』第六二号、一九九〇年、三二頁～四六頁〈吉田敦彦『ブーバー対話論とホリスティック教育』勁草書房、二〇〇七年に改稿再録〉）。本章のブーバー思想の理解は、基本的にこの吉田論文に依るところが大きい。ところで、関連する論文を渉猟する中で、"confirmation"に「確認」「承認」「奨励」といった訳語を当てて理解する研究者もいることがわかった。これらの訳語は援助的関係の実際に即している点で自然な解釈であるとはいえ、ブーバーがあえてこの言葉を採用した意図が薄れてしまうようにも思われた。

（13）以下に見るブーバーの真理観は、吉田・二〇〇七年、一八三頁～一八五頁、二一一頁～二一五頁に基づいてまとめている。

（14）M. Buber, '*Urdistanz und Beziehung*', in "*Buber Werke I; Schriften zur Philo-sophie*", Kösel-Verlag, 1962, S.421.（「原離隔と関わり」〈稲葉稔・佐藤吉昭訳『ブーバー著作集哲学的人間学』みすず書房、一九六九年〉）

（15）西光義敞「仏教とカウンセリング」（恩田彰編著『東洋の智恵と心理学』大日本図書、一九九五年、四九頁）。

（16）以下の仏教の人間観との対比によるロジャーズの人間理解への批判は、主に次の論文に基づいてまとめたものである。西光義敞「親鸞の対人的態度と人間観――C・R・ロジャーズの理論を手がかりとして――」（西光義敞編著『援助的人間関係』永田文昌堂、一九八八b年、七四頁～八二頁）。西光義敞「真宗カウンセリングの人間観」

（『仏教と人間　中西智海先生還暦記念論文集』永田文昌堂、一九九四年、三四一頁～三四三頁）。

(17)　真宗カウンセリングの二重関係構図については、主に次の論文の中で詳しく説明されている（西光・一九八八ａ年、四七頁～五〇頁、西光・一九九五年、四六頁～四九頁）。

(18)　本章では、ブーバーの確証の概念について、意図的に使い分けをしている。確証はもともとブーバーの思想用語であり、対話的人間関係において〈真理〉のはたらきを確かめ証するという意味である。この原意に即して用いる場合には〝確証〟と表現している。他方、ロジャーズとの対話の中でブーバーが語った確証は、ケアの実践的態度としてケアする相手の向かうべき方向性を見極めるという意味であり、この場合には「確証」と表現している。

(19)　西光・一九八八ｂ年、七八頁～七九頁。真宗教学の伝統では、この自己存在の矛盾する自覚の中に救いを見出す実存的様態を、「機法二種の深信」と呼んでいる。

(20)　西光・一九八八ｂ年、七九頁。

(21)　西光は、親鸞の『教行信証』信巻にある次の文を引用して、「聞法」の意義についての教学的な理解を試みている。（西光義敞「浄土真宗の聞法と法座に関する一考察」〈水谷幸正先生古稀記念会編『仏教教化研究』思文閣出版、一九九八年、三九二頁～三九五頁〉）。以下に、要約を記す。

しかるに『経』（『大無量寿経』下巻）に、「聞」といふは、衆生、仏願の生起本末を聞きて疑心あることなし。これを聞といふなり。「信心」といふは、すなはち本願力回向の信心なり。

この文には「聞」という言葉が二度使われている。最初は、「仏願の生起本末を聞きて……」の「聞」。二度目は、「……聞きて疑心あることなし。これを聞といふなり」の「聞」である。この二つの「聞」は語義が異なるわけではない。二度目の「聞」は、疑心をまじえて聞くことがあるのを予想して、疑心のない聞こそが真実の聞であると念をおすために置いたものである。疑心のない聞とは、自力心を入れずに聞くこと、すなわち他力において聞くことである。他力とは如来の本願力のことであり、それゆえに、「聞」とは、本願力によって回向される「信心」と同じ意味となる。したがって、「聞法」が成り立つためには、他力の「信心」に基づいていなければならず、「聞」とはすなわち「信」である。ところが、われわれの現実は、疑心をもち自力のはからいをまじえて聞くことのほうが圧倒的に多く、聞即信の身になることがいかに難しいかという、切実な問題がある。しかし、だからこそ自力と他力の往復運動の中に「聞法」実践の妙意があると言えよう。

(22) 西光・一九九八年、三八九頁。
(23) 西光・一九八八a年、四〇頁～四一頁。
(24) 西光・一九八八a年、三六頁。
(25) 筆者は、「日本仏教教育学会第一八回学術大会(二〇〇九年)」において、ブーバー・ロジャーズ・西光のケアの実践的態度を、能動・受動／「人間」中心・「真理」中心という関係軸に即して位置づける試みを発表している。
本章は、この研究発表の内容をもとに再考したものである。拙稿「真宗カウンセリングの教育思想的位置」(『日本仏教教育学研究』第一八号、二〇一〇年、一三二頁～一三六頁)。
(26) ただし、真宗カウンセリングの「真宗」は、決してセクト的な宗派や教団を意味する言葉ではない。この言葉は、親鸞が師の法然の開顕した専修念仏の教えを主体的に受け止め、真実の仏教に照らされてわが身が救済に預かったことの感動を「真宗」(真実の教え)と呼びならわしたことに起因する。したがって、「真宗」とは、あくまで仏教の主体的な受け止めを指す言葉であり、さらに言えば、「真の自己とは何か」という問いへの応答的責任を実存的に引き受けるための言葉なのである。
(27) 西光義敞「仏教カウンセリングの立場と課題」(『人間性心理学研究』第一三巻第一号、一九九五年、三〇頁)。
(28) 西光義敞「仏法に基づく人間尊重のアプローチ」(『人間性心理学研究』第二一巻第五号、二〇〇三年、一頁～五頁)。
(29) 西光・一九八八a年、三九頁。こうした見解を見るかぎり、西光は、宗教的ケアという特別なケア領域を設定してこれを心理的ケアと区別する、といった考え方には立っていない。人間が苦悩と真摯に向き合いこれを反省的に掘り下げたときには、どうしても宗教的要求に結びつかざるを得ない。したがって、そうした人間の苦悩に寄り添うということは、必然的に宗教に尋ねるほかなくなるのである。なお、西光は「人間が真に人間になる道」の考察に先立って、人間性を主体とする宗教の核心を「霊性の覚醒」に求める鈴木大拙の宗教観を取り上げ、これをカウンセリングと結びつけて考察している(西光義敞「カウンセリングと仏教」『仏教福祉』第九号、一九八三年、七一頁～八九頁)。

補論　ケアの関係性が死の向こう側に開かれること

Ⅰ．多重の関係性に開かれたケアの関係性

仏教カウンセリングは、相対有限である私とあなたが、絶対無限としての仏＝法からはたらいてくる「真の自己」を自覚的に探究しようとする心を呼び覚ます声を聞くという「聞法《もんぽう》」の実践的態度を明らかにすることで、ケアの営みにおいて、超越の次元と直接に交渉するための方途を見出した（第六章）。その点で、仏教的ケア論としての独自の展望を切り開いたと言える。

相対有限である私とあなたの関係が、絶対無限としての仏＝法と関係する、という二重の関係構図は、ケアの関係性の最も根源的なあり方を示している。この構図を、法界縁起説《ほっかいえんぎせつ》に基づくケアの関係性の成熟プロセス（第五章）に位置づけるならば、第三のステージ（理事無碍法界《りじむげほっかい》としてのケアの関係性）に相当すると見ることができ、ここから第四のステージ、すなわちケアの関係性が多重に関係するという構図（事事無碍法界《じじむげほっかい》としてのケアの関係性）へと発展する可能性を理論的には含んでいることになろう。

ところで、西光自身は、仏教カウンセリングの意義を、現代社会にふさわしい仏教伝道のあり方として捉えてい

たようである。(1) とかく僧侶たちは、仏＝法のはたらきを教理として語り、それによって一方的に人々を教え導くことが伝道であると思いがちである。けれども、仏教カウンセリングの場合、まずは相手の抱える苦悩や葛藤をありのまま傾聴し、相手に寄り添い、その苦しみを受け止めつつ、これを乗り越える道を共に模索しようという基本姿勢に立つ。そうした営みを続ける中で、相手の内面に自ずと仏＝法のはたらきについての気づきが起こるのであれば、そこに伝道が果たされると考えるのである。

伝道のあり方をめぐるこのような発想の転換は、何も仏教に限ったことではない。これは言わば、ケアの思想が現代の様々な局面において要請されていることの端的な事例である。その核心にある考え方を、耳慣れた言葉で表現するとすれば、「共生（coexistence）」ということになろう。

共生とは、〝共に生きる〟という意味であるが、これは単に空間や時間を共有することではなかろう。主体的世界を生きる者同士が、互いに関係し合い協同し合うことで、生の営みが活性化し創造的にはたらいて、共に精神の変容が引き起こされることであり、すなわち「実存協同（existential communion）」と呼ばれる事態にほかならない。

そして、この共生主義、実存協同への転換が起軸となって、まさしくケアの関係性の第四ステージが開かれてくるのである。相手の世界に寄り添うとき、その世界は単調ではなく、多種多様な関係性が幾重にも連なって広がっている。私もあなたも一個の生命として、ここに独立して存在しているわけではない。ここに在るということが、すでに関係性の宇宙に包まれている。これまでにめぐり会ってきた様々な関係の重なり、それは人間に限らず、自然や動植物、文学や芸術や芸能、学問や哲学や思想などとの関係である。そうした関係には、そのつど開かれる文化、風土、歴史、習慣などが関係しており、またそれに伴って蓄積される経験、知識、感覚、物語などが関係しており、そこから湧き上がるイマージュ、想念、情念、論理などが関係している。〝寄り添う〟とは、そうした関係性の多重的連関の内奥へと踏み入っていくことなのである。

このような関係性の多重的な連なりを、唯識《ゆいしき》思想では「アーラヤ識《しき》」と呼び、華厳《けごん》思想では「重重無尽縁起《じゅうじゅうむじんえんぎ》」と呼んでいる（ちなみに、近代以降でこの問題に言及したのは、C・G・ユングの「集合的無意識（collective unconsciousness）」の概念であろう）。そして、ここで最も重要なことは、この多重的で集合的な関係性の力動が、生の営みの全体に通じているとともに、そこからさらに生の営みそれ自体をも突き抜けている点である。

Ⅱ．死生観の空洞化

生の営みを突き抜けるとは、死の向こう側に開かれていることを意味する。唯識思想の説く「アーラヤ識」は、個体生命の経験世界を蓄積し新たな経験世界を生み出すという変転を繰り返すのみならず、さらには過去世・現在世・未来世の三世にわたる業報輪廻《ごうほうりんね》を実現していく機構でもある。ここでは、生の営みが肉体によって封じ込められた時間の枠内を超え出てしまっている。個体生命は死んでも、また新たな個体生命として生まれ変わり、生の営みが絶え間なくループするというのである。

仏教は、この業報輪廻を苦しみの現実と捉え、そこから離脱することが成仏することであると説いてきた。浄土教思想は、この説を発展的に継承して、阿弥陀仏の本願力によって「浄土」に往生させてもらい、苦しみの現実から解放される道を説いた。このことを「後生《ごしょう》の一大事」（蓮如『御文』）と表現したりもする。後生とは来世のこと、つまりは死後における救済である。

仏教思想が語るこのような死生観は、今日ではリアリティをもって迎えられているとは言い難い。とはいえ、現代人の多くが、生の営みに決して満足しているわけではないことも事実である。日本では、ここ数年、自殺者が年間三万人を超えるという事態が続いてきたが、潜在的にはこの何倍もの自殺願望をもつ人がいると言われている。また、地域共同体の崩壊とともに、誰にも知られずに死を迎える孤独死も増加しており、深刻な問題となっている。セーフティネットの行き届かない社会環境のもとで、日常の空虚さや閉塞感を抱え、生きることの意味や充足を感じられずに死の向こう側に救いを求める人々は、想像以上に多いのではなかろうか。

越境する「ケア学」の提唱者である広井良典は、戦後日本の経済成長と物質的な富の拡大を追求するという強力な信仰が機能した時代が終息に向かっていくことで、「死生観の空洞化」ということが危機的課題として現実のものとなると警鐘を鳴らしている[2]。そうした状況は現在もなお継続しており、むしろ切迫化してきていると言えるだろう。

「死生観の空洞化」とは、「死の意味がわからないということであり、同時に「生の意味づけ」がよく見えない、という感覚である」と説明されている[3]。それは要するに、〈死の向こう側についての一定の答えがない状態〉と言い換えることができるのではないか。すなわち、生の営みを死の向こう側との関係において理解するという視座の欠如である。

死の向こう側の世界などそもそも存在しない。死んでしまえばそれでおしまい。〝無〟である。だから、それ以上考える必要はない。ただひたすらに生の充実のみをはかればよいのだ。このような価値観は、現世中心志向の現代人には馴染みのあるものであろう。しかし一方で、物質的に過剰に供給されている日常の中で、ふとしたきっかけから、生きている実感がもてず、生きる意味を見出せなくなる自分に、息苦しさを感じるときがある。定型的な言い方をすれば、「私は、どこから来て、どこへ行くのか」という漠然とした不安感が起こるのである。〝どこ〟とは、生の世界の範疇のどこにも見出せないどこかである。それは、誕生以前、または死以後、個体生命の起源、あるいは、今現在の生の世界とは次元の異なる世界、他界である。

生の営みは、その限界状況に触れることで、生の営みを超越した世界を求めざるを得なくなる。それが、他界への衝迫であり、死の向こう側に開かれるということである。この衝撃は、とりわけ死生観が空洞化した現代人にとって、かえって脅威として受け止めるほかない事態として映ることだろう。

Ⅲ．霊魂不滅

死の向こう側に開かれる契機は、もう一つある。死者との邂逅《かいこう》である。死者とは、死の向こう側へ先に逝った者のことである。しかしまた、死者とは、死の向こう側から生者のもとに届けられた呼び声であり、生者の世界に臨在している者でもある。

私たちが死者と出会うのは、多くは、死別という形で経験される他者の死を通してである。死んだら無になる、何も残らないと普段は考えている現代人であっても、心を通い合わせた者を喪ったときには、嗚咽《おえつ》して死者に呼びかけることであろう。死の向こう側に何らかの世界が広がっている。霊魂の実在を確信しなければ、死者に向けられた悲愛の情念は、成就することがない。

他者の死に伴う悲しみについて、仏教はどれほど語り得ることができるのであろうか。禅仏教者の鈴木大拙は、

「霊魂不滅」と題された小さなエッセイの中で、次のようなエピソードとそれについての思索を述べている。(4)
小学校を出たばかりの長男を突然に亡くし、どうも心が落ち着かなくなってしまったと訴える人が、大拙の友人の僧侶を訪ねてきた。そこで言うには、家は仏教ではないが、息子のためにお経を読んでほしい、そして説教もしてほしい。ただ一つ注文がある。その説教は、霊魂があって、それが不滅であるということにしてもらいたいのだ、と。

大拙はこの人の申し出が実に示唆的であるとして、霊魂についての思考をめぐらしていく。そして、「霊魂があった方がよい。それでよいではないか」と結論づけるのである。霊魂が有るか無いかを論理的に立証しようとしても、この人が悲しみの底から解き放たれることはない。むしろ、死者となった息子の霊魂の実在を直感している。だが、息子の霊魂に、何を、どう語りかければよいのかわからない。息子の霊魂を感じていても、それに応えるための方法がわからない。だからこそ、僧侶に読経を頼んだのである。さらには、息子の霊魂の実在を、僧侶を介して確証したいがために、霊魂不滅を説いてほしいと願ったのである。この人にとって、死者となった息子は確かに現前しており、その霊魂は不滅である。よって、霊魂はあった方がよいのである。

近代以降の文献学に基づいて構築された仏教学は、観念的に仏教の教理を論究するのみであり、死者と生者との関係を必ずしも豊かにするものではなかった。空・無我を根幹とする仏教の教理からみれば、個体生命は、そもそも非存在である。存在しているように見えるのは、五蘊仮和合《ごうんけわごう》によって現象が生じているからにすぎない。また五蘊の要素もすべて実体はなく、自性《じしょう》をもたないのであるから、結局は非存在である。したがって、死後も続くような霊魂の実在、死者の存在などは、仏教の教理から見れば何の根拠もなく、人間の妄念、感傷にすぎないということになる。けれども一方で、仏教は業報輪廻を説き、そこから救済される道としての死後の浄土往生を説いた。

こうした矛盾を、仏教の教理に照らして考えてみたところで、仏教はますます教条的になるばかりで、個々の苦しみの現実からは遊離していくことであろう。

仏教が共生主義の視座、実存協同の思想に立って他者との関わりの場に臨むとき、その始まりとしての態度は、他者の内的世界を受け容れることである。死者の問題は、そうした転回を如実に反映しており、仏教における試金石であると言ってもよいのではなかろうか。

死者が存在するのか否か、霊魂の有無については、教理的に決着をつけることができるかもしれない。けれども、他者の死を通して湧き上がってくる悲哀の事実、そこにおいて感得される霊魂不滅の確証は、教理によってはかれるものではなく、切り捨てることのできない実存の深淵である。

仏教の思想展開とは、そうした実存の深淵につねに寄り添ってきた歴史でもあったのではないか。近代の仏教学は、このことを土着性との習合と捉えて、本来の仏教のあり方とは異なるものだと痛烈に批判してきた。確かに霊魂不滅を認めてしまうことは危うさを含んではいる。仏教としての矜持《きょうじ》を保つことができなくなるかもしれない。しかしながら、仏教が本当に応えねばならないのは、教理の整合性ではなく、人間の苦悩、苦しみの現実である。実存協同に立つというのは、苦しみの現実を、苦しみの現実に即しつつ、共に越えていこうとすることにほかならない。そして、それゆえにこそ、そのような関係性の深まりにおいて、死の向こう側の世界、霊魂不滅の世界が開かれるのである。

Ⅳ．葬式仏教

文化史的に見れば、仏教は死者の問題と深く関わってきた宗教であると言える。とりわけ日本仏教では、僧侶が、葬送儀礼を引き受けるという形で、死者の問題に対して大きな役割を担ってきた。

しかし、「葬式仏教」という言葉には、幾ばくかの揶揄や批難の意味合いが込められている。江戸幕府の対キリシタン政策のもとで寺檀制度が確立され、寺院による民衆の統制が徹底する中で定着したのが、葬式仏教である。江戸時代は、仏教に特権的な地位が与えられ、原則として日本人はすべて、どこかの寺院の檀家になることが義務づけられた。檀家とは、寺院の経済基盤を支える基本単位としての世帯のことである。寺院は、檀家の構成員の生誕から死、そして死後に至るまでを管理する機関となり、僧侶は、檀家の誰かが亡くなると、その死を確認し、葬送儀礼を執り行い、また年忌法要を仕切った[5]。寺檀制度とは、政治支配システムの中に仏教が囲い込まれたことの証であり、仏教が世俗権力に迎合して骨抜きにされた結果であるとする見方がある。そのため、寺檀制度のもとで成立した葬式仏教は、「仏教の衰微と堕落[6]」の象徴であるとの烙印を押されるようになったのである。

近世社会に形成された、このような政治的制度であり文化的習慣でもあった葬式仏教は、形を変えながら現代社会においてもなお継続してはいる。しかしながら、現代における葬式仏教は、寺院と檀家の関係を引きずってはいるものの、精神的な結びつきが希薄なままに行われているのが大半の実情である。都市部などでは、もはや寺院とのつながりすらなく、葬儀という独特の雰囲気を演出するための飾りとして、葬祭業者と契約した僧侶が呼ばれ、形ばかりの読経をあげるあり様である。にもかかわらず、葬式の費用はかさみ、僧侶にはお布施と称する高い報酬が支払われる。(7) 仏教の形骸化という点では、近世よりも現代の商業化された葬式のほうがよほど進んでいるように見える。

とはいえ、仏教が葬送儀礼に深く関与するようになったのにも、それなりの理由があってのことであろう。はたしてその理由とは、いかなるものであったのだろうか。

原始仏教教団は、戒律を保ち無明煩悩《むみょうぼんのう》を克服するべく修行に邁進する出家者たちの共同体であった。彼らの目指すところはこの世の苦しみからの解放であって、死者の葬儀を行うなど考えることさえ及ばなかったに違いない。実際、ブッダは、涅槃《ねはん》に入るに際して、弟子のアーナンダに、自分の葬儀は在家者にまかせ、出家者は葬儀に煩わされる必要はない、と説いている。

このような仏教が、死者の問題に関心を示すことになったのは、やはり人々の苦しみの現実に向き合ったがためであると言うべきではなかろうか。その苦しみの現実とは、死者のゆくえに対する不安感である。つまりは、死者のあの世での幸福をどうしたら実現することができるか、という苦悩であった。そうした死者との関わりを「回向《えこう》供養《くよう》」と呼ぶ。

死者に善行功徳を回向してその霊魂を浄化するべく供養する。すでにインド仏教には、「餓鬼道《がきどう》に堕ちた死者は追善回向によって救済できる」とする教説が見られる。(8) また中国仏教でも、儒教の孝の思想を取り入れ、さらにこの世に未練を残した死者の怨念が生者に災禍をもたらすという道教の民間信仰を吸収して、「回向供養は、亡くなった親や先祖の孝行になり、また災禍をもたらす怨霊を鎮めることができる」とする教説を生み出すに至った。

日本の場合では、仏教以前の土着信仰において、死者についての二つの課題があったと言える。(9) 一つは、死者の霊魂には穢《けが》れがあり、これを浄化することで集合的な祖霊になると考えられていたが、そのための効果的な手段が要請されていたこと。もう一つは、従来の死者祭祀では、不遇な亡くなり方をした死者を浄化することに無力であり、怨霊がもたらす災禍には為す術《すべ》をもたなかったために、これを鎮める手段が要請されていたことである。[9]仏教者たちの慈悲の精神は、こうした死者祭祀の限界に苦しむ人々に真摯に向き合い、それに応えようとしたがために、回向供養の考え方を日本の風土の中に導入したのであった。

やがて、中世になると、阿弥陀信仰や弥勒《みろく》信仰と相俟って、死者を極楽浄土や兜率天《とそつてん》に往生できるように導くことを主眼とする救済観に基づく死者供養のあり方が広まり、念仏僧たちが葬送儀礼を担うようになった。また、叡《えい》尊《ぞん》教団の律僧たちも、戒律を護持することで死穢《しえ》に犯されることなく死者の救済を実践できるとして、積極的に葬送儀礼に関与していった。[10]さらに、地方においても、葬式講を中心とする村落共同体の中に「聖《ひじり》」と呼ばれる遁世《とんせい》僧たちが入っていくことによって、仏教による葬送儀礼がしだいに定着するようになったのである。[11]

このようにして、死者の救済を目的とした葬送儀礼が、日本仏教の典型的なあり方として浸透することによって、近世の葬式仏教の基盤が形成されたのであった。その実態は呪術的な儀式にほかならず、読経や念仏、真言などには不可思議な霊力が宿っており、それによって死者の霊魂は浄化されるという神秘思想を背景としている。また、結果的に見れば、これは生者の不安感から切り離された形での死者救済のあり方である。とはいえ、ここには仏教の実践がケアとしての機能に勝れていることを見事に示しており、人々の苦しみの現実に即してケアの関係性が切り開かれていくことの歴史的痕跡をはっきりと見ることができるのである。

V．死の向こう側とは何か

仏教カウンセリングは、絶対無限としての仏＝法という超越の次元を構造的に組み込むことによって、仏教的ケア論の独自の方向性を示した。しかしながら、死の向こう側については何も言及してはいない。むしろ他界や死者などといった問題については、意図的に避けているようにも見える。このことは、死の向こう側の世界を扱うことの難しさと危うさとを、それとなく警告しているかのようである。

死の向こう側の世界は、相対有限としての生の世界の範疇には含まれず、また絶対無限として表象される超越の次元とも言い切ることができない。あえて言えば、その中間地帯であろうか。それとも、超越の次元のヴァリエーションとして捉えるべきなのか。

ケアの関係性が深まるとき、様々な関係性が多重に関係し、その多重性の底を突き抜けるような形で、死の向こう側の世界が開かれてくる。死の向こう側の世界というと、普通には、誕生から死までのリニアな時間軸に基づく生の世界（この世）が存在し、その死の後にも続く、もう一つの生の世界（あの世）が存在すると考えてしまう。自然主義的な他界観や六道輪廻《ろくどうりんね》の考え方などは、このような理解のもとでイメージされた死の向こう側の世界である。とはいえ、この理解からすれば、死の向こう側はあくまで生の世界の延長であって、質的に変わらないことになろう。イメージそのものは一つの元型的な象徴を表しているとしても、死の向こう側とは本来的にはそうした枠組みの中に収まり切らない位相なのではなかろうか。

他界や死者というのは、物質のように存在するかしないかという二分法で捉えることができない。また、精神的な作用とも異なる。言うなれば、スピリチュアルな次元である。仏教カウンセリングにおいて重視される絶対無限としての仏＝法の世界もまた、スピリチュアルな次元である。スピリチュアルな次元は、人間の存在や思考のあり方を超越している。その意味で超越の次元と言い換えることもできる。超越であるから、生の世界と同質ではない。その延長上にあるわけではない。まったく異なる位相である。

にもかかわらず、スピリチュアルな次元は、私たちの心を呼び覚ます声として、今ここに臨在してくるはたらきでもある。超越とは、生の世界に属する私たちの相対的な関係性を包み込んで支えていると同時に、自己変容の体験を引き起こすはたらきなのである。ただし、スピリチュアルな次元にも、経験的事実に裏打ちされた個別的な性能をもつはたらきと、個別的な制約を超えた普遍的な性能をもつはたらきとの区別があると言うべきであろう。前者は、死の向こう側の世界であり、後者は、死の向こう側の世界をも包摂する絶対無限としての仏＝法である。

死の向こう側から立ち現われるはたらきは、純粋透明ではなく、生者のもつ悲喜交々《こもごも》の情念が投影された形で表出されることになろう。死者が生者に対して災禍をもたらすというのは、その一例である。死の向こう側の世界を扱うことの難しさ、そして危うさの根拠は、こうした点に見出すことができる。ケアの関係性が多重に広がっていくことは、かえって迷いを生み、苦しみを助長させる要因ともなり得るのだ。

しかし、だからこそ、ケアの営みは深まり、成熟するのだとも言える。日本仏教が葬式仏教としての命脈を今日まで保ってきたことは、人々の苦しみの現実に寄り添ってきた仏教の、ケアとしての機能の成熟をよく表している。同時に、そうした仏教のあり方を、絶対無限としての仏＝法に照らして自己洞察と内省を重ねていく「聞法」の実践的態度によって、どこまでも保つことが重要なのだ。そうでなければ、仏教はすぐにでも形骸化の一途を辿ってしまうからである。死の向こう側の世界とは、つねに両刃の剣なのである。

註

（1）西光義敞「浄土真宗の聞法と法座に関する一考察」（水谷幸正先生古稀記念会編『仏教教化研究』思文閣出版、一九九八年）。
（2）広井良典『ケア学──越境するケアへ』（医学書院、二〇〇〇年、一六八頁～一七〇頁）。
（3）広井・二〇〇〇年、一五七頁。
（4）『鈴木大拙全集　第三三巻』（岩波書店、二〇〇二年〈増補新版〉、三八六頁～三八七頁）。若松英輔『魂にふれる──大震災と、生きている死者』（トランスビュー、二〇一二年、一四一頁～一四二頁）。
（5）岩田重則「「葬式仏教」の形成」（『新アジア仏教史13　日本Ⅲ　民衆仏教の定着』、佼成出版会、二〇一〇年）。
（6）辻善之助『日本仏教史　第一〇巻　近世篇之四』（岩波書店、一九五五年）。
（7）島田裕巳『葬式は、要らない』（幻冬舎新書、二〇一〇年）。
（8）藤本晃『死者たちの物語──『餓鬼事経』和訳と解説』（国書刊行会、二〇〇七年）。
（9）池上良正『死者の救済史供養と憑依の宗教学』（角川選書、二〇〇三年）。
（10）松尾剛次『救済の思想──叡尊教団と鎌倉新仏教』（角川選書、一九九六年）。
（11）竹田聴洲『民俗仏教と祖先信仰』（東京大学出版会、一九七一年）、阿満利麿『仏教と日本人』（ちくま新書、二〇〇七年）。

第七章　死の向こう側に開かれることの意義——浄　土——

Ⅰ．はじめに

「死んだらどうなるのか」という問いは、誰でも一度ならず頭をかすめることだろう。それは、幸福なひとときに酔いしれているさなかに、不気味に忍び寄る一条の黒い影としてかもしれない。愛する人を喪ったときに、あの人はどこに行ったのかと悲哀とともに込み上げてくる切ない想いとしてかもしれない。いやむしろ、生きていることに何ら価値も見出せず、底の見えない絶望の中でもがき苦しみながら、藁をもつかむ思いですがるかすかな憧憬なのかもしれない。いずれにせよ、その問いの背後には、漠然とではあっても、死後世界としての他界のイメージが見え隠れしている。

いつの時代でも、「死」をありのまま受け止めることは容易ではない。死の向こうにさらに世界が続いていてほしいと願うことは、自然な欲求である。太古の昔から、人々はそうした願いを満たすべく、様々な他界観を産み出してきた。他界の存在を信じることで、死という苛酷な状況から目をそらし、死を無きものとし、一つの通過点とみなしてきた。死んだあとでも生きることのできる世界、それが他界であった。

けれども、近代の世界観は、そうした他界の存在を非科学的で根拠のない迷信として切り捨てることとなった。人間の日常感覚によって認識することができ、実証できる事象こそが現実であって、不可知なもの、実証不可能なものは、客観性をもたない絵空事である。肉体が滅んだあとにも何らかの意識が残り、そうした意識が向かう死後の世界があるのかどうか。そのような問題をまともに論じること自体がナンセンスでしかない。誕生から死までの間に起こる出来事について考察することは有効であっても、その枠を超え出た問題を扱うことに意味などない。言うなれば、生きていることがすべてであって、死んだらおしまい、という見方が常識となったのである。

こうして、他界を語ることは、今日ではタブーとなった。たとえ語られるとしても、それはオカルト的な関心であって、そこには何かしら胡散臭《うさん》さがつきまとう。けれども、私たちは、現実の中で他界について問うことはなくとも、空想の中ではごく自然に他界を受け容れることができる。ドラマや小説などでは、死後の世界や異次元の世界が当たり前のように描かれている。フィクションであれば、死という壁はいとも簡単に乗り越えられてしまう。逆に言えば、それほどまでに死を無きものにしたいという私たちの欲求は自然なものであり、死後にも続く他界の存在を潜在的に強く望んでいるのである。

他・界とは、「自」の世界に対する「他」の世界であるのだから、構造的には二項対立を前提にしている概念である。それは、「生」に対する「死」という形で表出されるのが通例であるとしても、見方を変えれば、「現実」に対する「空想」、「日常」に対する「非日常」などといった形で表れることもあろう(1)。

したがって、他界は、厳密に言えば、死後の世界とは限らない。現実の生活や人間関係に疲弊しきった若者が、虚無的に趣味の世界に没頭していく。そうした趣味の世界は、気晴らしの域を超えて、バーチャルなもう一つの現実となって若者の心を圧倒する。一日の大半をインターネットやゲーム、アニメなどに明け暮れる若者は、もはや他界を生きているとしか言いようがない。いわゆる〝引きこもり〟と呼ばれる現代社会の病理の隙間からは、他界の光景がぽっかりと口を開けているのである。

他界はしかし、社会との関係を断ち切り、自立した精神を奪っていくだけでなく、むしろ創造的な力を発揮することもある。たとえば、不登校の生徒を山間部にある廃校を利用した施設に集めて、寮生活をしながら立ち直りの支援をしている取り組みがある。ここにやって来る生徒は、最初はとまどい緊張しながらも、少しずつ表情が豊かになって自分を取り戻していき、やがては、現実社会と向き合おうとする力が育っていく。要はリハビリテーションの考え方であるが、そうした施設は、周囲の環境も手伝ってか、一種の他界の様相を呈している。言うなればそこは、不登校の生徒にとって、自分をありのまま認めてくれる桃源郷のような場所であり、居場所を失ったかつての日常空間である学校とは性質を異にするのである。このように、他界というのは、そこを経由することによって、自己を回復させ、精神的な成長を促していく架け橋にもなり得るのである。

他界には、向き合うべき現実から逃避させ自己を見失わせることと、現実に向き合わせ自己を回復させていくことという、相反する二つの機能がある。これら二つの機能は、死後世界としての他界においても、同じことが言えるのではなかろうか。

終末期患者や死別体験者、あるいは自殺願望をもつ者などにとって、「死」はつねに語りの中心的テーマである。「死」の語りを聞いていると、ときおり、彼らの内でだんだんと他界への衝迫が高まっていくのが感じられる。このとき、聞き手からすれば、そうした他界のイメージを、死への不安や恐怖、死者との別れによる喪失感や悲哀、生に対する絶望などを、緩和したり防衛したりするための生理反応として受け止めることが多い。「生」の側にいる者の感性は、彼らの気持ちにどことなく共感しながらも、そうした想いを、死を前にした心理現象として、冷静に片づけてしまう。

しかし、本当にそうだろうか。他界という観念形成は、本当に「死」という現実から逃避するための心理現象にすぎないのか。外面的には見えにくいかもしれないが、「死」の側に深く引きずり込まれた者の心の内では、他界への欲求が、かえってその人を変容へと導き、精神的な成熟をもたらす力となることもあるのではなかろうか。他界を追い求め、問い続けることによって、あるとき臨界点を超えて、まったく新しい境地が開かれることもあるように思われる。

かつて、まさしく他界を徹底して究めることを通して、「死」からの解放に至る道程を見出した思想があった。浄土教思想である。〝浄土〟という他界観へと導くことで人々の救済を説いたこの思想は、日本仏教において、何よりも民衆の間に最も広く浸透し、受け容れられてきた歴史をもつ。その意味で、浄土教思想は、日本人の精神性の基層部分を成してきたと言っても過言ではない。それゆえ、この思想を通して日本人の「死」の受け止めに対する円熟した相貌を見ることもできるように思うのである。

日本仏教における浄土教思想の展開は、他界という観念形成が果たす創造的な意義を考えるための示唆を与えてくれるのではないか。そのような期待を込めて、この思想の内奥に足を踏み入れてみることにしたい。

Ⅱ．自然主義に根差した日本人の他界観

文化人類学や民俗学の教えるところによれば、近代以前では、地上に現れたほとんどの民族が、霊魂の存在を信

じ、何らかの他界観念をもっていたとされる。[2]それらの他界観の中には、この世に近いところに、この世とよく似た相貌をもつ死後の世界が続いているとするイメージが見られる。古代から見られる日本人の他界観も、こうしたイメージに属することが指摘されている。[3]

もちろん、死者のゆくえは、地域的な差異もあれば、身分や階級などによっても異なりを見せるし、文化や時代によっても様々な変遷があって、必ずしも一辺倒ではない。[4]そうした中で、興味を引くのは、民俗学者の柳田國男(一八七五〜一九六二)によって紹介された、

人は亡くなると、あの世に往って祖霊となり、この世に生きている者(子孫)を見守り助ける存在となって、頻繁にあの世とこの世の間を往来する。そして、やがて再びこの世に転生してくる。[5]

という円環的な構造をもった他界観である。いつの時代からこうした他界観が現れて来たのかは定かではないが、おそらくこれは自然界における季節の循環をモデルにしたイメージではなかろうか。その意味では、ここには素朴で原始的な心性が投影されているようにも思える。

ところで、この世とあの世を往来する死者のモチーフというのは、他界の近さによって生じたダイナミズムとも言えなくもない。ここでいう他界、すなわちあの世なるものが、この世とどれくらい近いのかと言えば、そのイメージするところは、この世に連続する形で、あるいはこの世の背面世界として、あの世があるといった感じである。この近さは、山の上を越えたあたりとか、海の向こうにあるとする他界観よりも、もっと近い。あの世はこの世のすぐ隣にある。[6]まさに、この近さゆえに、死者はいとも簡単に二つの世界を往ったり来たりできるのである。他界の近さと他界をめぐる円環構造というのは、どうやら深く結びついているようだ。

さて、柳田が紹介する他界観においてもう一つ注目される点は、血縁や村落共同体の維持が主題化されているこ

とである。「祖霊」という考え方自体は、古代中国の儒の思想に起源があるという説[7]もあり、また、柳田は江戸期の国学者である平田篤胤（一七七六～一八四三）の思想の影響を強く受けているとも言われる[8]。ともかくも、ここで特徴的なのは、祖霊となった死者が子孫を見守り助けるといった役割を担っていることである。つまり、この他界観を支えている原理は、基本的に血縁をもった親族や村落共同体に向けられる人間の〈情愛〉であると考えることができるのである。

そのように見るならば、これは、今日でも少なからず日本人が共有する他界観のモチーフではなかろうか。一般に、日本人が「死」の問題に直面せざるを得なくなったときに、真っ先に思い浮かべるのは、家族の存在であろう。自分が亡くなっても家族が供養してくれる、死者となっても家族の行末を見守ってあげたい、あるいは亡くなった家族が自分たちをいつも見守ってくれている、などといった家族への〈情愛〉が、「死」の苦痛を軽減させる事例はいくつも見られる。

このように、自然主義に根差し、血縁や村落共同体への〈情愛〉に支えられる他界のイメージは、今日の日本人の感性にもつながるような広がりをもっているわけであるが、一方で、この他界観が、ある程度安定した社会秩序のもとで形成され、現世肯定的で享楽的な人生観を下敷きにしていることも否めないであろう。というのも、危機の時代においては、こうした人間のもつ素朴な〈情愛〉は無残にも引き裂かれてしまい、虚無の中に呑み込まれてしまうからである。

けれども、浄土教思想において示される他界観は、そうした破壊的・虚無的な精神状況のもとで要請されたものであり、精神の危機において最も効力を発揮するものである。

Ⅲ. 絶望から求められる他界

浄土教思想は、生の絶望から出発し現世の否定を通して希求される他界観を問題にしている点で、自然主義に根差した他界観とは対照的である。そうした性格をもつ浄土教思想は、とりわけ平安末期に登場した法然(一一三三～一二一二)によって、革命的な変貌を遂げることになる。

法然の説いた浄土教は、専修称名念仏《せんじゆしようみようねんぶつ》の教えであると言われる。それは、阿弥陀仏の本願力のはたらきを信じて、「ナムアミダブツ」と声に出して称えるならば、極楽浄土に往生するという、あまりにシンプルな教えである。

ここに言う「阿弥陀仏の本願力のはたらき」とは、浄土教思想の代表的経典の一つ『無量寿経《むりようじゆきよう》』の中に出てくるある物語を踏まえている。永劫の昔、一人の国王が、世自在王仏という覚者に出会い、その説法を聞いて道心を起こした。清浄なる悟りを開き仏になることを誓ったその修行者は、法蔵菩薩と呼ばれる。法蔵菩薩は、五劫という長大な時間をかけて思惟し、まことに殊勝なる四十八の誓願を立てる。これが本願である。その中でも、「すべての人々が、ひたすらに心から信じて、私の国に生まれたいと願い、わずか十回でも念仏するならば、私の国に生まれさせよう、もし私の国に生まれることができなければ、私は決して覚りを開かない」という第十八の本願は、条件や境遇を問わずに人々を救済しようとするものである。法蔵菩薩は、この本願を成就して阿弥陀仏となったことで、西方十万億土のかなたに極楽という名の仏国土=浄土を建立し、今現在に至るまで人々の救済のために説法しているというのである。(9)

要するに、阿弥陀仏が極楽浄土に往生するように今現在も人々に呼びかけているのであるから、私たちはこれに応えるべくただ声に出して念仏すればよい。そうすれば、阿弥陀仏は必ず救ってくださるであろう、という教えなのである。

現代の私たちからすれば、にわかには理解し難い教えであるが、こうした教えが当時の人々にとって説得力のある救済原理となった背景には、ひとまず時代状況の問題(10)が指摘できる。

それは、とめどもなく繰り返される天変地異や政治的混乱のもとで、凶作や飢餓や疫病などの苦境を強いられ、戦乱や争いが各地で頻発していた暗黒の時代であり、死のリアリティが日常を覆い尽くし、生の絶望が足元に満ちている、極端なまでに異常な社会状況であった。

法然と同時代人である鴨長明（一一五五～一二一六）は、『方丈記』の中で、飢饉によって荒廃した京の街の様子を克明に記録している。そこでは、腐臭を放ち蛆虫がたかる無数の死体に覆われた路地、路上に群がる乞食たちの悲痛なうめき声、飢えのために次々と行き倒れていく人々、古寺で盗んできた仏像や仏具を割ってそれらを薪として売る者、母親が死んだこともわからずに乳房に吸いすがる赤子、死体を見るたびにその額に阿字を書いて供養して回る僧侶の姿など、凄惨を極めている(11)。

さらに、人々は慢性的な死の恐怖から怨霊思想にとり憑《つ》かれて極度のパニックに陥り、祈禱や秘法に頼ろうとするも効果はむなしく、社会不安はなおいっそう拡大していった。おりしも仏法の効力がもはや失いつつある末法《まっぽう》の世に入ったと喧伝され、終末論的なイメージがますます広く蔓延していく時代でもあった。

危機意識が頂点に達したときに必然的に求められるのは、「ともかく安心して死ねる」という保証であり、裏を返せば、「死後の世界に希望を託す」という来世への信仰である。けれども、当時の人々にとっては、来世もまた決して安心できる世界ではなかった。

仏教にはインドの風土が生み出した因果応報《いんがおうほう》に基づく輪廻《りんね》の思想が深く根づいている。外来の仏教が日本に伝来し浸透したことの意義の一つは、自然主義に根差した他界観とはまったく様相の異なる、道徳主義的な他界観が植え付けられたことであろう。すなわち、善い行いをすれば幸福な境遇に生まれ変わり、悪い行いをすれば苦しみの境遇に生まれ変わる、という個人の行為責任をとことんまで追及する考え方である。そして、このことを強烈なインパクトをもって演出したのが、地獄の思想であった。

浄土教思想の先駆者の一人である源信（九四二〜一〇一七）の『往生要集』には、凄惨でおぞましい地獄の情景が痛々しいまでに具象化されている。生前に悪業を重ねた者は、地獄に生まれ変わり、鬼の形相をした番人たちに、身を引き裂かれ、極端な寒熱の中で、耳を覆いたくなるような叫喚を伴って、責め苛まれることが、延々と続くというのである。平安期には、こうした説明に基づいて、リアリティ溢れる地獄絵図が盛んに描かれている。

平安貴族たちは、死んだ後に地獄に堕ちることに何よりも戦慄して、財物を寺院に寄進し、寺院や仏像を新たに造らせ、写経をするなどして、もっぱら自身の功徳を積むことに励み、死後に極楽浄土に往生できるよう神仏に必死に祈願するようになった。

一方で、功徳を積むことなど到底叶わない民衆は、とにかく生き残るために、畜類を殺生し、戦乱に駆り出されて人を殺し、やむにやまれず盗みをはたらくなどして、罪業を積み重ねるほかなく、地獄の思想によって死後の平安すらも奪われて、ますます虚無的で頽廃的な世界を生きることを余儀なくされていたのである。

法然の説いた専修称名念仏の教えは、出口の見えない暗黒の隙間に差し込んできた一縷《いちる》の光であった。もっぱら声に出して念仏するだけで、極楽浄土に往生することができる。このメッセージは、絶望の淵にぎりぎりまで追い詰められた民衆にとって、因果応報の道徳主義的な価値観からの解放を告げると同時に、死後の問題に絶対的に安心することで、悲惨な現実をたくましく生きていくための力を与える言葉であった。法然の教えは、民衆のもつ集合的な危機意識が産み落とした、時代の寵児だったのである。

Ⅳ．宗教体験としての他界

とはいえ、専修称名念仏の教えは、時代的な背景を確認できたとしても、やはり理性的には了解し難いものであろう。なぜ本願を信じて念仏を称えるだけで極楽浄土に往生することが可能なのか、その根拠が見えてこないのである。

この教えの救済原理をはっきりさせるためには、法然自身の宗教体験を探っていく必要があるように思う。

『無量寿経』とともに浄土経典の代表とされる『観無量寿経』には、浄土の世界を観察する方法に「定善観《じようぜんかん》」と「散善観《さんぜんかん》」の二つがあることが説かれており(12)、ここから「観想念仏」と「称名念仏」という二つの実践方法が区別されてきた。

「観想《かんそう》念仏」とは、阿弥陀仏が説法する浄土世界の光景を、集中瞑想によって具体的にイメージ化して観察するというもので、能力の高い修行者のための実践方法とされる。一方、「称名《しようみよう》念仏」とは、「南無阿弥陀仏」の名号を口に出して称えるというものであり、能力の劣った凡人のための実践方法ということになる。

従来の経典解釈の常識からすれば、観想念仏こそが真正の念仏実践であり、称名念仏は予備的なものにすぎなかったわけであるが、法然はこの考え方をまったく転倒させてしまう。すなわち、浄土に往生するには、観想念仏を実践する必要はなく、もっぱら称名念仏のみを行えばよいとする易行道《いぎょうどう》の選択である。このことを裏づけるのが、先に見た『無量寿経』の第十八願である。「すべての人々が、ひたすらに心から信じて、浄土に生まれ変わりたいと願い、わずか十回でも念仏するならば、浄土に往生させよう」と説かれる一文であるが、法然は、ここでいう念仏の意味を、「称名念仏」と解釈したのである。[13]

法然の浄土教思想を考えるとき、私たちはこのような教理史的な説明に目を奪われてしまって、法然の思想展開においてはもはや「観想念仏」は捨て去られた、という先入観に陥ってしまう。けれども、ここに法然が稀代の瞑想実践家であったことを窺わせる興味深い史料が存在する。『三昧発得記《さんまいほっとくき》』[14]という法然の念仏三昧のあり様について綴られた記録には、法然が『観無量寿経』の「定善観」を忠実に再現して、光に満ち溢れる浄土を自在に観察している様子が、具体的な日付を追って詳細に記されている。また、法然の臨終場面の詳しい記録である『御臨終日記』[15]には、死の五日前において法然はなおも明晰な意識を保ったままで、自身の前世が釈迦の時代にインドで生きた修行僧であったことを語り、また、観音・勢至《せいし》菩薩や阿弥陀仏がすぐ眼の前に出現している、という強烈な幻視体験について語る様子が記されている。

これらの記録を、史実ではなく神話化され創作されたものだと切り捨てることは簡単である。けれども、法然の専修称名念仏に対する揺るぎない確信がはたしてどこに由来するのかを探っていくならば、こうした神秘的な瞑想体験がにわかに現実味を帯びてくるであろう。すなわち、法然はまことにリアルなイメージとして安らぎと光に満ちた浄土の世界を体感的に観察することができたからこそ、経典に説かれている阿弥陀仏の本願が真実であり、称名念仏による浄土往生は確実であると確信できたのではないか、と。

しかし、そうだとすると、法然が類い稀なる観想念仏の達人でありながら、民衆に対してはもっぱら称名念仏のみを行うことを勧めたというのは、矛盾であり偽善的ではなかろうか。このことをどう考えればよいのだろう。結論から言うと、法然は、称名念仏の中に、すでに観想念仏が包摂されていると捉えていたのである。法然の立場は、あくまでも、称名念仏こそが阿弥陀仏の本願を具現化する唯一の本来的実践なのであって、能力の劣った民衆には称名念仏を、という従来の念仏観に与《くみ》することなど決してなかった。それは、法然が、称名念仏を徹底して究めることにおいて本来の観想念仏が実現することを体験的に知っていたからであり、言うなれば、称名念仏と観想念仏の区別自体を無にしたためであると考えられる。

『選択本願念仏集《せんじやくほんがんねんぶつしゆう》』にある次の一文は、そのことを端的に伝えている。

念声はこれ一なり。何をもってか知ることを得る。観経の下品下生に云く、「声を絶えざらしめて、十念を具足して、南無阿弥陀仏と称せば、仏の名を称するが故に、念々の中において八十億劫の生死の罪を除く」と。今この文によるに、声はこれ念なり、念は則ちこれ声なり。その意明らかし。[16]

そもそも「念仏（buddhānusmṛti）」という言葉は、原義的には「仏の姿や形などをありありと思い起こすこと」であって、ここに「声」という意味を見出すことは難しい。[17]けれども、法然の宗教的確信からすれば、念は即ち声であり、声とは念にほかならないのであって、念と声とは一つなのである。そのため、念仏と言えば、称名念仏をおいてほかにはあり得ず、観想念仏もまた、実際には称名念仏ということになるのである。

町田宗鳳は、この法然の念声一致という問題を、宗教学者エリアーデのいう「ヒエロファニー（hierophany）」の概念を用いて説明している。[18]ヒエロファニーとは、聖なるものが何らかの媒介（木、石、天体、山河、神仏像、儀礼、宗教的シンボルなど）を通して俗なる時間や空間の中に顕現してくることを意味する。このことを踏まえて、町田は「念仏を称える声が穢土から浄土への存在論的移行を可能にし、まさに念仏が聖なるものと俗なるものの通路として宇宙樹の役割を果たしている」[19]と考察するのである。

この考察に基づいて、念仏三昧の実践を再現してみると、次のようになるのではなかろうか。はじめは意識的に発声していた念仏が、しだいに念仏を声に出して称えることそれ自体の中へと意識が沈潜していき、やがて意識が掻き消えて〝念仏する〟という身体的行為そのものになる。このとき、〈念仏の身体性〉が媒介となって、《自我意識中心の存在様式から阿弥陀仏中心の存在様式へ》と根本転換が起こる。これこそ阿弥陀仏の本願力の具現化であり、すなわち、ヒエロファニーの顕現である。それは、極楽浄土の安らぎが身体の内に広がって満たされる、絶対安心の世界であろう。

さらに、この根本転換の体験においては、リアルな幻視体験が伴うことになる。町田は、念仏三昧に入ることで浄土の光景が具体的なイメージとなって表出する現象を、ユング心理学が提示するところの「能動的想像力（active imagination）」の概念をもとに考察している。[20] 能動的想像力とは、意識によって作り上げられる空想のような表面的で恣意的なイメージとは異なり、深層の無意識から浮かび上がってくるイメージであり、イメージ自体が独立した生命体のように振る舞い、独自の世界構成をもつ。称名念仏の実践において〈念仏の身体性〉が極限まで研ぎ澄まされると、そこでは、意識への沈潜と相俟《ま》って、無意識から発せられる心的エネルギーのイメージが溢れるごとく流れ込み、それによって浄土世界の光景が身体感覚にありありと感ずることになるのであろう。

このように、法然の専修称名念仏の真髄は、意識の根本転換が起こることにある。それは、浄土という他界を徹底して掘り下げていくことで見出された成果であり、他界観念が「死」の克服の発露となることを見事に指し示した事例であると言えよう。

V. 他界からの帰還

法然の浄土教思想は、人々の抱く死のイメージを恐怖から安らぎへと転換させ、それによって、現世否定から他界へと導くための通路を開いたのであるが、その中軸には称名念仏という能動的な「行」が介在していた。けれども、この問題が親鸞になると、一切の自力的要素を払拭して、阿弥陀仏の本願にすべてを委ねる絶対他力の「信」の念仏へと、大きな飛躍を遂げることになる。

親鸞は、阿弥陀仏の本願を突き詰めることによって、念仏の教えや念仏する行為のすべてが、さらには、念仏の教えを信じることすらも、人間の側の出来事ではなく、仏の側から向けられる大慈悲のはたらきであるとする見解に至っている。この徹底的な自己否定によって開かれる絶対他力の思想は、信心の獲得の瞬間において浄土往生が定まるとする、「即得往生《そくとく》」の考え方へとつながっていく。

即得往生は、信心をうればすなはち往生すといふ。すなはち往生すといふは不退転に住するをいふ。不退転に住すといふはすなはち正定聚のくらゐにさだまるとのたまふ御のりなり、これを即得往生とはまふすなり。

（『唯信鈔文意』(21)）

ここでは、「往生」という言葉が、浄土教の基本的なテーゼであった死後に極楽浄土に生まれることではなく、生きている間に浄土に生まれることが確定してもはや退転することがないといった意味で用いられている。このことをまた「正定聚《しょうじょうじゅ》の位に定まる」とも言い換えているが、正定聚とは、この一生を終えれば仏になることが決定している等正覚《とうしょうがく》の菩薩（弥勒菩薩）の位を指している。臨終を待ち来迎を頼まなくとも、信心が起こるときには正定聚に与《あずか》って浄土往生が確実になるのであり、しかも、その信心は自分で起こしたものではなく阿弥陀仏によって与えられたものであるから、正信の念仏者のこころはすでに仏と等しいとまで親鸞は述べている。(22)

信心を獲得した念仏者は菩薩や仏と等しいとする親鸞の主張は、大乗仏教の神話的表現に仮託した言い回しであって、現代風に言うならば、宗教的再生体験（W・ジェームズのいう「二度生まれの体験」）を表していよう。(23) そのような体験を考えると、親鸞もまた、《自我意識中心の存在様式から阿弥陀仏中心の存在様式へ》という根本転換を継承していると言える。ただし、親鸞の立場は、その根本転換を可能にする契機を、〈念仏の身体性〉ではなく、〈信心の精神性〉に置いている点で、法然から大きく飛躍しているように思う。このことは親鸞の念仏観においてはっきりと反映されている。親鸞の称える念仏は、浄土に往生するための行為ではなく、信心を獲得して浄土往生が確定した喜びを阿弥陀仏に向けて感謝する「仏恩報謝の念仏」(24)であり、精神性の発現として表れるのである。

親鸞浄土教の源流はもちろん法然に求められるとしても、法然がどちらかと言えば、浄土へ往生するという往相《おうそう》の面を重視したのに対して、親鸞は信心以後の生活、つまりは浄土往生から現世に帰還するという還相《げんそう》の面を強調したことになる。

親鸞が用いる還相という言葉は、正しくは還相回向であり、また、つねに往相回向との関係において成立する。回向《えこう》とは仏道修行の成果を他者に対して振り向けることを指している。仏教一般では回向は人間（修道者）による行為とみなされるが、親鸞はこれを阿弥陀仏から人間へのはたらきと捉えている。したがって、往相回向も還相回向も、回向である限り、その主体は人間ではなく阿弥陀仏ということになる。

往相とは現世から浄土へと往生することであり、還相とは浄土から現世に帰還してくることである。これらが回向であり、ともに阿弥陀仏のはたらきであるとは、どういうことだろうか。はっきりしているのは、浄土へ往くのも、浄土から還ってくるのも、人間ではないということである。

親鸞は、法然のように、浄土の光景をありありと見るといった幻視体験を語ることはなかった。親鸞にとっての浄土は、そのような人間の感覚を通して認識できるような相対的な世界ではない。浄土とは、相対分別から脱した絶対の世界であり、原理的に言えば、法性《ほっしょう》＝真理を象徴した、一つの表現なのである。

法性すなはち法身なり。法身はいろもなし、かたちもましまさず。しかればこゝろもおよばれず、ことばもたへたり。この一如よりかたちをあらはして、方便法身とまふす御すがたをしめして、法蔵比丘となのりたまひて、不可思議の大誓願をおこしてあらはれたまふ御かたちをば、世親菩薩は尽十方無碍光如来となづけたてまつりたまへり。

（『唯信鈔文意』(25)）

阿弥陀仏、極楽浄土、本願といった浄土教特有の神話的表現を突破すると、法性法身という純粋透明なる真理が浮き彫りになる。法身《ほっしん》とは、身という言葉からも推察されるように、形なき真理が、有機的・動態的な無限の活動体としてはたらいているさまを示している。そして、そのような絶対真理が、方便法身として、私たち人間が生きる相対世界に具体的な形をもって出現するのである。

このとき、回向とは、法性法身が方便法身へと転換して個々の実存にはたらきかける、その様態を指していよう。そうすると、往相回向と還相回向とは、絶対真理が相対世界にはたらく上での二面性を表していることになる。一つは、人間が絶対真理を求めてこれに触れることで根本転換が起こるという往相の面、もう一つは、根本転換が起きた人間に絶対真理のはたらきが自ずから現れてくるという還相の面である。繰り返すまでもないが、この二つの面は、人間が自らの意志で起こすのではなく、絶対真理が人間にはたらきかける（回向する）ことによって起こる出来事である。

さて、親鸞が強調したのは、還相回向であった。それは真理に触れた人間が現実をどう生きるのか、どのように世界と関わるのかを問題にしている。還相回向を浄土から現世に還ってくると捉えるのは、一つの象徴表現であるとしても、ここには還相回向の構造が比喩的に示されているとも言えるだろう。すなわち、還相回向とは、信心を得た念仏者が、浄土からのまなざしをもって、自己の現実を見ることであり、より正確には、現実を見る人間のまなざしに、浄土からのまなざしがはたらくことなのである[26]。

このように、親鸞浄土教の特徴は、《他界のはたらきを信知することによって、今ここに生きる自己の現実を見つめ直す》という、二重構造に基づく世界への関わり方を問題にしている点にある。哲学者の古東哲明は、《他界の視座に立ってこの世この生をまなざす》という二重構造の観点を現代思想に導入して、これを「臨生《りんせい》の思想[27]」と呼んでいるが、他界からの帰還に浄土教の本質を見据える親鸞の立場は、まさに臨生思想の先駆であると言ってよいだろう。

古東のいう臨生するあり方は、「死からこの世を生きること、死を背景にしてこの世を見直すこと、この世が在り、木立が在り、人が生きて在るという、じつに簡素な存在の事実に驚くこと[28]」という〈存在驚愕〉にその原点が求められる。

一方、親鸞の場合、浄土から帰還した還相回向のあり方、すなわち絶対他力の信心に立って世界と関わることにおいて開かれる精神的相貌は、〈生命愛〉への目覚めであると言えるだろう。『歎異抄』では、そのことを次のように伝えている。

親鸞は父母の孝養のためとて、一返にても念仏申したること、いまだそふらはず。そのゆへは、一切の有情はみなもて世々生々の父母兄弟なり。いづれもいづれも、この順次生に仏になりてたすけさふらふべきなり[29]。

この一文は、死者となった父母に対する追善供養をめぐる念仏者のあり方についての発言である。親鸞は父母の追善供養のために念仏を称えたことは一度もない。その理由は、すべての有情《うじょう》、いのちあるものは、過去に幾度となく生まれ変わりを繰り返す間に父母になったり兄弟になったりしたのであるから、そうしたいのちあるもののたちのすべてを、次の生に浄土に生まれて仏となったときには、助けるべきなのである。

仏教は、生死《しょうじ》輪廻の苦しみの世界から解脱して涅槃を得ることを目的とする教えである。したがって、仏教徒にとっては、輪廻というのは克服しなければならない厭《いと》うべき存在のあり方のはずである。しかし、ここで注目されるのは、いのちあるものすべてが無限の過去から輪廻を繰り返してきたからこそ、父母兄弟としてつながりあっているとする、逆転の論理である。ここでは、輪廻の世界が、同朋精神の発露となっており、生命の共同性・連帯性の問題にすり替わっている。しかも、そういった生命の共同性・連帯性のゆえに、浄土に往生したあとには、仏となって輪廻の世界に還ってきて、すべてのいのちあるものを対象とする救済のはたらきとなるというのである。

人間である限り、自分の人生において深い関わりのある人々の幸福を願うのは、人情として当然であろう。しかし、血縁や身内を優先するという思考は、表面上は問題なくとも、本質的には差別性や排他性を含んでいることも確かである。とはいえ、大抵はそうしたジレンマを考えず、人情に従ってしまうのが人間の常である。これは人間のもつ一つの限界である。浄土からのまなざしをもって現実を見つめていくとは、そのような人間の限界を超えていく視座であり、自己と関わりをもつすべての生命に対して、本願力《ほんがんりき》のはたらきを感得し、受け止めていくという、〈生命愛〉の発現となるのである。

このように、親鸞が浄土往生から帰還してこの世界と関わる臨生のあり方は、本願力のはたらきを背景にして、いのちあるものすべてを同朋として慈しみ尊重していくという、生命共同体への愛、〈生命愛〉に目覚めることであると言えよう。

Ⅵ．まとめ

以上、日本人の自然主義的他界観を経て、浄土教思想の考察に至って、法然の称名念仏によって開かれる他界観、および親鸞の他力信心によって開かれる他界観を見てきた。これらの他界観は、いずれも日本人の精神文化の中から生み出された思想であり、その歴史的展開は、ある種の連続性をもった他界観の成熟過程であると見ることもできる。

とりわけ自然主義的他界観と親鸞の他界観とを比較してみると、ともに円環的な構造をもっているという点では共通している。しかしながら、自然主義的他界観は、血縁共同体への愛＝〈情愛〉という限定されたつながりを背景にして他界から還ってくると考えられているのに対して、親鸞の他界観では、他界を経由することによって、生命共同体への愛＝〈生命愛〉という普遍性に開かれた精神に目覚めるという展開となっている。これは言わば、他界の観念を媒介する〈愛〉の意義が、拡張され成熟してきたことを示す恰好の例証である。しかもそのような成熟には、法然の他界観が示すような、自己否定によって他界イメージの内部へと意識を没入する体験が深く関与しているのである。

さて、日本の浄土教思想の展開における他界観の変遷という壮大なドラマを駆け足で見てきたのであるが、試みに、これを縮尺化して、個人レベルにおける「死」の受け止めの成熟過程の一つのモデルとして捉えることは、はたして可能であろうか。

たとえば、法然のように、浄土の光景を具象的なリアリティとして見るという体験は、かなり特殊なものであり、今のところ、ケアの現場には、こうした体験をまともに扱う素地はないように思われる。ただ、現代において、法然の瞑想体験に非常に近い現象を探るとすれば、臨死体験を挙げることができるかもしれない。臨死体験者の多くは、光に包まれて深い安らぎに満たされるといった、神秘的な体験を報告している(30)。また、臨死体験を通して、死後の世界が光に満ち溢れた安らぎの世界であることを実感するに至った人々が、蘇生した後に、人格的な変容を遂げて、自分の人生にポジティヴな展望をもつようになり、他者への寛容さや温かさが増すといった報告もある(31)。

考えてみれば、臨死体験というのは、まさに現代における他界との遭遇にほかならない。この体験は、高度な救命医療によって偶発的に生じた副産物のような出来事であり、自分の意思で他界に接近したわけではない。しかし、だからこそ、予測を超えた強烈なまでの印象をもって劇的に精神を変容させる力をもつのかもしれない。他方、法然のような精巧度を極めたイメージ瞑想の実践は、人間の側から他界に接しようとした試みでありながら、そこに開かれる他界の光景もまた、圧倒的なリアリティをもって立ち現われてくるとともに、創造的な変化をもたらすものである。いずれにせよ、法然の瞑想実践や現代の臨死体験のような人間の感覚に強く訴えかける他界との遭遇は、人間の予測や自由意思をはるかに凌駕して、なおかつ人間性の本質に鋭く迫ってくる点で、共通していよう。

この点は実に興味深いところで、現代人は、他界と聞くとすぐさま現実逃避的な空想の産物と捉えがちであるが、本当の他界というのは、まったく思いがけず、向こうから突如として扉が開いて、こちらに呼びかけてくるような、実在的なはたらきなのではなかろうか。そのように考えるとき、親鸞の見据えていた他界観が、現代においてもなお活きてくるのではないかと思うのである。

すでに見たように、親鸞が理解していた浄土＝他界は、具象的なイメージをすっかり剝ぎ取った、極めて抽象度の高い観念である。こうした他界観念は、感覚的にはかなり遠くにあるような印象を与えており、他界がすぐ近くにあるとする自然主義的な他界観とのコントラストを見せている。

そうした他界の遠さ・近さの感覚は、日常性との距離感に由来するのであろう。日常感覚というのは、あえて極論すれば、生の秩序を守ろうとするために身に備わっているものである。ところが、私たちの生というのは、この生の秩序を脅かし、崩壊に導いてしまう可能態としての死を、同時に抱えている。死の脅威にさらされると、私たちの意識は、まずもって生の秩序をいかに維持するのかといった防衛機制をはたらかせる。この防衛機制は、思い出であるとか、築いてきた人間関係や社会的な立場であるとか、業績とか作品などといった、これまで自分が生きてきた痕跡に焦点を当てることで、発動する。ここには永生への欲求が潜んでいよう。そのために、この生の秩序への固着は、やがて、死の向こう側にもシフトし、死後にも何らかの世界が続いているとする他界観念を生み出すのだ。そうした他界のイメージは、生の秩序が直接に反映されたものであるため、生の世界の様相とほとんど変わりがない。他界そのものが日常性の範疇を超えないのである。自然主義的他界観は、おそらくこうした心理的メカニズムを経て、形成されるのではないかと考えられる。

一方、親鸞の他界観は、この生の秩序が途絶えたところに成立すると言ってよい。生の秩序は、「死」を透徹した果てに途絶える。死が客体化されているうちは、まだ生の秩序の維持にいそしむ余裕もあろう。けれども、主体的・実存的に問われてくる「死」は、生の秩序を回復しようとする機能それ自体を砕くことになる。というのも、「死」とは、精神の危機によってもたらされ、絶望と虚無を伴うからである。絶望と虚無は生きることの意味を無化してしまう。〝何かのために生きる〟という場合の、その〝何か〟に価値が見出せなくなるのだ。生きる意味を喪失することほど、人間にとって恐ろしいことはない。「死」は、肉体が消滅する以上に、精神的な出来事なのである。けれども、そうした自己の存在基盤が崩れ堕ちたときにこそ、逆説的ではあるが、まさに親鸞が到達した絶対他力の信心が開かれる機微となるのである。

そこにおいて、自己とはまったく隔絶した、絶対的に他なるものが立ち現れてくるのであろう。他なるものとは、相対世界のどこにも見当たらない超然たる他界であり、言うなれば、精神の王国である。親鸞浄土教では、この精神の王国を、浄土と呼び、阿弥陀仏の本願と呼ぶ。それは、絶対において自己を支え包み込む、存在の故郷としての根源的実在的なはたらきである。

現代に生きる私たちは、グローバル化や情報化の波の中で、多種多様な領域が様々に交錯し合って刻々と変化していく姿に目を奪われながら、ふと立ち止まると、いつのまにか他者との情緒的なつながりが泡のように立ち消えてしまっていることに愕然とする。家族という小さなユニットがかろうじて防波堤になっているとしても、それもまた決して安心できない砂上の楼閣である(32)。

そのような社会の中で、「死」というものがいよいよ差し迫ってきたとき、私たちは一体何をよすがとすべきだろうか。揺るぎない安心をもって「死」を受け止めることははたしてできるのだろうか。こうした問いが切実となって極まったとき、はじめて、絶対なる精神の王国としての他界が、そのベールを脱いで、私たちに実感を伴って立ち現れてくるのである。

個人レベルにおいて「死」の受け止めがテーマとなるとき、他界観念を通して成熟した精神性へと導かれていく道程は、このような形で開かれている。

註

(1) 他界の機能、他界の今日的意義、そして他界の現実に生々しくコミットして深く掘り下げている研究として、鎌田東二による一連の「翁童論」がある。『翁童論――子どもと老人の精神誌』(新曜社、一九八八年)、『老いと死のフォークロア　翁童論二』(新曜社、一九九〇年)、『エッジの思想――イニシエーションなき時代を生きぬくために　翁童論三』(新曜社、二〇〇〇年)、『翁童のコスモロジー――翁童論四』(新曜社、二〇〇〇年)。鎌田は神道の立場から他界の問題を考察しているが、本論が提示する自然主義的他界観とも距離をもつように思われる。今後の課題である。

(2) 棚瀬襄爾『他界観念の原始形態――オセアニアを中心として』(京都大学東南アジア研究センター、一九六六年)。この序論の中で、他界観念の進化論的展開を論ずる学者(タイラー、スペンサーなど)による未開民族の他界観念の研究を紹介しているが、皮肉にも、こうした研究によって、近代以前の諸民族がいかに豊かな他界観念をもっていたのかを知ることができるのである。

(3) たとえば、折口信夫「民族史観による他界観念」(『折口信夫全集　第一六巻』中央公論社、一九六七年)、梅原猛『日本人の「あの世」観』(中央公論社、一九八九年)など。これらの他界観には、沖縄やアイヌの文化も含んでいる。

(4) 佐藤弘夫『死者のゆくえ』(岩田書院、二〇〇八年)。

(5) これは柳田國男『先祖の話』(『定本柳田國男集　第一〇巻』筑摩書房、一九六二年)の中に出てくる他界観である。

(6) やまだようこ・加藤義信「イメージ画にみる他界の表象」(『京都大学教育学部紀要』第四四号、一九九八年〈やまだようこ他編『この世とあの世のイメージ――描画のフォーク心理学』新曜社、二〇一〇年に編集再録〉)では、日本の大学生にあの世のイメージ画を描いてもらい、その背後に潜む文化的心理を分析しているが、その結果として、あの世はこの世と一応は区別されるが、大きく異なる別世界とは想定されず、この世と類似した親しい世界として描いているものが多いと報告している。あの世がこの世とかなり近いところにあるという他界イメージは、今日の日本人にも共有されている感覚のようである。

(7) 加地伸行『沈黙の宗教――儒教』(ちくまライブラリー、一九九四年)。

(8) 芳賀登『柳田國男と平田篤胤』(皓星社、一九九八年)。
(9) 中村元・紀野一義・早島鏡正『浄土三部経・上巻』(岩波文庫、一九九〇年)。
(10) 法然が登場した中世日本の社会状況については、主に平雅行『日本中世の社会と仏教』(塙書房、一九九二年)を参考にした。ただし、本書の立場は、歴史学的な考察にあるわけではないので、時代考証については深入りしない。
(11) 佐竹昭弘・久保田淳校注『新日本古典文学大系39　方丈記・徒然草』(岩波書店、一九八九年、一〇頁～一四頁、四五頁～四六頁)。
(12) 中村元・紀野一義・早島鏡正『浄土三部経・下巻』(岩波文庫・一九九〇年)。
(13) 石井教道編『昭和新修・法然上人全集』(平楽寺書店、一九七九年〈原版：一九五五年〉、二〇二頁)。
この解釈は、法然の独創というわけではなく、中国唐代の浄土教思想の確立者である善導の解釈に依ったものである。法然は、自身の立場を「偏依善導」と称するほどに、善導の影響を強く受けている。逆に言えば、教理史の中に埋もれていた善導の思想を革新的に掘り起こしたのが法然であった、ということになる。
(14) 『法然上人全集』・一九七九年、八六五頁～八六七頁。
なお、『三昧発得記』の原文は、親鸞が八四歳のときに筆写した『西方指南抄』の中に含まれている。
(15) 『法然上人全集』・一九七九年、八七〇頁～八七三頁。
(16) 大橋俊雄『法然全集　第二巻』(春秋社、二〇一〇年〈原版：一九八九年〉、二〇二頁～二〇三頁)。
(17) 多屋頼俊他編『仏教学辞典』(法藏館、一九九五年〈新版〉、三六〇頁)。「念仏」の項目を参照。
(18) 町田宗鳳『法然――世紀末の革命者』(法藏館、一九九七年、一二六頁)。
(19) 町田・一九九七年、一二七頁。
(20) 町田・一九九七年、八四頁。
(21) 石田瑞麿『親鸞全集・第四巻』(春秋社、二〇一〇年〈原版：一九八六年〉、二六六頁～二六七頁)。
(22) 「真実信心の行人は、摂取不捨のゆへに正定聚のくらゐに住す。このゆへに、臨終まつことなし、来迎たのむことなし。信心のさだまるとき往生またさだまるなり」(『末燈鈔』『親鸞全集・第四巻』・二〇一〇年、三一九頁)。
(23) 「浄土の真実信心のひとは、この身こそあさましき不浄造悪の身なれども、こゝろはすでに如来とひとしければ、如来とひとしとまふすこともあるべしとしらせたまへ」（『末燈鈔』『親鸞全集　第四巻』・二〇一〇年、三二八頁）。
(24) たとえば、親鸞は『和讃』において、「仏慧功徳をほめしめて／十方の有縁にきかしめん／信心すでにえんひとは／つねに仏恩報ずべし」（『浄土和讃』）と謳っている（『親鸞全集　第四巻』・二〇一〇年、四五九頁）。
(25) 『親鸞全集・第四巻』・二〇一〇年、二七五頁。
(26) 長谷正當「此土から浄土へ、浄土から此土へ――親鸞の還相回向の思想――」（上田閑照・氣多雅子編『仏教とは何か――宗教哲学からの問いかけ――』昭和堂、二〇一〇年、八四頁）。
(27) 古東哲明『他界からのまなざし――臨生の思想――』（講談社選書メチエ、二〇〇五年、六頁）。
(28) 古東・二〇〇五年、一九六頁～一九七頁。
(29) 石田瑞麿『親鸞全集　別巻』（春秋社、二〇一〇年〈原版：一九八七年〉、一〇頁）。
(30) カール・ベッカー『死の体験――臨死現象の探究』（法藏館、一九九二年）、E・キューブラー・ロス（伊藤ちぐさ訳）『死後の真実』（日本教文社、一九九五年）など。
(31) 臨死体験による人格変容の現象は興味深いものであるが、なぜこうした現象が起こるのかについて、思想的な解明がほとんどなされていないように思われる。脳内麻薬説だけでは説明がつかない点も多く、依然として不可思議な現象である。
　ところで、この臨死体験における現象（もしくは自身の臨死体験）を終末期患者の死の不安の軽減に積極的に利用した例を、E・キュブラー・ロス（一九二六～二〇〇四）の活動に顕著に見ることができる。E・キュブラー・ロスと法然との接点を指摘する研究は皆無であるし、また両者を比較するには背景があまりに違いすぎるのであるが、とはいえ、ともに理論家というより実践家の傾向が強く、しかも人々の死後の不安に対する救済に生涯を投じたという点で、両者は案外近いところにいるのかもしれない。両者の比較は興味深いテーマである。
(32) 近年のマスコミにおいて盛んに取り上げられる「無縁社会」や「孤独死」の問題などは、人間同士の情緒的つながりが薄れてしまった現代の日本社会のあり様を象徴しているように感じられる。ＮＨＫ「無縁社会プロジェクト」取材班編著『無縁社会――〝無縁死〟三万二千人の衝撃』（文藝春秋、二〇一〇年）を参照。

第八章　死者に向けられるケア――回向供養――

I．はじめに

「死者をケアする」などと言うと奇妙に聞こえるかもしれない。「死者」と「ケア」とは簡単に結びつくのだろうか。ほとんどのケアは、実体をもった目に見えるものを対象にしている。人に対して何らかのケアが行われるとしても、その人が誕生してから死ぬまでの間のどこかの時点での関わりであって、個体が消失した後には関与しない、というのが一般的なケアの考え方であろう。こうした発想からすると、死んだ後のケアと聞けば、死化粧のようなものを思い浮かべるかもしれない。しかしそれは、遺体のケアであって、死者のケアではない。死者をケアするという場合、そこでは、肉体を離れた、目には見えない何かを問題にしているのである。

こんな書き方をすると、要するに「霊魂」の話か、ということになりそうだ。そもそも霊魂なんて存在するのか。理性的に考え出せばこういう議論になっていく。けれども、私たちの経験の中には、そういう話になる以前に、どうしても死者と向き合わざるを得ない事態が起こることがある。身近な他者の死というのがそれである。身近な他者の死に遭遇したとき、もういないとわかっていながら、気がつけば、何度も死者に向けて語りかけている自分がいる。さらに、死者に向けて手を合わせたり、黙禱を捧げたりしないと落ち着かないという感覚にも襲われる。死者をケアする、という発想は、さしあたりこういった感覚を出発点にしていると言える。

「死者へのケア」ということで、本章で取り上げるのは、日本仏教の伝統において「供養《くよう》」と呼ばれてきた営みである。供養というと、多くの日本人は、葬式や年忌法要、お盆やお彼岸の墓参りなどを連想すると思う。そのような営みは、これまでケアの観点から考えられてきたことなどなかった。では、改めて「供養とは死者へのケアなのだ」と言われると、違和感をもたれるだろうか。供養は習俗であってケアとは異なった概念であると言ってしまえば、それまでである。しかしながら、ケアの語源に「他者に向けられた思い」という意味があり(1)、供養する営みもまた「死者に向けられた思い」が形となって表れたものであることを考えれば、これをケアと捉えることもあながち見当違いとも言い切れまい。要は思いを向ける対象が生きているか死んでいるかの違いであって、基本的には〔供養＝ケア〕という等式は成り立つはずである。

とはいえ、供養が死者をケアすることだとして、それでは、死者に対してどんなケアを行うことが、供養ということになるのだろうか。葬式や法要を営むこと、墓参りをすることが、そのまま供養なのだろうか。

近年では、葬送の形を自由にしようとする動きがしばしば話題になる。宗教を抜きにしたお別れ会のようなもの、お墓を作らずに山や海に散骨するなど、これらは故人の生前の思いを反映した葬送のあり方である。死者の意思を尊重するという意味では、これも供養の一つの形と言ってよいのかもしれない。しかし、こうした自由葬の考え方は、多様性を含んでいるとはいえ、どことなく「個人」で完結しているところがあり、そのためか、死の向こう側との関係について、遺された者がどう向き合ってよいのか判然としない不全感が残る。

その一方で、葬式や法要を営むのは、死者の生前を偲びつつ、その死を悼み、悲しみを癒すためだという考え方がある。これは死者に向けてというよりも遺された者たちに向けられた葬送の形である。つまりは、葬送の意義を、死別悲嘆をどう癒すのか、といったグリーフ・ケアの意味に捉えているのである。こうした考えに立つ葬送のあり方は、はたして供養と呼べるのだろうか。

供養を死者に向けられたケアと考えるからには、とりあえずは死者自体が問題にならなければならないだろう。ありていに言えば、死者があの世でどうなるのかが気になるということだ。死別に際して、自分の感情よりもむしろ死者の行く末に対して意識が向くというのは、およそ死者との生前の関係において不具合を生じている場合か、もしくは死者が不幸な亡くなり方をした場合ではなかろうか。たとえば、死者がこの世で恨みや未練などの感情を解消しないままに亡くなったときには、遺された者からすれば、心に罪責感が生じて、死者から祟られるのではないか、災禍が降りかかるのではないかと恐れを抱くこともあろう。あるいは、戦争や迫害による死、災害や事故による死、犯罪に巻き込まれたことによる死、志半ばにしての無念の死、などといった悲惨な死を前にしたときには、親族でなくとも、死者のあの世での幸福を願わざるを得ないであろう。

死者を供養しようとする切実な思いが起こるのは、安らかに亡くなっていった死者に対する感情よりも、こうした浮かばれない死者に対する複雑な感情が高まったときのほうが圧倒的である。安らかな死者には死別の悲しみを抱きやすい。けれども浮かばれない死者と向き合ったときには、死別の悲しみとはどこか違う、なんとも腑に落ちない、消化しきれないような感覚に囚われてしまう。そのような感覚は、ときに死者の霊魂といった実体観念を生み出すこともあろう。肉体の死によってだけでは決して清算できない何かに、思いを託すほかなくなるのである。

そうした場合、死者供養は、単なる儀礼的な意味合いを超えて、死者その人を安楽にさせて救済するための技法へと変わっていくことにもなろう。また一方で、死者を供養したいという思いが高まっていくことで、供養する人自身にも何らかの精神的な変容が引き起こされるかもしれない。「死者へのケア」の内実には、死者を徹底的に対象化してこれを変容させるか、ケアを通して死者に思いを向ける者の自己変容が実現するか、どちらかの面を含んでいるように思うのである。

本章では、日本仏教における死者供養のあり方を考察することで、そこにケアの意義を見出していくことを課題としたい。その際、注目したいのは、「死者に向けられた思い」が、〈供養＝ケア〉という営みをどのように形成していくのかという問題である。この問題を突き詰めることによって、死者供養が死者にとっても生者にとっても意義深いものであることが明らかとなると思う。

Ⅱ．〈回向＝供養〉システム

まずは「供養」という言葉について考えることから始めてみよう。

実は、仏教語としての「供養（pūjā）」は、厳密に言えば、死者に向けられたものではない。仏・法・僧の三宝として現れている仏教の真実の世界に対して、身体（身）・言語（口）・精神（意）の三つの活動を供物《くもつ》として捧げること、これが本来の意味である。(2) このとき、捧げられる供物に、物質的なものから精神的な態度まで含まれていることは、注目されよう。このことからすると、僧侶や修行者に食事や宿舎などを提供することや、寺院や仏像などを造って寄進することも供養であるし、また、仏・菩薩に向かって礼拝したり、徳を讃えて感謝したりすることなども、供養ということになる。さらに言えば、仏教の経典を読誦《どくじゅ》したり、写経したり、座禅をしたり、念仏を称《とな》えたりすることも、供養であろう。要するに、供養というのは、仏教を崇敬する心が何らかの行動や態度となって表れた事態を指しているのである。

では、その供養がなぜ死者に向けられることになるのだろうか。鍵となるのは、「回向《えこう》（pariṇāma）」という考え方である。

回向とは、自分が積み重ねた善行の功徳を、他者のために振り向けることを意味する。いわゆる因果応報《いんがおうほう》の原則からすると、自分の善行の結果は自分自身に還ってくることになるのであるが、それが他者の幸福を心から願うことによって、その善行の功徳を自分のみならず他者に向けて転回させることが可能になるというのが、回向の考え方の妙意である。(3)仏・法・僧の三宝を供養することは大いなる善行にほかならないから、当然ながら功徳が積み重ねられる。そして、その功徳は、供養を行う者が、他者の幸福を心から願うことによって、苦境の中でさまよっている他者へと振り向けられることになるのである。

ここにおいて、回向と供養との密接な関係、すなわち、〈回向＝供養〉システムが見出されることになるのである。とはいえ、このシステムはどうも回りくどい手順を踏んでいるように見える。というのも、他者の幸福を願って功徳を振り向けたいのであれば、直接に他者と接触してはたらきかければ手っ取り早いはずである。わざわざ仏や菩薩、僧侶や修行者などに供養して善行功徳を積み重ねるというのは、回り道ではなかろうか。なぜこういう話になるのかと言えば、ここでいう善行功徳を振り向ける対象としての他者とは、直接には関わることのできない他者を指しているからである。

このことは、六道輪廻《りくどうりんね》という、よく知られた仏教の世界観に即して考えてみる必要がある。およそ煩悩《ぼんのう》に縛られて生きる存在は、解脱《げだつ》しない限り、地獄・餓鬼・畜生・阿修羅・人間・天上の六種の生存のあり方を永劫にわたって流転し続ける、と仏教は説く。ところで、これらの生存のあり方は、他の異なる生存のあり方に対して、境遇があまりに違いすぎるためか、直接の影響力を及ぼすことができないことになっている。たとえば、ある経典では、人間界の者が餓鬼道に堕ちた者を憐れんで施しをしようとしても叶わないので、信仰心の篤い檀信徒に施しをすることにより、その功徳が餓鬼に回向されて施しが与えられる、といった話が描かれている(4)。

こうした物語は、似たような構図として、もっと身近な現代の問題の中にも見出すことができよう。たとえば、地球上では紛争や政治的混乱のために難民となったり、災害や貧困のために慢性的な飢餓状態に陥ったりして、生活が安定せず教育や医療をまともに受けられない人々が数多くいる。そうした情報を知って心を痛めたからといって、すぐに現地に赴いて何か援助ができるわけではない。そのようなとき私たちは、実際に人道支援を行っている団体や機関を探して、それらに思いを託して寄付をするなどの行動を起こすことができる。あるいは、そうした人々が少しでも苦難の境遇から解放されるようにと願って祈りを捧げることもできるであろう。

このように、直接には関わることが困難で、かつ苦境に瀕している他者に対して、善意ある思いを別の形式に変換して影響や変化をもたらそうとすることは、現実にもあり得ることである。回向というのは、そうしたあり方が、より観念的な形態をもって作用する場合を指すのであろう。つまりそれは、たとえ実体はなくとも、思いを振り向ける他者として成り立つということを意味している。

さて、ここまで考察を進めていくと、まさしく死者こそは回向される対象としてふさわしいことに気づくのである。まずもって死者というのは、実体としては把握されない超越的な表象であろう。それゆえ、思いを寄せることはできるとしても、直接に関わって何らかの影響なり変化をもたらすことができるわけではない。浮かばれない死者に対して、せめて死んだ後に幸福になってほしいという切実なる思いを遺された者が抱いたとしても、そうした思いをすくい取る受け皿がなければ、死者に届くことなどないのである。仏教が生み出した〈回向＝供養〉システムは、言うなれば、そうした遺された者の誠意ある思いを受け止め、成就させるための装置ということになろう。

しかも、このシステムがそのように機能するとき、死者を苦境から救いたいという遺された者の個人的な思いは、仏教世界という普遍的な回路を経由することで、より内面化し聖化されることになるのである。ここに死者に向けて供養することの仏教的な意義が真に問われてくると思うのであるが、この問題を考える前に、とりあえず〈回向＝供養〉システムが日本仏教における死者供養のあり方にどう関わっているのかを、先に見ることにしたい。

Ⅲ.「ホトケ」になる、「ホトケ」にする

〈回向＝供養〉システムは、日本仏教が民衆の間に広く浸透していく上で、極めて重要な役割を担ってきたと言える。人が亡くなることを「成仏する」と言い、死者のことを「ホトケ」と呼ぶのは、日本仏教に固有の用法であるが、こうした慣習が生まれた背景の一つに、〈回向＝供養〉システムの延長において培われてきた、日本人の死者の捉え方があったと考えることができるからだ。

「仏」というのは、教理的には、悟りを得た覚者、輪廻から解脱した者を指す。それが「ホトケ」として、死者を呼びならわす慣用句となった理由には、一つの解釈として、恨みや未練を残して苦しみながら亡くなっていった死者、罪過を贖《あがな》うことなく亡くなっていった死者などを、どうにかして安らかなる死者へと変容させてやらねばならないという感覚に、その起源を求めることができるようである(5)。

『法華験記《ほっけげんき》』という中世の仏教説話集には、この解釈を裏づける恰好の説話が登場する。それは、第八十六「天王寺の別当道命《どうみょう》阿闍梨《あじゃり》」の中に出てくる挿話の一つで、要約すれば次のようである。

ひとりの女が悪霊にとり憑《つ》かれ、悩乱していた。その霊が女の口を通して訴えるには、「自分はお前の亡き夫である。お前を悩ませたくはないのだが、身の苦しみがあまりにも堪えがたいために、自然に憑いてしまったのだ。自分は生前に悪事を好み、殺生や寺の財物を盗むなどの罪業を重ねたために、死んだあとに阿鼻《あび》地獄に堕ちて救いなき苦しみを受けることになった。けれども、生前に一度だけ寺に参って、道命阿闍梨という名僧が読誦する法華経を聞いて、歓喜することがあった。その善根によって、地獄の苦しみが少しは軽くなり、今は蛇身の形になることができた。もし、もう一度この名僧の読経を聞けば、必ず蛇身を脱して、善処《ぜんしょ》に生まれ変わることができるはずだ」というのである。そこで、女は道命阿闍梨を訪ねて経緯を伝え、夫の霊のために法華経を読誦してもらった。すると、夫の霊が再びあらわれて、「おかげで蛇身を脱して天上界に生まれ変わることができた」と喜びを伝えた。その後、この女は悪霊に悩まされることがなくなったという。(6)

この説話には、表現としては一度も出てきていないが、死者が「ホトケ」になるとはどういうことなのかについて、実に示唆的に描かれている。それは「善処に生まれ変わる」という言葉から窺うことができる。(7)この言葉は、『法華経』「薬草喩品《やくそうゆほん》」に説かれる「後生善処《ごしょうぜんしょ》」という句に由来する。教理的に考えれば、これは死後において輪廻から解脱して清浄なる仏国土に生まれること、すなわち「仏」になることを意味しているのであるが、この説話では天上界に生まれ変わるという意味にすり替わっている。ここからは、苦しみが解消されて安楽が得られたという救済の実感がもてるのであれば、天上界に生まれることも、「仏」になることとさして変わらない、といった感覚を読み取ることができる。(8)おそらくはこうした感覚に端を発して、死後の世界において死者が安らかな状態になることを「ホトケ」と呼びならわす慣習が生まれたのだと推察されよう。この説話はその萌芽が表れている一つの資料ということになる。

このように、苦しむ浮かばれない死者が安らかな死者へと変容していくことを、「ホトケ」になると呼ぶとすると、これはある種の自己実現のプロセスと言ってよいかもしれない。この説話では、死者の霊が、阿鼻地獄↓蛇身（畜生）↓天上界、と三つの段階をもって、罪業感が少しずつ自覚化され、浄化していく過程が描かれているが、これを、欲求が昇華されて、精神性が高まっていく自己実現の展開と見ることもできるわけである。(9) その意味で、この説話の構成は「死者へのケア」のモデルケースである。

ただし、そのようにケア論の見地からこの説話を理解するのであれば、ケアされる死者の変容に対して、ケアする側がどのようにはたらきかけるのかを押さえておく必要があるだろう。

そこで、ケアする側はどのように描かれているのかを見てみると、この説話では、死者の霊をケアする人物が二人登場している。一人は死者の霊の生前の妻であった女、もう一人は道命阿闍梨という僧侶であり、構図としては、妻であった女が、僧侶に懇願して、死者の霊に対して読経を聞かせる、といったケアの形を取っている。

ここには〈回向＝供養〉システムが典型的に表れている。女は僧侶を供養することで死者の霊にその功徳が回向され、僧侶は法華経を読誦することで、その功徳が死者の霊に回向される。僧侶は修行を積んだ徳の高い名僧であり、読誦するのは法華経という殊勝《しゅしょう》奇特なる経典であるから、死者の霊に振り向けられる功徳の力は半端ではない。死者の生前の罪業はいち早く浄化され、特進級の果報を得るというわけである。まるで特効薬でも注入したかのような強烈な霊験の効力によって、死者を即座に「ホトケ」にするという展開を考えると、これはケアというより、もはや技術（呪術）と言うべきである。

中世の日本というのは、不遇な死に方をした人間や動物が悪霊となってとり憑くことによって病気が生じるとされ、さらには政治的失脚などで亡くなった為政者が怨霊となって祟っているために天災や疫病の流行などが起ると信じられていた時代である。そうした悪霊や怨霊となった死者たちを、〈回向＝供養〉システムを利用して、いかに効率的に「ホトケ」にしていくのかが、当時の仏教僧侶たちに要請された課題であった。そこでは、読経はもとより、加持祈禱《かじきとう》や十念を授けるなどの超自然的な法力（呪術）が、死者の霊魂を鎮め慰撫するための有効な方策として盛んに用いられたのである。(10)

日本仏教の死者供養の原点は、こうした修法に精通した僧侶たちによる鎮魂・慰霊の儀式に求めることができるだろう。〈回向＝供養〉システムを兼ね備えた仏教は、死者を「ホトケ」にするための優れた技術として民衆に受け容れられたために、今日に至るまで日本の死者供養を一身に担ってきたのだと言えなくもない。先祖祭祀の考え方と結びついた仏教が(11)、「死者（先祖）の冥福を祈って善事を行う」という意味での追善供養の概念を携えて、葬式から年忌法要、お盆やお彼岸などを仏事として営み、死者供養の専売特許のようになっていくのも、背景にあるのは、僧侶が死者を「ホトケ」にすることができる、あの世への引導を渡す能力があると考えられてきたからであろう。

Ⅳ．死者に回向することなどできない

ところで、日本仏教の各宗派が、〈回向＝供養〉システムを用いて死者たちを成仏させるという名目のもとに、

死者供養を行ってきたのにもかかわらず、唯一、親鸞の教えを仰ぐ浄土真宗だけは、そのような形での死者供養の意義を否定している。このことは、日本仏教における死者供養のあり方を考える上で、特筆すべき事項であろう。

なぜ浄土真宗だけが、日本仏教の一般的な死者供養のあり方に疑義を投げかけるのか。その決定的な根拠は「他力回向」の考え方にある。親鸞の考えでは、回向は、人間の力ではなく、もっぱら阿弥陀仏のはたらきと捉えられる。そもそも人間が、自分の力で善行を積んでその功徳を死者に振り向け、死者を成仏させようとすること自体、傲慢である。死者が安らかに成仏するかどうかは、ひたすら阿弥陀仏の回向におまかせするほかない、というのが、親鸞の基本的な立場なのである。

こうした考え方をはっきりと示した文章が、『歎異抄』の中に見える。

親鸞は父母の孝養のためとて、一返にても念仏申したること、いまだそふらはず。そのゆへは、一切の有情はみなもて世々生々の父母兄弟なり。いづれもいづれも、この順次生に仏になりてたすけさふらふべきなり。わがちからにてはげむ善にてもさふらはばこそ、念仏を廻向して父母をもたすけさふらはめ。ただ自力をすてゝ、いそぎ浄土のさとりをひらきなば、六道四生のあひだ、いづれの業苦にしづめりとも、神通方便をもて、まず有縁を度すべきなりと、云々。(12)

中世の時代は、念仏を死者に向けて称えることもまた、死者の霊魂を鎮めて「ホトケ」にするための霊験の一つと考えられていた。しかも、先祖祭祀の考え方から、亡き肉親への追善供養は、子孫にとって大切なエートスとされた時代である。けれども親鸞は、そのような意味での念仏を一度として称えたことはないと述べる。

その理由について、ここでは三つの観点から説明している。

一つめは、すべての生きとし生けるものは、生まれ変わりを繰り返す中で、父となり母となり、兄弟姉妹となってきた関係であるから、次に浄土に生まれて仏となったときには、誰であっても助けるべきであって、自分の肉親に限定するものではない。

二つめは、念仏を称えることは自分の力による善行ではないので、念仏の功徳を回向して亡き肉親を助けることなどできない。

三つめは、ただし、自力を捨てて速やかに浄土のさとりを開くのであれば、死者たちが六道輪廻の世界でどのような苦しみに沈んでいたとしても、阿弥陀仏の不可思議な本願力によって、縁のあるものから助けることができる。

これらの説明を見ると、まず、先に見た親鸞の「他力回向」の考え方が、二つめの観点の中に表れていることがわかる。親鸞はここで、念仏を称えることもまた阿弥陀仏によって与えられた恩寵であって、自分の力で称えているわけではないと述べる。親鸞思想の核心は、このように自力を否定して絶対他力に立つことであるが、なぜそうなるのかと言えば、そこには徹底した自己洞察が踏まえられているのである。自分自身を虚心に振り返って見つめ直すならば、どこまでも煩悩に縛られた非力で有限な存在であることに気づかされる。煩悩を超えようと懸命に努力したとしても、完全に捨て切れるわけでもなく、かえって努力を積み重ねることで、自己陶酔に浸ってしまい、自分を見失ってしまうことさえある。自我意識のある限り、人は我執性の中から抜け出すことはできないのだ。しかし、だからこそ、そうした自己存在へ絶望と自覚が極まったときには、阿弥陀仏にすべてを委ねるという絶対他力の世界が開かれてくるのである。

親鸞は、このような厳しい自己洞察に依拠することで、死者供養に対する独自の見解を導き出している。三つめの観点がそれである。すなわち、もし縁のある死者を助けたい、安らかに成仏してほしいと願うのであれば、そのような願いをもつ私自身が、自力を捨てて速やかに浄土のさとりを開くほかない、というラディカルな提言である。

これは驚くべき発想の転換と言ってよい。従来の〈回向＝供養〉システムに立つ死者供養のあり方では、死者が救済されていく物語に照準が合わされるのみで、死者供養を通じて、供養する者がどう変容するのかは問われることがなかった。先に見た『法華験記』の説話の場合でも、死者の霊は、僧侶による経典読誦という霊験により、半ば強引に「ホトケ」に変えられていったが、その一方で、供養する側は、もっぱら死者に注意を向けるのみであって、供養を通して自身が何らかの成長や成熟を遂げるわけではない。死者の霊にとり憑かれた女は、僧侶の読経によって霊が祓われて苦しみが取り除かれることになるとはいえ、それによって「さとり」を得ることはないのである。

問題は、死者が対象化され、供養する主体から切り離されている点にある。死者の対象化は、死者を即座に「ホトケ」に変えるための技術の精度を高めるかもしれないが、見方を変えれば、これは単に死者を厄介払いしているにすぎず、死者を救うことにはならないのではないか。死者が本当に救われるためには、まずは死者に思いを向けている私自身が救われるべきであるとする親鸞の見解は、死者供養の考え方そのものを根底から覆すものであろう。ならば、私自身が救われるとはどういうことか。言い換えれば、自力を捨てて速やかに浄土のさとりを開くとはどういうことだろう。その答えは、一つめの観点に示されていると見ることができる。すなわち、生きとし生けるものすべてが、私の父母であり兄弟姉妹であるとの認識に立つということ。これは、生命の相互的なつながりを問題にしており、言うなれば、浄土の世界の一つの表現にほかならない。

「浄土」というのは、死後の世界であるとは限らない。これは「清浄国土」を縮めた言葉であり、本来は仏の清浄なる智慧によって映された世界の見方を指している[13]。それゆえ、浄土の世界が開かれたときには、個々の生命が仏の智慧に照らされて輝いてくるのである。個々の生命は、互いにつながり合いつつ、それぞれに支え合っている。

一つとして無意味なものなどない。そうした生命の相互連関のもとで個々の生命が躍動し、立ち現れてくることに気づくとき、あらゆる生命は、自己を生かしめ、支え守っている尊厳性に満ちた存在となって映るのである。

そのような生命の尊厳性を親鸞は「諸仏」と呼んで称讃しているが、[14] このことは生者の世界のみならず、死者の世界にまで広がっていく。死者が諸仏として礼拝され、崇敬されるとき、死者はいよいよ浄土の世界の住人となろう。死者が本当に救われるのは、死者を諸仏として讃嘆《さんだん》し、私自身が諸仏に支えられ守られている、諸仏に生かされている、という自覚に立つときなのである。

親鸞の死者供養の考え方においては、日本仏教の死者供養のあり方の基盤である〈回向＝供養〉システムは完全に解体されていることがわかる。死者を諸仏として崇敬することは、仏教本来の供養の意義に還ることであり、死者に善行功徳を振り向けて変化をもたらそうとする「回向」の考え方から、「供養」の概念を独立させることである。要するに、回向はできないが、供養の原点に立つことはできる。〈回向≠供養〉というのが、親鸞思想に立脚した浄土真宗の死者供養のあり方なのである。

したがって、浄土真宗において葬式や法要を営むことは、死者の霊魂を鎮め、慰めるためではない。死者その人、その人格性に向けて、読経や念仏を称えるのでもない。それは浄土に往生した諸仏の徳を讃えるための儀式であり、亡くなった人が諸仏となって私を浄土の世界へと導いてくれる仏縁の場ということになる。[15]

V. 死者供養の舞台装置

浄土真宗の死者供養の実際は、次のような次第で進む。まず、葬式や法要を勤める僧侶が、諸仏を讃嘆し阿弥陀仏の恩徳に報いて感謝するという意義をもって、読経し念仏を称える。その上で、死者供養のために集まった人々に向けて、仏教の話（これを法話という）をする。僧侶は、供養する者に仏の教えを伝達するための仲介の役割を担い、そして、供養する者は、僧侶を通して仏の教えを聞くことで、生命の尊厳性への目覚めに導かれる。ここでは、死者供養の場が、仏教に出会って精神的な変容を促すための装置と考えられている(16)。

この装置は、「死者へのケア」というよりは、死者を供養しようとする者の内的転換をはかることを目的としたケアの構図をなしている。しかもそれは、死者の個別性が、普遍性に回収されることによって成り立つものである。個人であったはずの死者が、「諸仏」という普遍原理に取って代わり、迷い苦しんでいる生者を導くという構図を描くのである。したがって、このようなケアの構図は、転迷開悟《てんめいかいご》を根幹とする仏教の本来性を活かしている点で、「仏教的ケア」の一つのモデル図式と捉えることができるだろう。

とはいえ、供養する側の実情に即して考えるならば、こうした普遍性への回路がそう易々《やすやす》と受け容れられるとは思われない。とくに浮かばれない死者に対する思いを抱いている者にとっては、どうしても死者その人の行く末を気にかけている意識がはたらいてしまい、なかなか死者を諸仏として納得することは難しいのではなかろうか。しかも、だからこそ、死者の霊魂という観念が実在感をもって立ち現れてくるのであり、これを安らかに成仏させたいという衝迫に駆られるのである。

個別的な「死者へのケア」という意義を含みつつ、にもかかわらず、普遍性に開かれた「仏教的ケア」を保つことのできる死者供養は、はたして可能なのだろうか。その架け橋となる形式を、ここでは能楽という舞台芸能の世界に求めてみたいと思う。

取り上げるのは、世阿弥（一三六三?〜一四四三?）によって生み出された「夢幻能《むげんのう》」と呼ばれる能楽である。夢幻能は、舞台芸能という形を取りながら、実に巧妙に仕組まれた死者供養のあり方を意図している。その仕掛けの一つが、ストーリーの構成である。

多くの場合それは、昔からその土地に住まう者として現れる主役（シテ）が、脇役（ワキ）である諸国一見の旅僧に、その土地にまつわる昔語りをし、実は自分こそがその昔語りの中心人物であるとほのめかして姿を消す。そのあと、ワキの旅僧の夢や幻視の中に、シテが死者の亡霊として現われ、生前の思いなどを旅僧に語って、自身の救いを求める、といった展開をとる。(17) このように、死者の霊がこの世に現われて自分の思いを打ち明け、これを聞き届けることで霊が浄められるといった、シャーマニスティックな鎮魂祭祀劇を隠喩として踏まえているのが、夢幻能の特徴である。(18)

その中でも、「修羅物」というジャンルに至っては、戦乱によって無残にも亡くなった死者たちを供養することが直接的なテーマとして表れている。典型的な例を、『敦盛《あつもり》』に見ることにしよう。

一ノ谷の合戦で敵将の平敦盛に手をかけて殺した熊谷直実《なおざね》は、出家して蓮生《れんしょう》法師と名乗り、敦盛の菩提を弔うために一ノ谷を再び訪れる。そこへ土地の草刈男たちが笛を吹きながら現れ、蓮生と会話をかわしたあと、そのうちの一人が残って、「あなたの念仏の声をたよりに来たのですから、十念を授けてください」と頼み、自らが敦盛であることをほのめかして姿を消す。やがて、武将姿となって正体をあらわした敦盛の亡霊は、平家一門の栄枯盛衰のはかなさを旧懐して、笛を吹きながら舞を舞い、直実に殺された自らの最期の場面を語る。そして、直実が出家して蓮生法師という仏僧になったことから、敵ではなかったことを確認し、「どうかわたくしの菩提を弔ってくださいい」と懇願しながら、舞い去っていく。(19)

『敦盛』は、表面的には、戦乱において敵同士となり、殺し殺されるという関係になってしまった敦盛と直実が、死者となった敦盛と仏僧となった蓮生による邂逅を通して、和解に至るという物語が展開し、死者である敦盛の亡霊に向けて、蓮生法師が十念を授けることによって菩提を弔い、成仏させるという、従来型の〈回向＝供養〉システムを用いた死者供養のあり方（「死者へのケア」）が示されている。

しかし、この物語を裏で支えているのは、ワキである蓮生法師の普遍性に開かれた精神であると見ることができる。『敦盛』の題材となる『平家物語』「敦盛最期」の段には、若き敦盛にわが子の姿を思いながらも、やむを得ず殺害することになった直実が、慙愧《ざんき》の念を抱いて、出家の決意を固めるという筋書きが描かれている。(20) 史実における熊谷直実（一一四一～一二〇八）もまた、源平合戦が終息したのちに、浄土宗を開いた法然に師事して、本願念仏の教えに帰依《きえ》した人物である。(21) この人物の心情に添ってみれば、戦乱という不可避の状況の中で殺害するほかなかった死者たちを何とかして供養したい、安らかに成仏させたいという痛切なる思いが機縁となって、仏門へと誘われていくことになる経緯が想像されよう。つまりここには、個別の死者に対する思いを深めることによって、内的転換が起こり、仏教という普遍世界に目覚めるという、普遍性に開かれた死者供養のあり方（「仏教的ケア」）が実現しているのである。

死者供養のあり方という観点から見て『敦盛』の人物配置やストーリー構成が興味深いのは、表向きは、平敦盛（一一六九～一一八四）という個別的な死者に向けられた追善供養が行われていながら、その背後には、蓮生法師の普遍性に開かれた死者供養の精神が伏在しており、言わば、二つの死者供養のあり方が、重層的に交叉している点である。これを図式化すれば、個別的な「死者へのケア」という図柄を、普遍的な「仏教的ケア」という下地が支えている、といった構図になるだろう。

実は、こうした構図は、物語の内容だけでなく、夢幻能の舞台装置そのものに備わっていると見ることができる。しかもそれは、観客の内面において再演されるときこそ、真に意味をもつことになる。

世阿弥が生きた室町中期は、政治不安から各地で戦乱が頻発していた時代であり、夢幻能の観客は、そうした乱世の真っ只中を生きる武士階級であった。彼らにとって、戦乱の悲惨さは身に沁みて深く刻まれていたことだろう。それゆえ、戦乱の中で殺されていった死者たちへの思いは、生半可《なまはんか》なものではなかったに違いない。怨親平等《おんしんびょうどう》に死者を供養せずにはおれなかった当時の武士たちにとって、夢幻能の体感世界は、死者たちを成仏させ、同時に自身のやるせない思いからも解放されるという、二重の浄化作用を得るための癒しの空間であった(22)。

要するに、夢幻能の演劇空間は、一種のサイコドラマ的な要素をもっていたのである(23)。舞台では、シテの演者がシャーマンの役割を担って死者の霊を招魂し、ワキの演者が死者に思いを語らせ、その無念を聞き届ける場面が、臨場感をもって展開する。死者が直接にケアされ救済されるドラマが幽玄な雰囲気のもとに繰り広げられるとき、そこに居合わせた観客たちは、それぞれの内面に潜む個別の死者に向けられたケアへの欲求を演者たちに投影して、癒されていったことだろう。

とはいえ、夢幻能の演出効果は、それだけにとどまらない。能舞台は、観客が死者からのまなざしを得て、自身の生を見つめ直すための装置でもあったのだ(24)。その仕掛けは、能舞台の上で演舞するシテの高揚に隠されている。場面は、物語の終盤、死者の亡霊が旅僧の法力によって供養され成仏していく転調の間合いである。このとき、舞台はすでにこの世からあの世の様相へと変貌している。天空から降ってくるような笛の音色、地底から厳《おごそ》かに湧き立つような鼓《つづみ》や地謡《じうたい》の音曲が、他界の幻想さながらに演劇空間を満たしていく。その夢幻情緒が臨界点まで達したとき、シテの狂躁の独り舞が始まるのだ。舞は、速度のきざはしを昇って、陶酔強度を高めていく。その陶酔舞踏が、舞台、演者、観客、諸々の空間全体を包み込んで昇華するとき、観客は共震共鳴して、身心の透体化を惹《じゃ》起《つき》する（疑似的死を体験する）。さらに、そうした陶然自失とした気流が瀰漫《びまん》する中で、挙体全動《きょたいぜんどう》の位相転換が起こり、この世からの脱出（解脱）が成就するに至るのである。(25)

つまり、観客は、能舞台で演舞するシテの昂揚に感応道交《かんのうどうこう》することで、死者の境位に連れていかれ、死者の眼からこの世この生を見つめ直す視座を装塡される。その視座によって、観客は、自分自身の生を照らし返し、今ここに生きていることの充足（生かされていることの喜び）に目覚めることになるのだ。夢幻能の舞台戦略の本領は、このように、観客自身の覚醒体験を引き起こすことにあったのである。

さて、以上のように考えていくと、夢幻能の舞台装置は、次のように構造化されていることがわかる。すなわち、表向きは、観客の抱く個別の死者を供養したいという潜在的なニードに鎮魂祭祀劇のストーリー内容をもって十分に応える。深層では、その個別の死者への思いを舞台の演出効果により昇華することで、翻《ひるがえ》って死者からの視座を観客に移植し、観客の内面に生の充実を呼び醒ます。ここには、表層の「死者へのケア」と深層の「仏教的ケア」という二重構図が、見事に描かれているのである。

Ⅵ．まとめ

日本仏教は、しばしば「葬式仏教」(26)であると揶揄《やゆ》され批難されてきた。それは、僧侶が葬式や年忌法要を営むことが仏教本来の軌道から逸脱している、という理由からである。

僧侶がなすべきことは、この世で生きている人々の苦悩を解消して、救いへと教え導いてやることである。そもそも空・無我を根本に据える仏教からすれば、死者の霊魂を実体視してこれを供養するなどという発想そのものが本末転倒である。

まさしくその通り。仏教思想を真摯に学べば学ぶほど、葬式や年忌法要をなぜ仏教が担わなければならないのか、その必然性が見えてこない。それならば、むしろ世間的な見方に立って、これは寺院を維持するための経済活動なのだと開き直るほかない。こうして、日本の僧侶は、一種のダブルバインド状態の中で、死者供養の場に関わることとなり、日本仏教の不幸をますます増幅させることになるのだ。

確かに、死者供養というのは、仏教思想から生まれたものではなく、人々の「死者に向けられた思い」が一つの形となって表れてきたものであろう。不遇な亡くなり方をした浮かばれない死者に対して、せめて死後において安らかになってほしいという思いを抱くのは、人間の自然な感情である。そのような感情が文化習俗に反映されて死者供養を生み出したであろうことは想像に難くない。しかしだからと言って、そうした思いを、空・無我の思想と矛盾するからと安易に切り捨てるのは、あまりに独善的ではないか。しかも、そうした思いに何らの配慮もなく、ただ歴史的に仏教が担ってきたという理由だけで形式的に葬式や法要を営むとすれば、それはまったく不毛な関わりと言わざるを得ないであろう。

なるほど「死者に向けられた思い」は、死者の観念を実体化して悪霊や怨霊などを生み出し、日本仏教の僧侶たちもまた、〈回向＝供養〉システムを用いて死者の霊を鎮め、「ホトケ」にするための技術〈呪術〉に奔走して、これに迎合してきた。とはいえ、〈回向＝供養〉システムの導入は、生者の思いをなんとかして死者に届けようとするニードに応えたものであり、死者を「ホトケ」と呼んだのも、死者が死後も安らかであってほしいという願いを反映したものである。ここには、「死者に向けられた思い」に愚直なまでに寄り添い続けてきた、日本仏教のひたむきな姿を垣間見ることができよう。

しかし一方で、親鸞浄土教の死者供養の考え方は、〈回向＝供養〉システムを解体することで、「死者に向けられた思い」を自己洞察へと深化させ普遍的世界に目覚めさせるための通路を切り開くことになった。死者を本当に救いたいのであれば、まずは自分自身が浄土のさとりを開かなければならない、とするラディカルな実存転換は、死者供養を仏教の空・無我の思想に結びつける意義を含んでいたと捉えることができる。しかしながら、親鸞思想を実際の葬式や法要に反映させると、普遍的回路を強調することに重点が置かれてしまい、「死者に向けられた思い」という個別性はかき消されてしまう。

死者供養が本当に活きてくるのは、「死者に向けられた思い」に寄り添いつつ、これを深化させることによって、自己の生を見つめ直し、今ここに生きていることの充足に目覚めさせることが実現したときであろう。その可能性を示唆するのが、夢幻能の舞台装置に仕掛けられた二重構図である。

とはいえ、夢幻能の演劇空間をそのまま葬式や法要の現場に導入することはさすがに難しいだろう。それでも、僧侶の法話を工夫して、死者に向けられた思いを仏教の普遍的世界へとつなげていくきっかけを与えることはできるのではないか。その伝達が、死者への思いを抱いている者自身の心を問い直す作業となるとき、そこには、生きた法座の場が開かれることになろう。そうした場は、夢幻能の演出に比べて派手さはないかもしれないが、法話を聞く者の内面に、共振作用を引き起こすことは十分に可能であろうと思う。

死者供養が、「死者へのケア」であると同時に、「仏教的ケア」であるという認識のもとで営まれるとき、そこには新たな死者との関わり、そして新たな自己との出会いが開かれてくるのではないかと期待されるのである。

註

（1）ケアの語源は、ラテン語のクーラ（cura）との関連が深い。クーラは、悩み、困難、心配事などを意味すると同時に、他者の幸福への配慮、気遣いといった意味をもつ（この二つの意味は矛盾しているように見えるが、その元にあるのは、対象に向けられた関心や注意が否定的にはたらくか肯定的にはたらくかの違いである）。とくに後者の意味から、実践的態度であるケア（care）の問題が引き出されていく（W. T. Reich（ed.）, "*Encyclopedia of Bioethics*", 2nd Edition, Simon & Schuster Macmillan, 1995. にある、'CARE' の項目を参照）。

（2）中村元『仏教語大辞典』（東京書籍、一九七五年、二六四頁～二六五頁）の「供養」の項目には、供養は、初期仏教において、僧団に対して信徒が衣服、飲食、寝具、薬などを施与したことが始まりであり、やがて精神的崇敬の態度が供養として示されるようになり、さらに仏塔や廟が祭祀の象徴とされて供養塔となり、このことが、後世に、一般の死者への供養の概念に広がっていった、と説明されている。

（3）回向については、梶山雄一「廻向の宗教（第一三章）」（『梶山雄一著作集第八巻　業報と輪廻／仏教と現代との接点』春秋社、二〇一一年〈初出は梶山雄一『「さとり」と「廻向」――大乗仏教の成立』人文書院、一九九七年〉）の考察に詳しい。

（4）桜部建「功徳を廻施するという考え方」（『仏教学セミナー』第二〇号、一九七四年）。

（5）池上良正『死者の救済史――供養と憑依の宗教学』（角川選書、二〇〇三年、二五頁）。

（6）井上光貞・大曾根章介校注『日本思想大系七　往生伝／法華験記』（岩波書店、一九七四年、一六五頁）。

（7）坂本幸男・岩本裕訳注『法華経・上巻』（岩波文庫、一九六二年、二六八頁）。

（8）この考察は、池上・二〇〇三年、七〇頁～七二頁を参考にした。

（9）自己実現プロセスを提示した有名なA・マズローの「欲求階層説」では、生命維持、安全、愛と所属、承認、といった欲求の段階を経て、自己実現（self-actualization）の欲求を満たしていく、と説明されているが、ここではこの説を踏襲している。

（10）佐々木宏幹「僧の呪師化と王の祭司化」（『聖と呪力の人類学』講談社学術文庫、一九九六年）。

（11）先祖祭祀と仏教が結びついたのは、中国においてであり、もともと儒教のもっていた「孝」の思想に基づく先祖崇拝、祖霊信仰を、仏教が取り入れたことで、葬式や法要を営む仏教が成立したとされる（加地伸行『儒教とは何

か』中公新書、一九九〇年、一七七頁〜一七九頁)。

(12) 石田瑞麿『親鸞全集　別巻』(春秋社、二〇一〇年〈原版：一九八七年〉、一〇頁)。

(13) 中村元他編『岩波仏教辞典　第二版』(岩波書店、二〇〇二年、五三四頁)の「浄土」の項目を参照。

(14) 親鸞は仏・菩薩への讃歌である『和讃』において「諸仏」を讃えている。「十方恒沙の諸仏は／極難信の法を説き／五濁悪世のためにとて／証誠護念せしめたり」(『浄土和讃』、四七二頁)、「南無阿弥陀仏をとなふれば／十方無量の諸仏は／百重千重囲繞して／よろこびまもりたまふなり」(『浄土和讃』、四八一頁)、また、『末燈鈔』には、「釈迦・弥陀・十方の諸仏、みなおなじ御こゝろにて、本願念仏の衆生には、かげのかたちにそへるがごとくしてはなれたまはず、とあかせり」(三二五頁)という一文が見える(頁数はいずれも、石田瑞麿『親鸞全集・第四巻』春秋社、二〇一〇年〈原版：一九八六年〉に依る)。

(15) 浄土真宗の葬儀や法要の考え方については、大村英昭他『ポスト・モダンの親鸞――真宗信仰と民俗信仰のあいだ』(同朋舎出版、一九九〇年)、および、釈徹宗「「死者供養」のいま」(『葬送のかたち――死者供養のあり方と先祖を考える』佼成出版社、二〇〇七年)を参考にした。

(16) たとえば、真宗教学者の監修のもとで書かれた一般向けの解説書に目を通してみると、葬儀に関して、次のように書かれている。「……浄土真宗では亡き人にお別れするという単なる葬送儀礼ではなく、故人をしのびつつ、人生における生の意味を見つめ直し、残された者が阿弥陀如来の本願力の教えに出会い、念仏させていただく法会です。亡き人によって、尊い仏縁に会う大切な機縁といってていいでしょう」(池田勇諦・中西智海監修『わが家の仏教　浄土真宗』四季社、二〇〇四年、一〇〇頁)。

(17) 田代慶一郎『夢幻能』(朝日選書、一九九四年、二四頁)。および、松岡心平「夢幻能の発生」(『宴の身体』岩波書店、一九九一年、八三頁)。

(18) 能の前身である猿楽や田楽は、寺院の勧進興行の場に進出することによって発展していったが、その勧進とは亡者供養を目的として主催されたものであり、ここに能楽座の舞台演劇が、死者の鎮魂供養をテーマとした祭祀劇となっていく原点がある(松岡・一九九一年、八九頁〜一〇一頁)。

(19) 小山弘志・佐藤健一郎校注訳『新編日本古典文学全集58　謡曲集①』(小学館、一九九七年、二一八頁〜二三一頁)。

(20) 市古貞次校注訳『新編日本古典文学全集46　平家物語②』(小学館、一九九四年、二三二頁〜二三六頁)。

（21）梶村昇『法然上人をめぐる関東武者1　熊谷直実』（東方出版、一九九一年）。
（22）池上・二〇〇三年、一〇四頁。
（23）能楽自体がシャーマニズムを色濃く反映した演劇であり、観客にカタルシス作用をもたらす一種の心理療法であるとする見方は、精神分析の立場から考察されている。金関猛『能と精神分析』（平凡社選書、一九九九年）を参照。
（24）夢幻能の舞台をこのように捉えるのは、哲学者の古東哲明である。古東は、世阿弥の演劇戦略の真意が、観客が「離見の見」に立って、存在神秘〈今ここに〈在る〉ことの不思議〉を体感させる点にあるとして、能舞台の仕掛けを解きほぐしている（古東哲明『〈在る〉ことの不思議』勁草書房、一九九二年、同『他界からのまなざし』講談社選書メチエ、二〇〇五年）。
（25）古東・一九九二年、三〇二頁〜三〇六頁。
（26）葬式仏教を批判する根拠としては、ブッダが死後において霊魂があるかないかという問いに無記（回答しない）をもって対応したことや、入滅の際に「出家者は遺骨の供養に関わるな」と指示し在家者に葬儀をまかせたエピソードなどがしばしば挙げられる。詳しくは、補論を参照。

第九章　死者との実存協同——還相の菩薩——

I．はじめに

仏教思想に基づいてケアの営みを考えていくとき、死者の問題は避けられないテーマである。たとえば、仏典というのは、すべて「如是我聞《によぜがもん》」（私はこのように聞いた）で始まっている。生前のブッダの言葉を受け止めることから仏典が説き起こされるという事実は、よくよく考えてみれば、死者であるはずのブッダが、仏典を介して現在もなお私たちに語りかけていることを意味している。

また、仏教思想の中でも、とりわけ浄土教は念仏者が死後に往生する浄土の世界を説いてきたし、禅は死者のごとく生きる宗教的擬死体験を目指してきた。大乗仏教の精粋である浄土教と禅の二つの系譜は、すなわち「死者になるための教え」として読み解くことができ、まさしく死者の問題を抜きには成立し得なかったと言っても過言ではない。

さらに、文化史的に見れば、日本仏教はその導入期より、鎮魂や慰霊という形で、あるいは追善供養という形で、死者と深く関わり続けてきた伝統がある。この伝統はしばしば「葬式仏教」と揶揄《やゆ》されながら、現在もなおその命脈を保ち続けている。死者を「ホトケ」と呼ぶのは、本来の意味を逸脱した用語法であるとしても、ここには死者と共存してきた日本仏教の特質が象徴的に表現されていると言える。

ところで、このような死者との関係性に裏打ちされた仏教思想にインスピレーションを得て、「死者との実存協同」という興味深い考え方を打ち出した思想家として、京都学派の田辺元（一八八五〜一九六二）を挙げることができる。

田辺の思想遍歴は、「種の論理」や「絶対媒介の論理」によって、師である西田幾多郎（一八七〇〜一九四五）を批判して独自の哲学を切り開いたあと、戦争への連帯協力による罪責感と哲学の無力さを痛感する中で「懺悔道《ざんげどう》」としての哲学」に向かい、さらに晩年に至って、妻の逝去を機縁として「死の哲学」へと進むことになる。[1]

この田辺晩年の「死の哲学」の内実こそ、「死者との実存協同」[2]の思想にほかならない。この思想では、〝自己の死〟を超え出て〝他者の死〟の考察が中心となっており、「死とは、個体の死ではなく、人と人との交わりの中における出来事である」[3]という、存在論から関係論への転換に基づいた死の理解を背景としていることに特徴がある。

加えて、近年では田辺晩年の思想が「死の哲学」と呼ぶよりもむしろ「死者の哲学」と呼ぶべき内容であり、「〈死〉から〈死者〉へという前代未聞のコペルニクス的転回」を生み出しているとの末木の指摘[4]により、田辺哲学の再評価がなされている状況にも触れておきたい。

本章では、田辺元の「死者との実存協同」の思想を解明する作業を通して、仏教思想がケア論として開かれる、その構造的契機を探ることを目的とする。その際、田辺が「死者との実存協同」を構想する発端が、妻との死別体験という、愛する他者の死であったことは注目されよう。これは、「死者との実存協同」の思想形成自体が、実は田辺自身の〝喪の作業（mourning work）〟であったとする理解を可能にする。その意味では、「死者との実存協同」

とは、死別体験者の喪の作業を促進していくケアの関わりである〝グリーフ・ケア〟のあるべき方向性を示唆しているとも考えられるのである。

Ⅱ．実存協同の原初的枠組み

実存協同と言っても、すぐに意味が思い浮かぶような馴染みのある言葉ではない。おそらくは田辺の造語であろう。字義通りには、「個々の実存が協同すること」である。田辺の思想的文脈に添って言えば、「主体的世界を生きようとする存在者同士が、関係し合い協同し合って歴史的世界を創り出すこと」とでも定義できるだろうか。そうした実存協同が死者との間で起こるというのが、「死者との実存協同」である。

まずは、その端的な表現を抽出することから始めてみたい。田辺晩年の「死の哲学」のエッセンスが凝縮された小論『メメント・モリ』には、次のような叙述がある。

自己は死んでも、互に愛によって結ばれた実存は、他に於て回施のためにはたらくそのはたらきに依り、自己の生死を超ゆる実存協同に於て復活し、永遠に参ずることが、外ならぬその回施を受けた実存によって信証せられるのである。死復活といふのは死者その人に直接起る客観的事件ではなく、愛に依って結ばれその死者によってはたらかれることを、自己に於て信証するところの生者に対して、間接的に自覚せられる交互媒介事態たるのである。しかもその媒介を通じて先人の遺した真実を学び、それに感謝してその真実を普遍即個別なるものとして後進に回施するのが、すなはち実存協同に外ならない。この協同に於て個々の実存は死にながら復活して、永遠の絶対無即愛に摂取せられると同時に、その媒介となって自らそれに参加協同する。その死復活は師弟間の愛の鏡に映して自覚され、間接に永遠へ参じ不死を成就するといってよい(5)。

ここでは、実存協同という考え方の基本が二つの段階性をもって示されている、と解釈することができる。第一は、「先人の遺した真実を学び、それに感謝してその真実を普遍即個別なるものとして後進に回施する」という段階。第二は、「愛によって結ばれた生者と死者との交互媒介事態たる死復活」を通して、「永遠の絶対無即愛に摂取せられると同時に、その媒介となることで、不死を成就する」といった段階である。

「死者との実存協同」は、第二の段階に焦点づけがなされるときに、初めてそのように呼ぶことができるように思う。というのも、第一の段階というのは、何も死者との交わりに限定された事柄というわけではなく、生きている者同士のやりとりや書物を通した学びによっても十分成り立ち得るような実存協同のあり方だからである。言うなれば、「死者との実存協同」とは、人や書物などを媒体として成立する実存協同のモチーフを前提としながら、それがなぜ〝死者〟の問題へと発展しなければならなかったのかを明らかにすることによって、ようやくその意義が強調される思想なのである。

よって、「死者との実存協同」の思想を理解するためには、第一の段階において展開されている実存協同の思想を明らかにし、その上で、第二の段階における新たな展開に注目する、という手順を辿ることが望ましいことになる。

そこでまず、第一の段階としての実存協同について考えてみると、この思想の基本的な構造は、すでに「死の哲学」以前の「懺悔道としての哲学」の時期において、明確に打ち出されていることがわかる。ただし、この時期の田辺はまだ「実存協同」という言葉を用いておらず、その主張は、親鸞浄土教における「往相《おうそう》還相《げんそう》二種《にしゅ》回向《えこう》」の思想を踏まえつつ、絶対者と相対者の呼応関係に絡めて考察するにとどまっている。次の一文は、そうした田辺の考察の一端を示すものである。

本来相対は相対に対するから相対なのであって、此相互関係が無ければ絶対との区別対立もなくなってしまふ。而してその相互関係は絶対に媒介せられて始めて可能にせられる。その相対の一方、救済の対象たるものは、他方救済の協力者たる者に対し、後進として指導教化を受ける限り先進者の還相を媒介とするのであって、自らは往相的に救はれて後、更に他の後進相対者の指導教化に還相するといはなければならぬ。(6)

ここには絶対・相対に加えて、往相・還相という言葉、そして先進者・後進者といった対比が散りばめられ、少々わかりにくい文章となっている。とはいえ、きちんと整理してみると、この一文には実存協同の核心がまさに凝縮されていることに気づくのである。

往相・還相とは、親鸞浄土教における重要な用語である。〝往相〟とは、「如来の本願力によって浄土に往生して回心救済に与《あずか》ること」であり、〝還相〟とは、「自身の浄土往生に対する感謝報恩の念から、如来の本願力の媒介協力者となって他の苦悩する人々の回心救済に尽力すること」を指す。(7)要は、浄土に往って還ってくるという回心救済の往還運動を表現したものである。絶対他力を根本とする親鸞浄土教からすれば、往相も還相もともに、相対存在である人間に対して絶対者である如来の本願力がはたらくことによって可能となる事態であり、その意味で、往相・還相は人間の所行ではあり得ず、如来の回向（如来によって振り向けられたもの）であるとされている。

田辺は、この二種回向論の宗教的世界観に基づきながら、「浄土往生」を《絶対無への覚醒》として、また「如来の本願力」を《絶対無即愛のはたらき》として読み替えることで、「懺悔道としての哲学」の成立根拠を示したのである。このとき、如来の本願力たる絶対者の救済作用は、絶対無即愛としてはたらくがゆえに、相対存在である人間相互の利他の関係性を間接的に媒介することによってのみ、そのはたらきを遂行し得ると捉えられている。その上で、絶対者による相対者救済のはたらきを「絶対還相」と呼び、これに対し、相対存在たる人間の利他行為を「相対還相」と位置づけて区別している。[8]

そしてここから、絶対者の救済事業が相対存在である人間を媒介にして実現される舞台としての歴史的認識が個々の実存に開かれ、根本において絶対無即愛（「絶対還相」）を間接媒介としつつ、直接には先進者から後進者への利他行為（「相対還相」）という教導的介入によって成立するという、人間相互の利他関係に基づく歴史的共同性〈実存協同〉の形成が目指されるのである。[9]

ところで、この段階における実存協同の思想では、「死者との実存協同」へと飛躍するための結節点でもある〃死〃の問題については、どのように語られているだろうか。

我々の自己は一度自ら決意せる死から、生死を超える、死に於ける生といふべきものへ復活せしめられ、絶対無の媒介として空有の存在に回復せられ、それに対する報謝の為に、却て他の相対を救済する絶対の作用に媒介として協力せしめられる。[10]

ここでは、生から死へという往相的側面と、死から生へと復活して他者を救済するという還相的側面とが、絶対無の媒介を通して起こる、という死の転換の論理が描かれている。とはいえ、ここで示される〃死〃とは、実際の肉体的な「死」ではなく、比喩的・象徴的な〈死〉であると言わねばならない。それは別の言葉で言い換えるならば、〈徹底的に自己を否定すること〉であり、〈理性の極限において自己を放棄すること〉であろう。[11]

田辺の関心は、あくまで自己の覚醒体験にある。上に引用した一文は、そのプロセスを死の転換の論理に仮託して語ったものにほかならない。これを覚醒体験の実際に即して考えるならば、①理性的倫理的な努力を極限まで尽

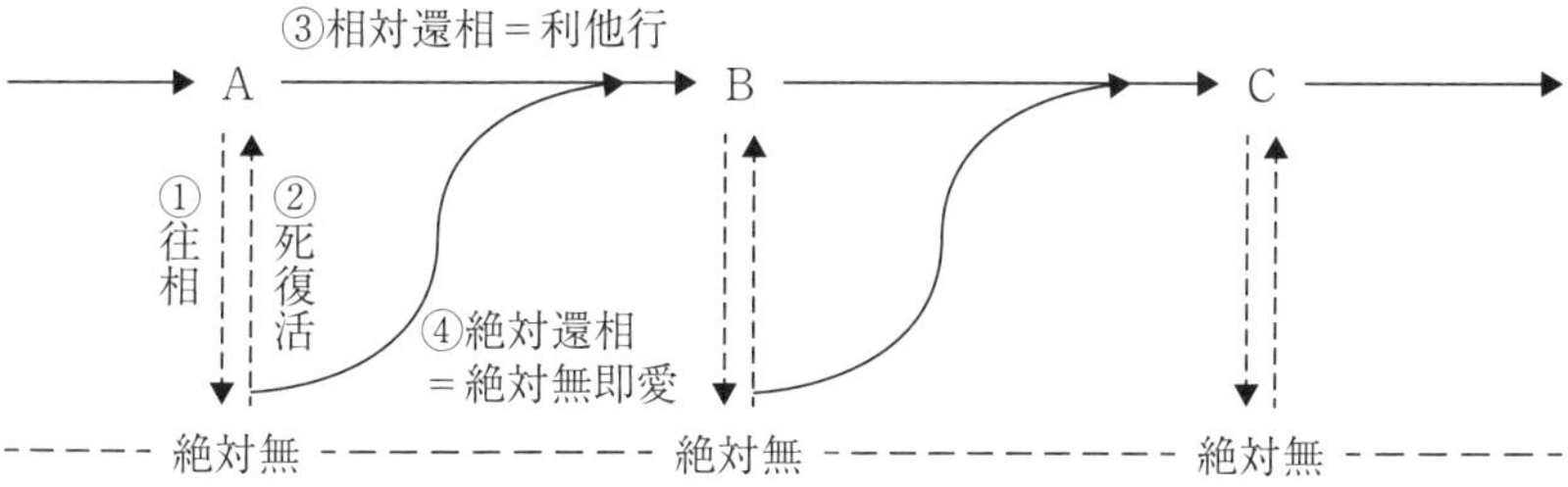

図9　実存協同の原初的枠組み

くした結果、苦悩と挫折を味わい、それによってかえって絶対無に摂取されて自己否定へと向かう、②自己否定の徹底が絶対無の媒介を通して反転し、空有の存在へと復活されてくる、③この復活を実現させた絶対無に対する感謝報恩の念から自己犠牲的に他者救済のための利他行為へと向かう、といった三つの展開を捉えることができるだろう。

　これらの展開を整理してまとめてみると、①は往相のベクトル、②は死復活のベクトル、③は相対還相のベクトル、ということになる。そしてさらには、三つのベクトルを根底で支えると同時に相対還相の間接媒介として後進者の覚醒体験を導く絶対無即愛のはたらき、すなわち絶対還相のベクトル（④）を描くことができるのである。こうして、四つのベクトルの関連を試みに図式化すれば、**図9**のようになる。

　このように、相対存在である人間が、死復活という絶対無の覚醒体験を経て、そこから絶対無即愛のはたらきに促されて、他の人間へと覚醒体験を継承しながら歴史的協同性を形づくっていくことが、実存協同の考え方の原初的な枠組みということになろう。そしてそれは、先進者Aから後進者Bへ、さらに先進者Bから後進者Cへと、不断に続いていく運動として捉えられるのである。[12]

Ⅲ．「死者との実存協同」の思想

さて、このような枠組みをもった実存協同の思想が「死者との実存協同」の段階に至ることで、はたして何が新たな局面として現れるのだろうか。田辺は、この事態の特徴を「道吾漸源一家弔慰」という禅の公案（『碧巌録《へきがんろく》』第五十五則）を引用することで、印象的に指し示している。

生死の問題に熱中する若年の僧漸源《ぜんげん》が、師僧の道吾《どうご》に付き従って一檀家の不幸を慰問したとき、棺を打って師に「生か死か」と問うた。しかしながら、師はただ「生ともいわじ、死ともいわじ」と言うのみであった。漸源は、もし生ならば慰問するに及ばないし、またもし死ならば慰問しても無駄である、という二律背反に悩まされて、一体どちらなのかと師の道吾に問いかけたのである。ところが、師僧はこれに対しいずれとも明確なる答えを与えなかった。そこで、漸源はさらに帰院の途中で再び道吾に問い、「答えなければ叩きますよ」と迫った。しかし、道吾は依然として答えを与えなかったので、漸源はついに師を叩いた。

その後、道吾が亡くなってから、漸源は兄弟子にあたる石霜《せきそう》に事のいきさつを語ったところ、石霜もまた「いわじいわじ」と言うのみであった。ここに至って、漸源は初めて、生と死は両立せず区別されるにもかかわらず、「生か死か」と判定することができないこと、生死が不可分離の連関として自覚する者にとってのみ、「生か死か」の問いが真に意味をなすものであることを悟ったのである。そして、先師である道吾が自分の問いに答えなかったのは、弟子である漸源にこの道理を悟らせようとする慈悲であったのであり、その慈悲が今も現に漸源にはたらく以上は、道吾はその死にもかかわらず復活して漸源の内に生きるものであることを自覚し、そこから懺悔と感謝の業が出て来たというのである[13]。

この例話には、確かに実存協同のエッセンスが描かれているとはいえ、「懺悔道」期の田辺では語られることのなかった、明らかに発展的な要素が盛り込まれている。

それはまず、師と弟子との直接的で生き生きとした人格の交流であろう。このことは、第一の段階での実存協同の思想においても見出し得る内容ではあるが、あえて強調されるほどの問題ではなかった。というのも、実存協同の原初的な枠組みからすれば、人格の交流に重きを置かなくとも、先進者から後進者への覚醒体験の継承は成り立つからである。しかしながら、ここにきて「死者との実存協同」が開かれるためには、生前において経験された人格の交流こそが、決定的な影響を与えることになる。

絶対に具体的個別的なる自覚の真実は、出会ひに依って結ばれた生ける師弟の間で、実践的に行ぜられた所を師から学びつつ自ら悟ることに依ってのみ、伝へられるのである。生ける個別的人格の交通なくして、絶対的真実は学ぶことも悟ることもできない[14]。

弟子は生死の根本に関わる率直な疑問を抱いて、師に忌憚《きたん》なくぶつかっていく。一方、師はあくまで弟子を悟らせようとする慈悲をもって接し、言葉を超えた態度によってこれを示そうとする。師弟の関係は、相互の人格的な交わりを通して、深い信愛の絆を形づくっていく。そして、その関係性の中に絶対的真実がはたらき出すのだ。まさにこのような師弟間の人格の交流がなければ、死者の復活は決して起こることはない。

次に、この死者の復活も、「懺悔道」期において語られた死復活の概念とは異なっている。かつてのそれは、自己否定の徹底による古き自己の死という比喩的な死を経験することによって、そこから蘇って新たな自己となる、という意味での象徴的な死復活であった。けれども、ここで死者が復活するとは、文字通り〝他者が死ぬ〟という現実の中で、その他者が死者となってはたらき出て、生者の内に復活することを意味するのである。とはいえ、死復活はそれだけにとどまらない。漸源に「感謝と懺悔の業が出て来た」とは、かつて語られた死復活の概念ではなかったか。漸源は、死してなおはたらく師の不断の慈悲に接したことで、絶対無の真実に摂取せられて、そこから復活したのである。すなわち、ここには二重の意味での死復活が並列的に展開しているのである。

このことを示唆するかのように、「死の哲学」期の代表的論文である『生の存在学か死の弁証法か』の中には、次の言葉が述べられている。

自己の復活は他人の愛を通じて実現せられる。自己のかくあらんことを生前に希って居た死者の、生者にとってその死後にまで不断に新にせられる愛が、死者に対する生者の愛を媒介にして絶えずはたらき、愛の交互的なる実存協同として、死復活を行ぜしめるのである。[15]

ここでの「自己の復活」とは、前後の文脈からすると、自己否定の徹底から蘇って新たな自己となるという意味での、生者における象徴的な死復活の自覚を捉えている。けれども、そこではたらく愛は「生者に対する死者の愛」と「死者に対する生者の愛」との交互的なる実存協同のもとで成立しており、そのために生者と死者とは即応していると言ってよい。それゆえ、死復活するのは、生者だけでなく、死者もまた生者の内で死復活する、という二重性を導き出すのである。実際、この文面における「自己の復活」は、死者の復活の意味に読み替えても何ら違和感がなかろう。

ところで、このような「死者との実存協同」の思想を辿っていくと、「そもそも死者はいかにして復活することが可能となるのか」という疑問が湧いてくる。奇妙な問いに聞こえるかもしれないが、死者とはもはや存在していないからこそ〝死者〟と呼ばれるわけである。存在していない者が復活するとは、あまりに現実離れしており、空想や感傷的な思い出に浸っているにすぎない、と批難されても仕方あるまい。けれども、田辺にとって死者の復活とは、まぎれもないリアリティであり、自己を根本転換させ覚醒体験へと導く究極の位相なのであって、個人の想像的産物とは本質的に異なっているのだ。

　そのような死者は、〝死してなお生きる〟という実存的性格を保ちながら、にもかかわらず、生者とは異なって〝非存在である〟というパラドックスを抱えていることになろう。すると、ここには生者の世界というフラットな枠組みを超えた、生者と死者とを共に包み込むような世界を見出すほかない。そして、そのような世界こそ死者が復活してくる根拠となり、先に示した疑問への答えともなろう。ならば、その世界とははたしてどのようなものだろうか。

　田辺自身は、そうした世界をはっきりと言明しているわけではない。しいて言えば、絶対無即愛のはたらきの世界とするべきであろうか。しかし、絶対無即愛は、相対者同士の交わりにおいて先進者の利他行為を媒介にして間接的にはたらき出す原理であったはずである。けれども、ここでは媒介する先進者が死んでしまって非存在となっているので、原則的には絶対無即愛がはたらき出すことは不可能である。にもかかわらず、現実には、先進者が死んだ後であっても、後進者に向けて絶対無即愛がはたらき出て支えている。そこで田辺は、この事態を鑑みて、「死者が復活して絶対無即愛のはたらきを媒介する」という独創的な思想を展開するに至ったのである。

　その死者の復活という事態について、田辺は、大乗仏教の〈菩薩道〉というアナロジーを用いて捉えようとしている[16]。大乗の菩薩は、仏になる資格を具備しながら、自らその能力を謙抑《けんよく》して、仏にならずにあえて菩薩の地位にとどまり、衆生済度《しゅじょうさいど》の愛に生きようとする。死者もまた、死の世界に入って永遠に安らぐのではなく、あえて生の世界に現れ出てきて生者を覚醒に導こうとするのである。生者がそうした死者のはたらきを自覚するとき、死者は

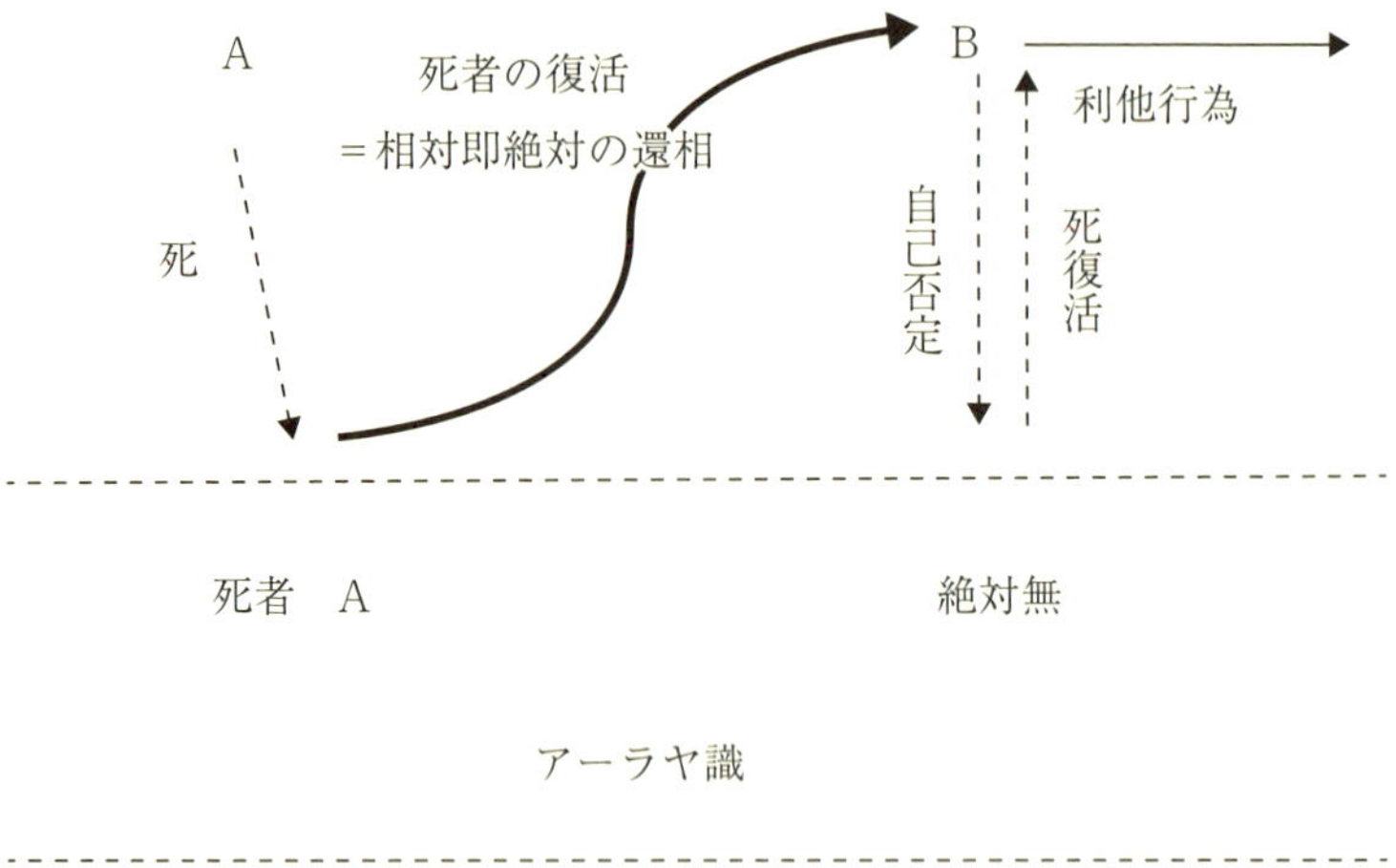

図10　死者との実存協同

生者にとっての〝菩薩〟として映ずるのではなかろうか。

死者の復活が〈菩薩道〉に比せられるとき、そこにはたらく絶対無即愛は、「無始時来、一切の人間を包み込みつつ、一切の人間を貫いて流れている「阿頼耶識」のごときものとなる」[17]と、長谷は述べる。そして、この「阿頼耶識」（ここでは「アーラヤ識」と表記する）こそが、死者を復活させ実存協同を成り立たせる根拠であるともいう。なぜなら、アーラヤ識はあらゆる経験や記憶が蓄積された根源的な場所であり、日常的時間とは異なった時間の流れを有しているからである。日常的時間は過去から未来へと一方向的・不可逆的に流れていく。しかし、死者が生者の内に復活して両者の間に実存協同が形づくられるのは、過去が各現在に繰り返し現れそのつど未来を創り出すという反復的時間においてである[18]。このような時間のあり方を可能にするのがアーラヤ識であり、その内実として、生前から続く人格的な交流を通して蓄積された愛の経験と記憶が関与している。

死者は個体として消滅したとしても、人格的な表象として生者の内に復活する。このとき、死者は思い出や感傷といった個人的な観念を超えて、より深く他者性を帯びたはたらきへと転じてくる。〝死者の声を聞く〟、〝死者によって助けられる〟などといった霊的な体験は、アーラヤ識に裏づけられた死者のあり方を象徴していよう。そして、その最も崇高にして根源的なるはたらきが、〈菩薩道〉と呼ばれるような、生者を絶対の真実へと覚醒させ根本転換へと導く死者の復活である。このとき、死者は、相対的でありながらなおかつ絶対の真実に根拠づけられているという、相対者と絶対者とを同時に包み込んだ第三の領域を占めることになろう。そして、そのように見るならば、死者のはたらきとは、「相対還相」とも「絶対還相」とも異なる、あえて表現すれば「相対即絶対の還相」とでも言い得るような、独特の性質をもっていることがわかるのである。

以上の考察を整理すると、「死者との実存協同」の思想は、図10のような図式によってまとめることができるだろう。

Ⅳ．グリーフ・ケアへの展望

「死者との実存協同」の思想は、そもそも「死の哲学」として構想されたものであるが、これは本書が考察してきたケアの本質に触れていよう。ケアの本質とは、他なるもの、他者性と交わることによって、自己が変容体験へと導かれる、その関係性を指している。「死者との実存協同」は、死者の復活を通して生者である自己が覚醒体験へと導かれる道程において、死者と生者との協同性を問題にする。これは言い換えれば、死者と生者との交感において、死者が生者をケアしている事態であるとも考えられるのではないか。ケアとは、個と個の関係性のもとに成立している営みである。「死者との実存協同」が、宗教哲学によく見られる個と普遍、相対者である人間と絶対者の関係ではなく、個としての死者と生者との関係を問題にしている点で、ケアの基本設定と通底するところがあるだろう。

ところで、田辺は、妻の死をきっかけにして「死の哲学」を構想した、と言われている。妻ちよ夫人は、一九五一年（昭和二六年）にこの世を去る。それから六年後の一九五七年（昭和三二年）から翌年にかけて、田辺は「死の哲学」に関する論文を執筆している。(19) この間に、田辺の心境にどのような変化があったのかを窺う資料は乏しい。一般的に言えば、配偶者との死別体験である。そのように見るならば、田辺の胸中を襲った決定的な衝撃は、死別に伴う悲哀の情であったろうと推測される。悲哀の情が「死の哲学」にまで昇華していったのだと想定すると、そのプロセスは田辺自身の〝喪の作業〟であったと言うことはできないだろうか。

死別体験者の抱く悲哀感情に寄り添いつつ喪の作業を促進していく関わりは、〝グリーフ・ケア〟と呼ばれる。これは文字通り、〝グリーフ（悲哀もしくは悲嘆）についてのケア〟ということである。この場合、ケアされる側は死別体験者であるとしても、これをケアする側、すなわちケアする主体をどう捉えるのかによって、グリーフ・ケアの深まりに差異が生じてくるように思う。

一般にグリーフ・ケアと言えば、援助の専門家が死別体験者の悲哀感情を癒し、社会的にサポートしていく行為を指していよう。いわゆる〈他者が自己をケアする〉状況である。ここでは、ケアする主体は援助者ということになるだろう。そして、援助者が死別体験者の心理過程をどのように理解し、どのような方向に回復させていくのかが、グリーフ・ケアの課題となるのである。

けれども、たとえ援助者が関わったとしても、悲哀感情に触発されて内面的な洞察を進めていくのは、あくまで死別体験者自身のはずである。その意味では、〈自己が自己をケアする〉という状況が形成されていると言ってよい。そのように捉えるならば、ケアする主体は死別体験者ということになろう。そして、その場合には、喪の作業がそのままグリーフ・ケアのあり方となるのである。

ところが、さらに綿密に考えていくと、死別体験者の内的世界において実際に起こっているのは、死者との対話である。死別体験者の心は、悲哀感情に包まれていると同時に、つねに死者と向き合っている状態にある。いや、むしろ死者が生者である死別体験者の心をつかんで離さないのだ。死者は絶えず生者に何らかのメッセージを送りつづけ、生者はこれに応えるべく沈潜していく。言うなればこれは、〈死者が生者をケアする〉状況である。ここにおいて、ケアする主体は死者ということになり、グリーフ・ケアとは、死者と生者との関係において成立しているケアなのだ、と気づかされるのである。

このように、〈他者が自己をケアする〉〈自己が自己をケアする〉〈死者が生者をケアする〉という三つの状況が、グリーフ・ケアの展開には含まれている。従来、精神分析派を中心とするグリーフ・ケアの理論では、〈他者が自己をケアする〉〈自己が自己をケアする〉という二つの状況について扱ってきた。けれども、実は三つめの状況である〈死者が生者をケアする〉という展開こそ、グリーフ・ケアの本来的なあり方を示しているのではなかろうか。「死者との実存協同」の思想はまさにこのことを教えている。グリーフ・ケアが「死者との実存協同」へと深まっていくためには、〈死者が生者をケアする〉という境涯に開かれなければならない。田辺の「死者との実存協同」の思想的意義はこの点でも大きい。

対象喪失に伴う悲哀感情のメカニズムを解明しようとしたのは、ジグムント・フロイト（一八五六〜一九三九）をはじめとする精神分析派の学者たちである。フロイトは、一定期間をかけて愛着依存関係を形成してきた対象を失った場合において悲哀感情の反応が生じるという事実に着目し、対象に向けられていたリビドー（Libido）がその結びつきから離れることを余儀なくされると、これに対して反抗が生じ、現実から目をそむけ、失われた対象にリビドーが固着することになると説明する。これが悲哀の苦痛である。フロイトの考察によれば、この失われた対象へのリビドーの固着から少しずつ解放され、やがて自我意識が再び現実へと回復していく過程が、喪の作業ということになる[20]。

フロイトの後継者であるジョン・ボウルビー（一九〇七〜一九九〇）は、母親と乳幼児の愛着関係の研究成果を死別悲嘆の問題へと応用して、悲哀感情の四つの心理過程を描き出している。それによると、①情緒危機、②抗議、③抑うつ、④離脱、といった段階を辿って、悲哀感情は回復に向かうとされる。詳しく見ていけば、①情緒危機とは、死別という最初の衝撃を受けて、パニックに陥ったり無力感に苛まれたりする段階を指す。次の②抗議とは、死別という現実を受け容れることができず、不在となった相手との分離不安が起こって、その愛着反応として相手を取り戻そうと現実に抗う段階を指す。ここから、相手がもはや永久に戻ってこないという断念とともに、失った対象との結合によって保持されていたそれまでの心のあり方が解体して、激しい絶望と失意が襲い、引きこもりの状態になっていく。これが③抑うつの段階である。この段階を抜け出ると、それまで愛着の対象であった故人から自由になり、立ち直りや再建の努力が始まる、場合によっては新しい対象の発見とそれとの結合に基づく新しい心のあり方を見出そうとする、といった④離脱の段階に至るのである[21]。

フロイト―ボウルビーの理論は、古典的であるとはいえ、現在でもなおグリーフ・ケアの最も有力な指標である。とはいえ、この古典理論にも、当然のことながら時代的・文化的な制約がつきまとっている。

たとえば、ヤマモトらは、未亡人の悲嘆反応についての日米比較を行う中で、とくに死者との分離意識についての文化的な違いを指摘している[22]。アメリカの未亡人は、夫が亡くなった直後には激しく取り乱し感情をあらわにしながらも、一年も経つとまるで夫を忘れてしまったかのように新しい相手を見つけていくのに対して、日本の未亡人は、人前ではひたすら取り乱さず冷静に装い、家庭では亡くなった夫の写真を仏壇に飾って話しかけたりし、あたかも夫はまだ生きているかのような雰囲気を保っている。そのために再婚しない人も多く、いつまでも亡き夫のことを忘れようとしない。

フロイト―ボウルビーの理論からすれば、日本人の悲哀感情のあり様は、失った対象である死者への固着であり、死者を理想化することによって自己のナルシシズムを防衛しようとする、脆弱で退行した精神状態と判断される。けれども、多くの日本人の感覚からすれば、自己と愛する他者との関係は、生前から未分化な状態にあり、何らかの共同意識をもっている。したがって、愛する他者が亡くなるということは、自己自身の死に等しい体験でもあり、その耐え難い悲嘆の状況を、〝死者の面影を背負って生きる〟〝死者が自分の一部として生きている〟といった感覚によって、言うなれば、死者と自分とのより強い結びつきを内在化することによって、乗り越えようとするのである。

ここにはまた、〝個人主義か共同主義か〟といった、ステレオタイプ化した比較文化論の言説が反映されてもいよう。しかし、実際には、ここまで欧米と日本の文化的相違が際立っているのか、疑問も残る。近年の欧米文化圏の死別悲嘆研究では、死者との関係を積極的に主張する見解が少なからず出てきており、その中には日本的な悲哀感情の対処の仕方への接近も強く見られるからである。

たとえば、グリーフ・ケアの基本的課題について言及するウォーデンは、その課題の一つとして「死者を情緒的に再配置して、生活を続けていく」ことを挙げている。[23] つまりは、遺された者が死者との関係を断ち切ったり諦めたりするのではなく、彼らの情緒的な生活の中に死者のための適切な場所を見つけ、その上でしっかりと生きていけることこそが重要なテーマであるというのである。

また、カール・ベッカーの報告によれば、死者との内面的な対話や交流を通して悲嘆反応の治癒ないし軽減を目指そうとする、「サイコマンティウム（psychomanteum）」と呼ばれる精神療法の試みが紹介されている。[24]この精神療法は、暗い洞窟の中で鏡を媒介にして霊界と交流する古代ギリシャの宗教儀礼をヒントに考案されたもので、実施にあたっては、わずかな間接照明しかない部屋で、鏡を見つめながら死者の具体的なイメージを思い浮かべ、これと静かな対話や交流を進めていく。参加者の中には死者の気配を感じるなどの神秘的な再会体験を報告する者もいるという。ベッカーは、仏壇や墓前で先祖に対して祈りや報告をする生活慣習をもつ日本人からすれば、あえて死者と交流する場を設ける必要はないが、死者とのつながりを失った現代の欧米人にとっては、まずはそのような場を提供することから始めなければならない状況にある、と解説している。

さらに興味深い研究としては、日本人の祖先崇拝（ancestor worship）の習俗に着想を得た「続いていく絆（continuing bonds）」という考え方がある。宗教心理学者のデニス・クラスは、家庭内に仏壇を安置し、死者供養のために親族が定期的に集まり、墓参りをするための年中行事（お盆やお彼岸など）を備えている日本の習俗について、このような生と死の連続性をもった生活スタイルは、死別体験者の悲嘆反応の緩和を社会文化的に促進していくシステムである、と高く評価している。[25]そして、このことを踏まえて、死者と遺された者との間に維持される「続いていく絆」を重視することこそ、グリーフ・ケアの指標とすべきではないかと提言するのである。

実際、クラスは、子どもを亡くした親の自助グループに携わっており、これに参加する多くの者が亡くなった子どもとの「続いていく絆」を実感することによって悲嘆の癒しを得ている、と指摘する。[26]たとえばそれは、死者が自分の行動や生き方のモデルとなったり、自分を励ましたり見守っている存在であったり、あるいは判断に迷ったときに示唆を与えてくれたりする、といった形で表出するという。クラスは、そうした死者との絆を、単なる個人的な感覚としてではなく、コミュニティの中でしっかりとした人生物語として構築していくことが重要であると述べている。(27)

V．死者のヌミノース

グリーフ・ケアの理論を概観することで見えてくるのは、悲嘆からの回復には、死者からの自立か、死者との共存か、の二つの方向があることである。ただし、これらはまったく異なる様相を呈してはいるものの、ここに至るまでのプロセス自体は基本的に同じ展開を辿ると考えられる。それは、ボウルビーが明らかにした悲哀の四つの心理過程のうち、三つめの抑うつの段階までである。というのも、ここまでの心理現象は、ほとんどの死別体験者に認められるからである。

抑うつの段階を経て、死者から離脱し自立していくという回復過程は、飛躍しているようにも見えるが、フロイトのリビドー論を踏まえれば、その原理は比較的わかりやすい。

それは、死者に向けられていたリビドーの固着が、抑うつの状態を引き起こすのであるが、時間が経つにつれてその粘着力がしだいに弱まっていき、遂には死者から引き剝がれてしまう、といった物理法則を摸した説明となろう。実際にはこれほど単純ではないにせよ、モデル図式としては見事である。

では、抑うつの段階から、死者との共存へと向かうという回復過程は、どのように考えられるだろうか。フロイトからすれば、死者への固着は抑うつ状態の持続ということになる。けれども、実際には、クラスの指摘にあるように、死者と共存している実感をもつことが、かえって抑うつ状態からの解放につながるのである。こうした飛躍的な展開がなぜ起こるのかについては、必ずしも明確にされてはいない。とはいえ、ここにはやはり非連続の連続を可能にするもう一つの段階が潜んでいると見たほうが自然であろう。そうした場合、このミッシングリンクを解く鍵を、田辺の思想の中に求めることもできるのではないかと思うのである。

そこで今一度、田辺の問題に立ち返ってみることにしよう。田辺は、妻との死別体験を通して、死者の復活という事態を深く実感するようになった。このことを、野上弥生子との書簡の中で、次のように述べている。

……ここで敷衍致さなければなりませぬのは、「復活」といふ概念でございます。キリスト教徒でもない小生が復活を口に致すのは、全く空語に止まりはしないかといふ御疑は必定と存じます。……しかし妻の死は之を可能に致しました。もはや復活は、客観的自然現象としてでなく、愛に依って結ばれた人格の主体性に於て現れる霊的体験すなはち実存的内容として証されます。(28)

ここにおいて田辺が、死者の復活を「愛によって結ばれた人格の主体性に於て現れる霊的体験」として捉えている点に注目したい。これは具体的にどのような事態なのであろうか。これに関しては、西谷啓治(一九〇〇〜一九九〇)による興味深い述懐があり、参考になる。

これは私の憶測にすぎませんが、先生のこういう立場が成立したことの背後には、先生の御夫人が亡くなられて以来の先生の心境というものが深く関係しているのではないかという気がするのであります。御夫人は御存知かと思いますが、多年にわたって献身的に先生に尽くされて、北軽井沢の山の中で病気になられ、長い間臥たきりで居られて亡くなったわけですが、その御夫人が亡くなった後で、先生がひとりで遺骨と共に暮らして居られた間に、その追憶のなかから、次第に強い実在感をもって、亡くなった方がありありと浮かび出てきたということがあるのではないか。「幽明界を異にす」という世間の言葉がありますが、幽界と明界の境がだんだん無くなって、死んだ者の世界と生きている者の世界との間を距てている冥い壁が、次第に透明になる。死んだ人が何か非常な現実性をもって生者の心に現前して来る。同時に、生きている者の現存在がその死者の現存している次元にまで延び入ってゆくといいますか、その次元に参加してゆくといいますか、要するに死んでいる者と生きている者の境、幽明の境というものが、だんだん薄らいできて、死者の世界が生者の世界と入り混ってくる。何かそういうことが想像されるのであります(29)。

ここに示される「死者の世界と生者の世界の境がだんだんと薄らいでいき、次第に透明になる、そこから、死者が生者の心に強い実在感をもち、非常な現実性を伴って浮かび上がってくる」といった描写は、さながらサイコマンティウムの実践のようである。あらかじめ憶測であると断ってはいるものの、死者の復活という霊的体験が、そうした幽明の境が溶解し混淆していくような、カオティックな次元に根差しているとする西谷の理解は、何かしら説得力があるように思う。

このことは、田辺が引用した禅の例話を思い起こしてみるとよい。生死の問題に悩んでいた漸源が悟った内容は、「生死は不可分離の関係にあり、これを自覚した者にとってのみ「生か死か」の問いが真に意味をなす」というものだった。実はこの部分は『碧巌録』の原文にはなく、田辺が独自に挿入した解釈であることがわかっている(30)。ということは、この悟りの内容は、漸源に仮託する形で表明された、田辺自身の体験的な信条であったと考えることもできよう。要するに田辺は、思弁的にではなく、自覚的な体験世界として生死不可分離の境地に至ることがあったのではなかろうか。そのように考えるならば、この禅の例話に、西谷が想像したような生死一如のカオス体験が隠喩的に織り込まれている、と見ることもあながち暴論とは言えまい。

しかも、そうしたカオス体験に通じることで、漸源は、死者となった師の道吾と向き合うこととなり、死者復活のヌミノース（Numinous）体験が起こるのである。これは、グリーフ・ケアの実際に即してみるならば、《死者のヌミノース》[31]がどのようなプロセスのもとで生者の内に開かれるのかを象徴的に描いているとも受け取れよう。

そもそも喪の作業というのは、こうした超越の次元に一度でも潜ることがなければ、本来の回復に向かうことなどないのではなかろうか。抑うつの状態から死者との共存へという飛躍的な展開を遂げるためには、その間隙の段階として、生死一如のカオス体験を経なければならない。これは精神分析派の学者たちが決して見出すことのなかった領域である。グリーフ・ケアの指標を死者からの自立に据えることは、早期の社会適応にとっては有効な対処法であろう。けれどもその内実は、死者の代替となる対象物を外的世界に向け変えるだけであって、本当の意味での悲哀感情を克服したことにはならないのではなかろうか。一方、カオス体験に根拠づけられた死者との共存は、むしろ悲哀感情が内面的に円熟して一つの臨界点を迎えたことの証として捉えることができ、ここにおいて、ケアの本質が貫徹したグリーフ・ケアのあるべき方向性が見出せるのである。

ところで、グリーフ・ケアの深まりとして死者との共存の方向が開かれているとしても、クラスが提言するような、死者との絆を〝人生物語〟として理解することには、考察の余地があるように思われる。

死者とは、客観的に存在するわけではなく、あくまで主観的現実なのであるから、これを一つの物語展開の中に位置づけていくことは穏当であり、別段問題はないように見える。しかし、一方で、死者はどこまでも他者性を帯び、贈与性をもったはたらきとして自己に現前してくるのも事実である。死者と本当に向き合ったときには、死者は観念や想像を超えて圧倒的な力で迫ってくる。それゆえに、死者は生者にとってヌミノースであり続けるのだ。

死者を物語化することは、この《死者のヌミノース》という鮮烈な衝撃力を薄めてしまい、静態的で了解可能な出来事へと変質させてしまう。

クラスは、日本文化の習俗である死者供養に関心をもち、死別体験者の自助グループに関わる中で、「生者に対して死者が担っている役割」という観点を提出しているが、(32) ここには、悲哀の苦痛を死者の物語を活用することによって緩和できるのではないか、という思惑が含まれているように感じられる。死別悲嘆の苦しみに喘《あえ》ぐ者が、死者が傍らにいて自分を支えてくれているという物語を信じ込むことができるならば、確かに心強いであろうし、安心もできよう。グリーフ・ケアの文脈では、死者の物語は、悲哀感情を効果的に癒すための手段とみなされる。けれども、こうした発想の背後には、死者に対する生者の思い上がりが見え隠れしてはいないだろうか。

言うまでもないことだが、死者はつねに慈愛や善意ある願いをもって生者の内に現前するとは限らない。怨念や呪詛《じゅそ》に満ちた死者はいつの世にも出現してきたし、苦しみや無念を切々と訴える死者も跡を絶たない。だからこそ人々は、そうした死者たちを慰霊や鎮魂という形で浄化しようと試みてきたのである。《死者のヌミノース》は、慈悲的にも悪魔的にもはたらく。しかし、これをいったん物語に変換してしまうと、前者は生者にとってまことに好都合で聖なる守護神となり、後者は不都合で穢《けが》れた厄病神となる。ちなみに、悪魔的なヌミノースに憑かれた死別者の状態は、今日の心理学では病的悲嘆とみなされる。それゆえ、そうした患者の心理治療としては、死者の物語を書き換える作業が試みられるのである。

それでは、「死者との実存協同」の場合はどうだろうか。田辺の説く《死者のヌミノース》たる死者の復活は、キリスト教の「聖徒の交わり」や仏教の「還相の菩薩」として捉えられる。これらの表現に接すると、まさしく田辺の思想こそ、死者を理想化し聖なる物語へと還元していく幻想的なイマージュではないかと思えてくる。

だが、田辺の真意は、死者の破壊的な側面を捨象して、理想的な側面のみを強調しようとしたのではなかろう。死者の復活は、自己否定から自己の復活へという根本転換をもたらし、後進者への利他行為を促していく。このような「死者との実存協同」が生み出す歴史的世界は、宗教的エリートにのみ開かれているわけではあるまい。むしろ死者との歪《ゆが》んだ関係を築いてきた者ほど、より生々しいリアリティをもって死者の復活に遭遇するのではないか。とはいえ、田辺は、生前から続く生者と死者との愛による結びつきを、死者復活の条件に挙げていた。ならば、憎しみの関係にあった死者は復活することはないのか。あるいは、たとえ復活しても実存協同を生み出さないのか。

こうした反問をよそに、田辺の見据えている視座は、生の世界の枠組みを超出して、まったく死の世界に向けられているように思える。

> しかるにこの死者生者の交互愛に於ける協同感応を通じ、生者の自力浄化に依るのでなく、それに先だち死者の清浄に感応することにより、生者もその限り媒介的に浄化せられて、死者生者共に聖化せられ浄き道交に入るといふ、生死を超ゆる実存協同こそは、クリスト教の古き信仰に属したいはゆる「聖徒の交はり」を、神話性から洗浄めたものに外なるまい(33)。

この一文において興味深いのは、死者が生者に先立って清浄であり、その死者の清浄に感応することで生者が浄化され、それによって死者と生者が共に聖化した実存協同に入る、という順次展開である。おそらく田辺の思考では、死者の住する死の世界を善悪の彼岸としての「清浄なる国土(34)」と捉えており、そのために死者が「清浄」であると考えるのであろう。ここに至って、田辺の関心は、もはや生前における死者と生者の関係には向けられていない。それは所詮、生の世界の中での関係にすぎず、死の世界にまでもたらされることはない(35)。あえて言えば、生前に生者との間に交わされた情愛や憎悪や憂悶《ゆうもん》などは、死の世界ではことごとく浄化される。死の世界において浄化された清浄なる死者が復活する。そして、このことが生者の内に起こったときには、生者もまた死者の清浄に包まれ感応して浄化されることになる。死の世界が清浄であるのは、絶対無即愛のはたらきと同化しているからであろう。絶対無即愛は、絶対であるがゆえに、相対的な人間の情念に支配されることはない。その愛は純然たる絶対無のはたらきであり、それゆえに、死者と生者の交互愛は聖化されることになるのである。

田辺の「死の哲学」の驚くべきところは、死の世界から生の世界を照らし出すという、反転の論理に立っていることである。われわれの常識からすれば、死の世界に根拠を置くなどという発想は、荒唐無稽としか思われない。したがって、そのような離れ技には、常識の中に閉じ込める装置としての〝物語〟という理解の仕方が採用される。しかし、田辺の立場からすれば、そういうやり方こそ、まことに生の世界に縛られた発想にほかならない。死の世界は純然たる絶対の世界であって、生の世界の相対的価値を投影することは許されない。死の世界が物語に置換された瞬間から、それは生の世界の喧噪のもとへと貶《おとし》められる。死者は慈愛の象徴か、怨念の象徴なのか、といった相対的な意味づけは、生の世界にとどまり続ける生者の側の思い入れや妄念が作り上げたものにすぎないのだ。

死者が復活するときには、ただ圧倒的な力をもって、〈私〉という世界構造の根本破壊、根本転換を迫ってくる。このとき、〈私〉の相対的な死者への思いは無化され、絶対無即愛のはたらきに絡め取られる。このことがまさしく「浄化」であろう。このように、純粋贈与としての《死者のヌミノース》に出会ってしまったときには、死者の物語を都合よく用いてケアするといった作為性が覆され、あくまで〈死者が生者をケアする〉という事実性を認識するほかなくなるのである。

VI. まとめ

田辺によれば、古代ギリシャ以来、西洋の精神史は、つねに「死の哲学」と「生の哲学」の二つが拮抗する形で進展してきたが、ルネッサンス以降の近代思想にあっては「生の哲学」に偏執することとなり、「死の哲学」が忘却されてしまったという[36]。

「生の哲学[37]」とは、生の解放と充足を目指す一種のユートピア思想であり、すなわちヒューマニズムにほかならない。そうした思想が、近代以降、高度な科学技術の導入と相俟《ま》って加速度的に促進された結果、自己中心の生が蔓延し、そのためにかえって生は疲弊して自らを見失い、ニヒリズムの不安にさらされるに至った。核の脅威や環境破壊の激化により、人類存続の危機すら叫ばれる今日の「死の時代」にあっても、「生の哲学」への傾斜は衰えることを知らない。

グリーフ・ケアの考え方自体も、そもそもは西洋近代の所産であり、フロイトの理論をみれば瞭然のように、ヒューマニズムに立つ「生の哲学」の延長上にある。けれども、グリーフ・ケアの深まりは、「生の哲学」を逸脱して、思いがけず「死の哲学」への通路を開くことになった。その嚆矢《こうし》となったのが外でもない、〝死者〟なのである。死者の発見は、グリーフ・ケアの方向性を大きく転回して、生と死を包み込む超越の次元への扉を叩き、成熟した生き方への目覚めを呼び起こしたのである。

「死者との実存協同」の思想には、そうした今日のグリーフ・ケアの展開を先取りしていたかのような先見性がある。と同時に、さらなる深まりへの予感も秘められているようにも感じられる。死者との交わりは、自己の生が死者の返照を通して、個々の生死を包みこむ協同性に満たされているという自覚を促す。それは言わば、死者からの愛を受け止めることで、自己中心の生を見つめ直し、その窮境から解放させる力となるのである。

キリスト教や浄土教の概念を駆使し、禅仏教における菩薩思想を独自に編みなおす形で結実した「死者との実存協同」は、正統な仏教思想からすればまったく異彩を放つものではあるが、ここには田辺自身の思想的漂泊や実存的苦悩の痕跡をありありと感じさせるところがあり、まことに私たちの生の現実に深く寄り添っている。

仏という絶対者でもなく、衆生という相対者でもない、〝死者〟というはたらきは、従来の仏教思想において、必ずしも表立って考究されてきた問題ではない。しかし、ふと足元を見れば、私たちは死者の恩恵にどれほど浴しているることだろうか。田辺の投げかけた問いは、仏教の実践性に改めて向き合う姿勢を教えているようにも思われるのである。

註

（1）田辺の思想展開については、辻村公一「田辺哲学について——ある一つの理解の試み——」（『現代日本思想大系23　田辺元』筑摩書房、一九六五年）、上田閑照「田辺哲学と西田哲学」（武内義範・武藤一雄・辻村公一編『田辺元　思想と回想』筑摩書房、一九九一年）、保呂篤彦「懺悔道から死の哲学へ——田辺元の宗教哲学の発展に関する一考察」（『宗教研究』第六八巻第三輯、一九九四年）等の論文を参考にした。

なお、田辺のテキストは、『田辺元全集』全一五巻（筑摩書房、一九六三年〜六四年）に収められているが、本章ではこれを『全集』と略記し、引用はすべてここから行う。

（2）田辺自身は、「死者との実存協同」という用語を使ってはいない。この用語を意識的に提示したのは、管見の限り、末木論文・二〇〇五年（後掲）が初めてである。この用語に相当する概念を田辺のテキストから抽出するとすれば、「生死を超ゆる実存協同」に当たるかと思われる。

（3）長谷正當「解説　死の哲学と実存協同の思想——田辺の晩年の思想——」（田辺元『懺悔道としての哲学・死の哲学』燈影舎、二〇〇〇年、四三三頁）。

（4）末木文美士「〈死者〉の発見——田辺元の〈死の哲学〉をめぐって」（『日本の哲学』第六号、二〇〇五年〈末木『他者／死者／私——哲学と宗教のレッスン』岩波書店、二〇〇七年に再録〉）。

（5）『全集　第一三巻』・一九六四年、一七〇頁～一七一頁。

（6）『全集　第九巻』・一九六三年、二五一頁。

（7）ここでの往相・還相の概念は、田辺の浄土教理解に依っている（『全集　第九巻』・一九六三年、一九六頁～二〇一頁）。なお、往相と還相は、一方のみ独立してはたらくということはない。自己の回心救済の経験である往相によって、感謝報恩の念に発する還相が起こるのであり、自己否定による往相の経験の確かさは、他者の利他救済である還相によって証されるのである。したがって、これらは必ず「往相即還相・還相即往相」という相即関係において成立している。

（8）『全集　第九巻』・一九六三年、二五一頁。

（9）『懺悔道としての哲学』第八章「懺悔道の展望としての宗教的社会観」（『全集　第九巻』一九六三年、二三三頁～二六九頁）は、この問題をテーマとして扱っている。

（10）『全集　第九巻』・一九六三年、二三三頁。

（11）田辺の「死」の理解と変遷については、上田・一九九一年において詳しく考察されている。

（12）こうして実存協同の思想構造を改めて整理してみると、要するにこれは〈覚醒のリレーション〉とでも言い換えることができるのではなかろうか。田辺の考察は、一人の個から一人の個へと関係した際に生じる覚醒体験の継承を切り取ったものであるが、このことは、一人の個に限らず、複数の個に及ぶことも当然あり得るわけである。そうすると、この図式における③相対還相はさらに複数の放射線を描くことにもなり、時間的にも空間的にも多層的な広がりをもったリレーション（関係）が見出されることになろう。実存協同をこのように立体的な〈覚醒のリレーション〉として捉えるならば、田辺の構想した歴史的共同性の意義はよりいっそう深まるように思う。

（13）『全集　第一三巻』・一九六四年、一六九頁。
田辺はこの『碧巌録』の例話を要約する形で引用しているが、本章での文面は、田辺の要約をもう少しわかりやすくするため、筆者が意訳したものである。
(14)『全集　第一三巻』・一九六四年、一七〇頁。
(15)『全集　第一三巻』・一九六四年、五七四頁～五七五頁。
(16)『全集　第一三巻』・一九六四年、一七三頁。
(17)長谷・二〇〇〇年、四五九頁。長谷がここであえて唯識思想の「阿頼耶識」の概念を持ち出してきた理由は、真宗教学者の曽我量深が唱えた独創的な思想である「法蔵菩薩は阿頼耶識なり」を踏まえてのことであろう（その点で、伝統的な唯識思想（法相宗の教学）から見れば、この「阿頼耶識」の概念は違和感を抱かせるかもしれない）。ここでは、曽我の思想に立ち入ることはしない。ただし、田辺が死者の復活を菩薩として捉えることと、曽我の法蔵菩薩論とは異なっているように思われる。本文でも述べたが、死者の復活とは「絶対即相対の還相」であるが、法蔵菩薩のはたらきは「絶対還相」である。田辺が「死者との実存協同」の思想基盤を、浄土教ではなく禅仏教に求めた理由は、死者の復活を絶対還相と区別するためであろう。
(18)田辺は、「未来の終末可能とその到来の不確定」という観点から、同じく時間の反復について言及している。「……この終末可能とその到来の不確定とは必然に、現在の媒介を通じて行為的に過去そのものを規定しそれを更新することになり、今や過去が無始不生として永遠の表現であることはできなくなって、未来と共に終末に曝されつつ、その可能的不確定に媒介せられて各現在に更新復活せられ、高次「反復」に再興再開せられることになる」（『全集　第一三巻』・一九六四年、五三五頁）。
(19)『全集　第一五巻』・一九六四年「田辺元年譜」、四八九頁。
(20) Sigmund Freud, 'Mourning and Melancholia', in J. Strachey (ed. and trans.), "*The Standard Edition of the Complete Psychological Works of Sigmund Freud*" Vol. 14, pp. 243-258., London Hogarth Press, 1917.
(21) John Bowlby, '*Children's mourning and its implications for psychiatry*', "*American Journal of Psychiatry*" 118., 1961.
(22) J., Yamamoto, K., Okonogi, T. Iwasaki, and S., Yoshimura, '*Mourning in Japan*', "*American Journal of Psychiatry*" 125., 1969.
(23) J. W. Worden, "*Grief Counseling and Grief Therapy : A Handbook for the Mental Health Practitioner*", Springer

Publishing Company, Inc., 1991（2nd ed.）

ここで興味深いのは、「死者の情緒的再配置」に言及したのは第二版（一九九一年）であり、一九八三年に出版された第一版では、「情緒的エネルギーを死者より取り下げ、それを他の関係に投入する」と述べられており、書き換えが行われていることである。つまりこれは、第一版では、フロイト理論を引き継ぐものであったが、第二版では、死者との絆を重視する傾向に変わったことを意味しよう。この書き換えは、死者の扱い方についてのパラダイム転換を象徴しているように思える。

（24）カール・ベッカー「死の現状――ホスピスから「生と死の教育」へ」（カール・ベッカー編著『愛する者の死とどう向き合うか』晃洋書房、二〇〇九年、一四五頁～一四八頁）。

なお、ベッカーの説明によれば、サイコマンティウム療法を開発したのは、臨死体験研究者のレイモンド・ムーディーとトランスパーソナル心理学者のアーサー・ヘイスティングスであるという。

（25）Dennis Klass, 'Grief in an Eastern Culture: Japanese Ancestor Worship', 1996a. in D. Klass, et.al.（ed.）, "*Continuing Bonds: New Understandings of Grief*", Taylor & Francis, 1996.

（26）Dennis Klass, 'The Deceased Child in the Psychic and Social Worlds of Bereaved Parents During the Resolution of Grief', 1996b. in D. Klass, et. al.（ed.）, 1996.

（27）デニス・クラス「娘は私に走ってほしかったはずだ――亡き子との絆は続く」（ベッカー編、二〇〇九年、二六頁）。

（28）『田辺元・野上弥生子往復書簡』（岩波書店、二〇〇二年、三三三頁～三三四頁）。

（29）西谷啓治「田辺哲学について」（『西谷啓治著作集　第九巻』創文社、一九八七年、二八四頁～二八五頁）。

（30）原文では、漸源が何を悟ったかについては具体的に書かれていない。書かれているのは、悟った後の漸源が鍬を手にして法堂を行ったり来たりするので、石霜が「何をしているか」と聞くと、「先師の霊妙なる遺骨を捜しています」と答えた、というくだりである。漸源は悟ることによってようやく師の道吾と対面できたことになる。末木文美士『現代語訳碧巌録・中巻』（岩波書店、二〇〇二年、二八五頁～二九九頁）。および末木文美士『仏典をよむ――死からはじまる仏教史』（新潮社、二〇〇九年、一四一頁～一四六頁）を参照。

（31）《死者のヌミノース》という言葉は筆者の造語である。「ヌミノース（numinous）」とは、ドイツの宗教哲学者ルドルフ・オットー（Rudolf Otto 一八六九〜一九三七）が提起した用語であり、非合理で霊的な力に圧倒される体験的感情の核心をついた概念である。死者とはまさしく非合理で霊的な力として私たちの前に立ち現われる。よって、死者は「ヌミノース」という言葉で表現されるのが最も適切であろうと思われる。

(32) クラス・二〇〇九年、二六頁〜二七頁。

(33)『全集　第一三巻』・一九六四年、五七六頁。

(34) 田辺の文面の中には、「清浄なる国土」といった空間的な概念は出てこない。とはいえ、田辺が「死者が清浄である」とする思想的根拠を辿ると、オルフェウス教の影響下にあったパルメニデスからプラトンに連なる系譜を問題にしている。この系譜は、生滅変化する現象界を仮象なるものとし、不死なる魂の世界を真実在とする思想であり、キリスト教の「神の国」や浄土教の「浄土」にも通ずる世界観である。そうした背景から、ここでは「清浄なる国土」という表現を用いることにした。

(35) 死者と生者の生前における関係を問題にしないというのは、これまでの言説と矛盾しよう。生前における人格の交流が、生者の内に死者が復活するための必要条件となることは、田辺も認めていることである。ただし、このとき、両者の関係が必ずしも愛の経験に基づくとは限らないのではないか。順縁の場合もあれば、逆縁の場合だって当然あり得るはずである。《死者のヌミノース》は、生前の関係が順縁であれ、逆縁であれ、ともかく関与性が高まることによって、強力な感化力が発動するのではないかと思う。つまり、死の世界にまでもたらされないのは、生前に交わされた感情交流の内容であり、関与性そのものは死者の復活に大きく反映されると考えられる。

(36)『全集　第一三巻』・一九六四年、五三一頁〜五三二頁。

(37) 一般に「生の哲学」と言えば、ディルタイ、ニーチェ、ジンメル、ベルグソンなどの潮流を思い浮かべるであろう。これらの思想の中心となっているのは、「生の絶えざる自己超越の運動」という考え方であり、その限りでは、田辺の「死の哲学」も同じ系譜に属するかのように見える。しかし、そうした自己超越が、あくまで生の内にとどまって「生を生それ自体から理解する」ための超越であるならば、田辺のいう「生の哲学」の問題へと収斂されていくことになろう。「死の哲学」が開かれるには、必ず死＝絶対無の否定的媒介契機（死の弁証法）を通らなければならない（この点から、田辺はハイデガーの存在論を「生の哲学」に属するとして批判している）。

終　章　仏教思想に基づくケア論から見えてくること

Ⅰ．本書の問題意識

仏教思想に基づくケア論を構築するという課題のもとに進められた本書の考察も、そろそろ終わりを迎える。ここで、改めて本書に流れている問題意識について、筆者自身の思想遍歴に寄せて確認してみたいと思う。

1　仏教寺院に生まれ育って

私は、片田舎にある浄土真宗の仏教寺院に生まれ育った。そして、世襲制にならって僧侶になった。「なぜお寺に生まれてきたのだろう」という疑問。いつ頃から芽生えたのかは定かではないが、何度も反芻《はんすう》した問いである。お寺に対する何とも言えない違和感。「坊主の後継ぎは、かならずこの病気にかかる」と言われたこともあった。墨袈裟を着て、仏壇や墓に向かって手を合わせ、お念仏を称《とな》え、お経をあげる。現代的な生活とはおよそかけ離れた古臭い風習。何のために行っているのかわからない形ばかりの儀式。こうした因襲に縛られた世界から逃れたいという思いが、いつも心の片隅にあったのである。

私の生まれ育ったお寺は、決して活気に溢れるような場所ではなかった。ときおりお年寄りたちが集まってお講を開くこともあるが、普段は実に閑散としている。加えて、本堂の傍らに広がる墓地。なんとも陰気で、不気味な気配が漂っている。お寺という空間は、この世界から取り残されているような感じがしてならなかった。

仏教の知識を聞きかじってからは、ますますこうした思いが強くなった。釈尊は、苦しみの現実を越えていくために出家し、悟りを開いて後は、苦しみの現実から解放されるための道を人々に説いて廻った。仏教は、生きることの苦悩や不安に寄り添うことから始まったのだ。仏教の原点はここにある。けれども、今の仏教寺院はどうだろう。生きている人々の苦悩や不安にきちんと応えているとはとても言い難いのではないか。

そもそも私自身が、仏教寺院に生まれ育ったことでかえって息苦しさを背負い、救われていないのである。私は、お寺に生まれてきたことの意味をつかみたいという切迫した思いから、宗門系の大学に進学し仏教学を学んだ。

そこは濃厚に仏教的な雰囲気を醸し出している学場であり、私にとっては居心地のよい場所であった。清沢満之の「自己とは何ぞや。これ人生の根本問題なり」という学風に感化され、「真の自己」の探究こそが仏教なのだと、ようやく本物にめぐり会えた思いがあった。ただ一方で、私の専攻した仏教学は、文献学的方法に基づく思想史研究であり、実存的苦悩を扱うための学問ではなかった。この相克は、新たな葛藤をもたらしたが、やがてそのこと以上に、もっと深刻な問題と衝突することになった。

それはすなわち、「自己を求める仏教にとって、他者とは何なのか」という問いである。学問としての仏教学に埋没すればするほど、社会の現場から乖離《かいり》していく。自己を究明していっても、一向に他者を見出すことができない。原点に還れば、仏教は生きている人々の苦悩や不安の現実に寄り添うものであったはず。しかし、私の学んできた仏教の探究方法からはその道が開かれない。私の中で、仏教学という学問への情熱が静かに色褪《あ》せていった。

2　仏教を社会の現場に活かす

人々が生きる社会の現場の中に仏教を活かすことはできないか。私は、そのような思いを実現する方法として、臨床心理学を考えるに至った。臨床心理学は、心理療法やカウンセリングの基礎となる理論を提供しており、人々の苦悩や不安をダイレクトに扱う実践的な学問である。その中には、西洋医学に範をとった治療モデルもあれば、行動主義に基づく行動変容モデルもある。さらには自己実現を指標とする成長モデルもある。成長モデルは仏教の人間観にも通じる考え方であるように思われ、私の関心はこのモデルを中核に据える心理臨床の立場へと傾いた。

また、仏教の社会実践を具体的に実現する場所として、ターミナルケアの現場が適切であると思われた。当時すでに、ホスピス運動の日本における一つの展開として、仏教の中からもビハーラと呼ばれる運動が広がりつつあった。そのような動きに触発された私は、ホスピス運動の中から提唱されたスピリチュアルケアについて、興味をもつようになった。

折しも、ＷＨＯの健康定義に「スピリチュアルな健康」という概念を導入するかどうかの議論を契機として、スピリチュアルとかスピリチュアリティといった言葉が様々な学問領域に急速に広まっていった時期である。スピリチュアルという概念によって、宗教の体験世界について既成の宗教の枠組みに頼らずに語られるようになったことは、新たな時代感覚であると思われたが、同時に、この言葉は個々人の恣意的で無意識的な欲求や願望があまりにも投影されやすいため、注意して関わる必要があるとも感じられた。

スピリチュアルケアについての学びを深めていく中で、私は、このケアが、宗教・心理学・スピリチュアルの三つの概念が交叉するところに見出される実践課題であり、ターミナルケアの領域を超えて、ケアという思想の全体を方向づける可能性をもっていることに気づき始めた。こうしてスピリチュアルケアの研究は、私自身の思想遍歴の一つの着地点となったのである。

西光義敞の仏教カウンセリングは以前より知っていたが、私にとって、スピリチュアルケアを理解する上での基礎となったのは、まさに仏教カウンセリングの二重関係構図であった。これによって仏教とケアとの結びつきを構造化することができ、仏教思想に基づくケア論の方向性を確立することができた。

3　仏教が葬儀や法事を執り行うことの意義

ところが、私にはまだ、自身の実存的苦悩の発生現場とも言うべき最大の課題が手つかずのまま残っていたのだ。世襲制にならって僧侶となった私は、実家の仏教寺院において、檀信徒の葬儀や法事を執り行う役割を担っていた。古臭いと感じていた因習、形ばかりと思っていた儀式に、主体的に関わらなければならない立場である。この日本仏教の文化伝統を、納得のいかないまま引き受けることは、私にとっても檀信徒にとっても不幸なことであろう。

仏教カウンセリングには、この難問を解決する方途は示されていなかった。葬儀や法事において扱われる死の向こう側の問題について、何も語ってはいないのである。加えて浄土真宗では、葬儀や法事の位置づけを、親族の死を機縁として仏法に遭遇する場として受け止める、という立場であることを知った。あくまでも仏法を聞く、聞法《もんぼう》の場であり、仏法を通して自己を問い直す場と考えるのである。しかし、それならば、なぜあえて葬儀や法事という形態を取らなければならないのか。仏法を聞く場は、取り立てて親族の死を機縁としなくとも、普段の生活の中で十分に見出すことができるはずである。

何よりも葬儀や法事に参集する人々にとって、そこは死者と交流する場であり、他界と触れ合う場である。漠然と自分は死んだらそれで終わりと感じていた日常が、死者との交流によって、死者に思いを寄せることで、死の向こう側の世界に開かれる契機となる。その意味で、葬儀や法事というのは、やはり死者を供養する場である。そのような場で、僧侶が普遍的な仏法を投げかけ、自己を問い直すことを促したとしても、そこに集まる者たちの感覚とは隔たりが生じてしまう。参集者にとって、葬儀や法事は、あくまで個別的な死者を送り、そしてまた再会するためのモニュメントなのである。

けれども供養という営みは、こちらから一方的に死者に向けられるだけとは限らない。死者との対話を続けることによって、死者を通して「私」の根拠が明らかになることがあるのではないか。その事実を教えてくれたのが田辺元の「死者との実存協同」の思想であった。死者を供養することの深まりにおいて、死者から供養されていることに気づく。死者に返照され、呼びかけられ、問われている「私」がいる。それゆえに「私」は死者に応えなければならない。ここにおいて、死者からの呼び声に応えつつ、死者に支えられながら生きる、という「私」の根本転換が起こるのである。

死者との実存協同という旋律にのせて、供養という営みが奏でられるとき、その調べはスピリチュアルケアとして現れてくる。供養とは死者をケアすることであり、その内実は死者からケアされることにほかならない。死者というスピリチュアルな実在を媒介として、生者の自己変容が引き起こされる。その意味で、供養とはまさしくスピリチュアルケアなのである。

葬儀や法事を、死者から供養される場、スピリチュアルケアが行われている場として読み替えるとき、形式的で古臭いと思われた儀礼が、まったく異なった意味をもって浮かび上がってくる。そのスピリチュアルケアとは、スピリチュアルペインに喘いでいる者をケアするという原初的な構図を継承しているが、ケアするのは死者である。死者がケアする者となってはたらくとき、生者は苦海の慟哭《どうこく》を乗り越え、生きる勇気を与えられることであろう。

こうして私は、仏教が葬儀や法事を執り行うことの意義をスピリチュアルケアに見出すことで、「坊主の後継ぎがかならずかかる病気」からようやく一歩踏み出すことができたのである。

4　東日本大震災を通して

本書の考察は、以上のような紆余曲折する私の思想遍歴のもつれた糸をほぐしていく作業でもあった。しかし、本書において問題にしてきたことは、私という個人の思考圏内にとどまるものではない。それは、現代のアクチュアルな課題と密接につながっており、普遍性をもっている。

そのことを端的に示すのが、死の向こう側の問題である。従来のケアの議論では、この問題を扱うことなどナンセンスであり、ケアの領域とはまるでかけ離れた絵空事であった。けれども私たちは、ケアの営みが死者によって呼び覚まされるという現実を、衝撃をもって受け止める経験をした。

二〇一一年三月一一日、東日本大震災。この日を境として、多くの者の「時」が止まった。時間は流れゆく。しかし「時」は過ぎゆかない。「時」とは永遠の今である。(1) そして、被災地に思いを寄せる者たち、被災者を支援するべく現地に赴いた者たちもまた、この「時」に触れざるを得なかった。

そのことを象徴する事態が「供養」という営みであったと思う。東日本大震災では、この「供養」という言葉ほど、儀礼的形式的なニュアンスを払拭して、その本来的な意義を取り戻し、私たちの心に揺さぶりをかけたものはなかったのではなかろうか。

おびただしい数の死者。瓦礫の中から発見された遺体の多くは、損傷がはげしく外見が著しく変貌しており、また壮絶な最期を物語るように決して安らかとは言えない形相であったという。(2) 現代社会を生きる私たちは、日常の中で亡くなった者の遺体を目にする機会など滅多にない。他者の死に身近で触れていないからこそ、自己の死についての感覚もまたリアリティを失っている。けれども、今回の震災を通して、私たちは、被災者たちの無念の死、凄惨な死、不遇の死に思いを寄せることで、〝死のリアリティ〟を共有することになった。もちろん、このリアリティには恐怖や切迫感のような感覚も含まれていよう。しかし、それ以上に私たちは、「死者の魂が安らかであってほしい」という祈りにも似た感覚が、心の底から湧き起こってきたのではなかろうか。被災地において、死者たちの亡骸を直接に目の当たりにした者であれば、なおいっそうこの感覚にアクチュアルであったに違いない。

ひたすらに死者を思い、死者へのまなざしが純化されることによって、死の向こう側が開かれてくる。それは、言葉や形で表現することのできない、身心を突き抜けてくるような、〝呼びかけ〟である。そして、その〝呼びかけ〟に応えるように、被災地に生きる人々は、死者たちに手を合わせ、悲しみとともに畏敬の念の中に包まれている。ここに供養の本来的なあり方がある。

しかも供養は、生者から死者へと向けられるだけにとどまらない。死の向こう側に開かれた者は、死者からの〝呼びかけ〟を聞き届けて、生き方そのものが転換する。震災復興ボランティアを続ける人々がしばしば口にする「亡くなられた方々のいのちの叫びが自分を突き動かすのだ」という言葉。この言葉には、ケアの営みが死者によって支えられている現実が、はっきりと示されている。死者を供養する営みは、反転して、死者との協同を生み出し、生そのものが問い直されてくる。死者が生者のいのちに共鳴し、生者を覚醒へと導くリレーションのはたらきを織りなす。東日本大震災を経験した私たちにとって、「死者からケアされている」という現実は、確かな実感となっている。

Ⅱ．本書の全体構図――七つの仏教概念と三つの構造的契機――

本書では、形なき仏教＝霊性の視座に照らして、ケアの営みを七つのプロット（構想媒体）のもとで捉え直すことを試みた。そして、そのメルクマールを、七つの仏教概念「慈悲」「仏性」「縁起」「聞法」「浄土」「回向供養」「還相の菩薩」によって表した。そこで、これらの仏教概念がケアの問題にどのように反映されるのかを振り返ることによって、仏教思想に基づくケア論の全体構図を見定めていくことにしよう。

「慈悲」（第三章）は、ケアする人の精神的態度がどのように表れるかを明らかにするための概念である。通常、慈悲は、ケアする人の情念が引き起こす精神作用と考えられる。しかし、慈悲の究極的な表れ方は、無縁の大悲と呼ばれる。これは、ケアする人が起こすのではなく、ケアする人を媒介として超越の次元からはたらき出てくる慈悲である。ケアする人が、無縁の大悲に自覚的であるときに、慈悲としての精神的態度が自ずと溢れてくる。

「仏性」（第四章）は、ケアする人の精神的態度が表れてくる根拠であり、そこに至る自己変容のプロセスを明らかにするための概念である。ケアする人は超越の次元に自覚的になることによって、仏教的に言えば、無分別智＝霊性に目覚めることによって、慈悲としての精神的態度へと導かれる。仏性とは、無分別智を発現する因子であり、人間存在の根源に潜む我執性を乗り越えていくための力動である。同時にまた、仏性は真理の領域に属し、超越それ自体でもある。超越の次元を自覚化することで、我執性が乗り越えられ、ケアにおける精神的態度が表れる。ここに自己変容のプロセスが実現する。

「縁起」（第五章）は、ケアの関係性が深まり、成熟していくプロセスを明らかにするための概念である。ケアする人が無分別智＝霊性に目覚め、慈悲としての精神的態度をもって、ケアの現場に参入するとき、そこに開かれるケアの関係性は縁起的世界像として深まっていく。

通常、ケアの関係性は、ケアする人とケアされる人が関係することで成立すると考えられる。しかし、縁起の世界観では、幾重にも関係性の層が連なり、そうした関係性の結節点に事物事象の存在が仮構されていると見る。したがって、縁起的世界像としてのケアの関係性は、ケアする人とケアされる人が様々な関係性のもとで仮に立ち現われるのであり、その関係のあり方は流動的かつ相互浸透的である。このとき、ケアの営みにおいて起こる出来事のすべては、ケアの関係性の力動において生成されると見ることができ、そのためにケアの関係性にはたらく生成力の見極めが重要になってくる。

「聞法」（第六章）は、ケアの関係性にはたらく生成力に開かれることで、ケアのあるべき方向性を見定める実践的態度を明らかにするための概念である。仏教カウンセリングの理論では、相対有限としての私とあなたの関係に、絶対無限としての仏＝法が関係する、という二重の関係構図を描いている。この構図は、ケアの関係性の最も根源的なあり方を捉えている。このとき、絶対無限の仏＝法がはたらいて、相対有限なる私とあなたの内面に真の自己を求める心が呼び覚まされる。その仏＝法からの呼び声を真摯に聞き届けることが、聞法の実践的態度である。

「浄土」（第七章）は、ケアの関係性の広がりにおいて、死の向こう側の世界が開かれるとき、そこに表出する他界観念の深化を促す概念である。他界観念は、しばしば現実逃避の対象とみなされる。人間は、生の現実の苦しみに耐え切れず絶望の渦中にあると、死の向こう側に安らぎを求め、そこに安楽の世界が広がっていてほしいと願う。けれども、他界への衝迫は、その限界状況の根源において翻転《ほんてん》し、他界からこの世この生をまなざすという境涯に開かれてくる。このように、浄土とは、生の絶望の淵にあって、その絶望をも包み込んで精神性の成熟へと導く、死の向こう側からの根源的なはたらきである。

「回向供養」（第八章）は、他者の死に遭遇した者が、死者のゆくえを気づかい、その思いを死者に向けて安らかであってほしいと願う、その願いを具現化した概念である。それは、死者に向けられたケアにほかならない。死者へのまなざしが純化したところに、死の向こう側からの呼びかけが生者の身心を突き抜けて立ち現われてくる。そこにおいて、死者は臨在する。生者は死者の呼びかけに応えるように、死者に思いを振り向け、死者に対する畏敬の念に包まれる。そのような営みが、死者へのケアとしての回向供養である。

「還相の菩薩」（第九章）は、死者が生者と実存協同して生者を覚醒へと導き、さらに生者の覚醒はリレーションして次世代を生きる者の覚醒を呼び起こす、そのような死者から生者に向けられた慈悲のはたらきを具現化した概念である。実存協同とは、死者と生者とが共生することであり、死者と生者とが共鳴し合うことである。死者は生者と共に臨在する。同時に、死者はつねに生者をケアしてやまない。そのことに目覚めた者は、死者からのケアのはたらきによって自己変容が引き起こされ、それがまた他者に向かい自己変容へと導くケアの行為となって続いていく。ケアの関係性の広がりが、次なるケアの関係性を生み出す。そのようなダイナミズムにおいて、ケアの営みは円熟するのである。

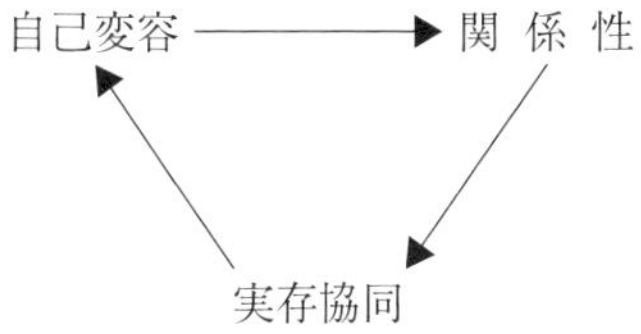

さて、以上のように、七つの仏教概念がケアの問題にどのように反映しているのかを整理することによって、それぞれのプロットには、濃淡の差異はあるものの、つねに三つの構造的契機によって彩られていることが見えてこよう。三つの構造的契機とは、自己変容・関係性・実存協同である。これらは、順次に循環する形で相互に連関している、と考えることができる。

すなわち、自己変容に導かれた者は、やがて他者との関係性に入っていく。そして、そのことによって、そこに実存協同が生じる。さらに、実存協同が新たな自己変容を導き出していく。このような循環的な相互連関が、各プロットにおいて、それぞれにヴァリエーションをもちながら、随時、見出すことができるのである。

このとき、自己変容、関係性、実存協同の三つの構造的契機は、それぞれのプロットに応じて、もともとのニュアンスが少しずつ異なった形で表れてこよう。たとえば、無縁の大悲であれば、自己と超越者の関係性において、超越者との実存協同を生み出すことになる。あるいは、死者との実存協同であれば、生者と死者の関係性が、次世代を生きる他者の自己変容に影響を及ぼすことになるのである。

このように、自己変容↓関係性↓実存協同↓……という循環の構造が、仏教思想に基づくケア論の土台となっているのである。

Ⅲ．本書の核心的問題——超越の次元——

仏教思想に基づくケア論を考える上で、その核心となるのは、超越の問題である。本書では一貫して、人間同士の関係のみでケアが語られるのではなく、超越の次元に開かれたケアのあり方こそが本来的である、と主張してきた。そして、この超越の次元を、霊性やスピリチュアリティといった表現のもとで理解し、さらに、各章の様々な考察においては、いくつかの仏教概念に照らして捉えようとしてきた。

ここで改めて問うことにしよう。はたして、超越とは何であろうか。(3)

「超越」は、定式化された仏教用語ではないが、仏典の中にしばしば散見される言葉である。[4]そこでは、「衆生世間を超越する」「生死を超越する」など、悟りに至った仏や菩薩の優れた様相や境涯を形容するための動詞として用いられていることが多い（ただし、漢訳仏典は呉音読みをするので、〝ちょうえつ〟ではなく、〝ちょうおつ〟と読む）。

一方、思想用語としての「超越」[5]は、まぎれもなく西洋哲学の伝統にある〝Transzendenz〟（英：〝transcendence〟）の概念に由来している。この西洋語は、語源的に考えるならば、「越えて上っていくこと」（trans＝beyond ＋ scandere＝climb）を意味する。つまりは、上昇のイメージ、より高い次元へと跳躍するイメージである。超越は、「この世界から超え出ていること」を指すと同時に、「超え出た先にある世界もしくは実在」を指している。プラトンのイデア界、キリスト教の神は、こうした超越イメージの典型である。

近現代に至る西洋哲学の展開では、超越は、認識論的もしくは存在論的な概念へと移行する。イマヌエル・カント（一七二四〜一八〇四）は、意識経験に先立つ超感性的な認識の対象である物自体（Ding an sich）を超越と呼び、マルティン・ハイデガー（一八八九〜一九七六）は、現存在（Dasein＝人間）の固有のあり方自体が、脱自的に世界に開かれているという意味で、超越そのものであることを示した。また、超越の概念は、実存主義の立場や神秘主義の立場からも考察されている。カール・ヤスパース（一八八三〜一九六九）は、人間である限り不可避であるような限界状況（Grenzsituation）に直面したとき、これに主体的に関与して現実課題として引き受けることで、自己の絶望的な有限性が知られるとともに、そこから自己を超越する無限性の包括者（Das Umgreifende）に開かれるとする実存の根本契機を究明している。さらに、C・G・ユング（一八七五〜一九六一）は、人間の相反する感情や葛藤を統合し補償していく集合的無意識の超越機能（transcendent function）が、内的世界では元型的象徴（夢やファンタジーなど）として表れるが、外的世界では布置（constellation）や共時性（synchronicity）としてはたらき出すことを明らかにした。

西洋哲学に由来する、以上のような超越の概念は、様々な側面をもちながらも、基本的には「自己超越」の問題を扱っている点で共通していると言えるだろう。自己とは、日常の現実に満足できず、超越を希求することによって、真の現実を探し求める存在であり、そうした日常性の打破において、自己は超越的契機の中に投げ出されているのである。

本書では、こうした「自己超越」の哲学を踏まえつつ、ケアの営みにおいて超越に開かれてゆく契機を探ることを課題としてきた。そして、仏教思想に基づいて超越の概念を再構築することを試みてきたのである(6)。

ケアの営みにおいては、自己は他者と関わる。そこではまず、ケアする／ケアされるという関係性が生じている。この関係性は、自己を自己のままにさせず、他者もまた他者のままにさせない。関係性が深まることで、相互に脱自的になり、そこに協同性が生み出される。そして、そうした協同性のもとで変容体験が引き起こされ、超越に導かれることになる。

このとき、超越は「人間」に対峙している。この場合の「人間」とは、それぞれの個人＝存在者を指しているのではない。自己と他者の関係性、つまりは「人間なるもの（humanity）の存在論的基盤」を超越しているのである。

西洋では、近代以降、精神と肉体とが独立して存在すると考える心身二元論によって、人間を理解してきた。ケア論は、これに加えて、人間が社会的存在であることを強調してきた。そして、こうした人間観のもとで、ヒューマニズム（人間中心主義）が先鋭化し、ヒューマニズムに基づくケアの考え方が広がることになった。一方、キリスト教の伝統では、人間を、精神と肉体だけでなく、霊的＝スピリチュアルな存在として理解してきた。スピリチュアルケアは、西洋伝統の人間観を綜合して、精神的な次元、身体的な次元、社会的な次元に、これらを包括するスピリチュアルな次元を加えた、四つの次元を構成要素とする人間観に基づく全人的ケアを標榜することになった。

一般に理解されているスピリチュアルケアの場合、超越的契機は、スピリチュアルな次元において開かれている。しかし、それはあくまで個別的であり、存在者の問題であって、関係性という存在論的基盤において開かれている超越の次元とは異なっている。それゆえ、スピリチュアルケアの人間観は、結局は四つの構成要素の集合体という理解にとどまっていると言えるだろう。

仏教思想の人間観からすれば、人間とはまず、世界を分別する（区切りをつける）存在である。しかし、厳密に考えるならば、人間は無分別（区切りのない世界）のもとで、つまりは縁起（関係性）において、仮に存在しているにすぎない。たとえば、禅語には「身心一如」という言葉があるが、これは身と心の二つの構成要素が一つになっているということではない。真実には、身でも心でもない一如のはたらき（無自性空）があって、仮に身や心という表れ方をしているのだ。

超越の次元は、人間の分別（つまりは理性）によって把握されるときには、自己に内在する、絶対不変の理法であり理念である。しかし、無分別智に照らしてみるならば、〈人間を超えつつ、人間を支え、包み込んでいるはたらき〉として、今ここに、まさに開かれていることになる。本書では、このような超越の次元のはたらきを、形なき仏教＝霊性として捉えてきたのである。

仏教は、生死流転し我執煩悩にまみれた人間世界に生きるわが身を超えて、悟りを開くこと、成仏することを究極の目的とする。それゆえ、我執煩悩にまみれた人間世界から超え出た悟りの世界、仏の世界を、ひとまず超越の次元と呼ぶことは間違いではなかろう。

そして、そのように理解するのであれば、仏教思想は、超越の次元に対して実に様々な表現を与えていることがわかる。涅槃、法性、法身、仏身、真如、清浄法界、如来蔵、仏性、空、無我、無相、無分別など、枚挙に遑《いとま》がない。

また、その性質も様々に表現されている。不生不滅にして不変の理法であるにもかかわらず、そのはたらきは無尽にして、動性そのものである。それは、色も形もない。そのために感覚で捉えることができない。それは、言葉を離れている。言葉をすり抜けてしまう。そのために思考によって量ることができない。それは、区切りがない。主客の区別がない。流れており、溶け合っており、円満であり、純粋透明である。それは、根源的実在であり、根源的生命である。それは、絶対無限である。一切の対立が絶え果てて、何ものにも妨げられず、境界がなく、限りがなく、どこまでも広がっている。

超越の次元は、本来的に「不可称不可説」であるので、私たち人間のもつ能力では表現することができない。にもかかわらず、超越の次元は、私たちの生きる我執煩悩の世界から決して遠く隔たってはいない。むしろ、支えている、包み込んでいる。そして、いつでも私たちに覚醒を促すべく呼びかけている。それは言わば、超越の次元によって為される私たちへのケアである。だからこそ、そうした超越の次元からのはたらきかけに気づくこと、開かれていることが、人間同士のケアの営みを豊かにし、成熟させるのである。

Ⅳ．エピローグ——親鸞の体験から見えてくること——

最後に、超越の次元からのはたらきかけに自覚的であることが、ケアの営みにおいてどのような成熟をもたらすのかについて考えてみたい。この問いに対して、示唆を与える一つのエピソードがある。

それは、浄土真宗の宗祖である親鸞（一一七三～一二六二）が、越後流罪を赦されて家族とともに関東に向かう途中、上野国の佐貫《さぬき》（現在の群馬県邑楽《おうら》郡）という地に滞在した折に、衆生利益《しゅじょうりやく》のために浄土三部経を千回読誦《どくじゅ》しようと決意して始めたが、四、五日ほどたって思い返すところがあり、その読誦を中止してしまった（『恵信尼消息』）[7]、という出来事である。

史家の研究によれば、この出来事は、親鸞が四二歳のときで、建保二年（一二一四）に当たるという[8]。この年は、鎌倉で大地震が起こるなど各地で自然災害が頻発しており、利根川流域に沿った佐貫の地もまた洪水や飢饉などに見舞われていたようである。

おそらく親鸞は、人々の悲惨な現実を目の当たりにして、自分に何かできることはないか、人々を苦しみから救う手立てはないかという思いにつき動かされ、経典を読誦しようとする決意に至ったのであろう。経典読誦の功徳は、天変地異を鎮め、病気の平癒や怨霊の降伏などに効験をもたらすものと信じられていた時代である。親鸞は若い頃、霊験の僧侶を養成する学場である比叡山において長らく修行していた経歴をもつ。そのような場に身を置いていた仏教者であればこそ、苦難の渦中にある人々を前にして、霊験によって救済したいとする強い衝動に駆られるのも、自然なことであろう。

この衝動は、ヒューマニズムの発露にほかならない。この時代には、ケアという言葉はもちろんのこと、そうした概念すらなかったわけであるが、親鸞が衆生利益のために経典を読誦しようとしたその行動原理は、現代において、たとえば医療や福祉の知識なり技能をもった専門家が、災害地域などに赴いてボランティア活動に従事し、その専門性を活かそうとすることと、さほど大きな違いはないように思われる。

しかしながら、親鸞はこの経典読誦を止めてしまう。その理由について『恵信尼消息』では、「名号のほかには何事の不足にて、必ず経を読まんとするや、と思い返して」と記されている。比叡山を下り、法然の門下に入って、専修念仏《せんじゅねんぶつ》の徒となった親鸞。専修念仏は、南無阿弥陀仏とひたすら口に称えて、ただ阿弥陀仏に救われるのみ、という教えである。人が救われるためには、念仏を称えるほかにいかなる行為も必要ない。それゆえ、経典を読誦して人々を救おうなどという発想は、阿弥陀仏への帰依《きえ》が徹底していない証拠である。ここにはまだ自力の執心がわだかまっている。人間を救うのはあくまで阿弥陀仏であって、人間ではない。人間は自力を捨てて、阿弥陀仏の本願力を信じてすべてを委ねる他力の境地に立たねばならない。このような信仰を思い返したために、親鸞は衆生利益のための経典読誦を中止したというのである。

結局、親鸞の下した判断は、自分の心に湧き起こった自然感情を、信仰によって抑圧し放棄したことになるだろう。言うなれば、宗教によるヒューマニズムの否定である。専修念仏の立場からすれば、ヒューマニズムによるケアのあり方は自力の執心を出ないのであり、人間の傲慢さ、思い上がりの表れにすぎない。人間にできることは、もっぱら念仏を称えて阿弥陀仏からの救いの手が差し伸べられるのを辛抱強く待つのみである。

ところが、このエピソードはここで終わっていない。その後、親鸞の中でさらなる展開を見せる。経典読誦を中止した記憶が、それから一七年の歳月を経て、再び親鸞の脳裏に蘇るのである。

五九歳になった親鸞は、あるとき高熱を出し、頭痛の激しさも増して、床に臥せってしまった。しかも、臥してから二日目には、『大無量寿経』の文言が頭の中を駆け巡り、目を閉じると経の文字が一字残らず、きららかにはっきりと表れてくるようになった。親鸞は予想もしていなかったことに驚くが、ここで佐貫の地での出来事を思い起こすのである。

あのときは、自力の執心を捨てねばと考えて経典を読誦しようとする思いを抑えたが、そうした思いの残滓《ざんし》が今になってはたらいているのだろうか。そんなふうに思っているうちに、四日目の明け方となり、自力の執心とはよくよく気をつけなければならないと心に決めると、経の文字が表れる幻覚は鎮まっていった。そこで親鸞は、「まあそういうものだろう（まはさてあらん）」(9)とつぶやいた。やがて流れるほどに汗をかいて、高熱が引いていったという。

親鸞は、信仰によってヒューマニズムを否定しようとしたが、完全に払拭することはできなかった。苦しむ人々を助けたいという思いは、ヒューマニズムの発露には違いない。しかしそれは心の深層にはたらく「自力の執心」と分かち難く結びついている。「自力の執心」は一時的に抑え込むことができても、心の奥底で根強く残ってはたらいており、捨て去ろうとしてもなかなか捨て去れるものではない。その逡巡の末に、親鸞は「まあそういうものだろう」と脱力する境地へと落着したのである。

「そういうもの」とは、自力の執心を超えることのできない人間のあり様を指していよう。この言葉は決して開き直りではない。人間存在の正体に気づかされたとき、そこにはその気づきを促す大いなるはたらきへの頷《うなづ》きがある。文面としてはっきりと示されてはいないが、この言葉にはそうした頷きの体験が込められていると考えることができる。

その頷きの体験を、次のように解釈したいと思う。これまでも大いなるはたらきを阿弥陀仏の本願力として仰ぎ、念仏を称え自力の執心を捨ててすべてを委ねる他力の仏道を歩んできた。しかし、その道は、自力と他力の対立を内に含んだ相対的な他力ではなかったか。人間は自力の執心を超えることができない。捨てたと思っても隙をついて再び表れ出てくる。しかし、大いなるはたらきは、そのような人間の存在をもまるごとに包み込んでいたのである。自力を頼みにして生きる人間もまた、大いなるはたらきの手の内にあったのだ。その量り知れなさを身に沁みて感得することができたとき、そこに自力と他力の対立を超越した「絶対他力」の境地が開かれるのである。

誰かをケアしたい、助けたいとする思いや行動は、「絶対他力」の世界から見れば、大いなるはたらきに支えられて起こっていたのである。相対的な人間の世界が絶対的な仏の世界に包まれていることに気づいたとき、人間としてやむにやまれぬヒューマニズムの精神もまた、気高く尊いものとして受け止められる。私があなたをケアするのではない。私もあなたも大いなるはたらきにケアされているからこそ、その慈愛に支えられているからこそ、私とあなたはケアの関わりの中へと深く導かれるのである。ケアの営みが豊かに円熟していく方向は、こうしたところに見出されるのであろう。

註

（1）若松英輔『魂にふれる——大震災と、生きている死者』（トランスビュー、二〇一二年）。

（2）石井光太『遺体——震災、津波の果てに』（新潮社、二〇一一年）。

（3）本書では、「超越」という言葉を多用し、また超越概念として様々な用語（霊性、スピリチュアリティ、仏教語など）を提示してきたが、そもそも「超越とは何か」という問い自体には、きちんと答えてはこなかった。終章においてこの問いを立てる理由はその点にある。とはいえ、実際のところ、そもそも超越とは、「何か」と問えるような問題なのだろうか。つまり、超越は対象思惟が可能なのか。むしろ対象化されることを拒む、対象化した途端に超越ではなくなってしまう、という根本矛盾が、この問いには含まれているのではなかろうか。鈴木大拙が「即非の論理」と言い、西田幾多郎が「絶対矛盾的自己同一」と言ったのは、超越のそうした本質を謙虚に受け止めたからこそ喝破できた表現ではなかったか。超越は、人間の思考とはまったく相容れない。超越をつかもうとすれば、すぐさますり抜けていってしまう。しかし、だからこそ、皮肉にも超越に魅了されてしまう。そのような難点を十分に覚悟した上で、「超越とは何か」という問いに臨まなければならない。

（4）二〇〇七年に開設された「SAT大正新脩大藏經データベース（http://21dzk.l.u-tokyo.ac.jp/SAT/index.html）」を利用して、「超越」で検索をかけてみると、三〇九八の数がはじき出される。多くの漢訳仏典にこの言葉が用いられていることがわかる。

（5）以下の西洋哲学における超越概念についての考察は、池田豊應「超越と人間性――序論」（『人間性心理学研究』第二三巻第二号、二〇〇五年）を参照している（この論文を挙げたのは、作成にあたって筆者が資料集成などで関わったためである）。

（6）「自己超越」を基本とする超越概念は、いずれも「自己＝内在」の方向に超越を見出している。他方、この節では取り上げていないが、二〇世紀のユダヤ系の思想家たち、ブーバー、レヴィナス、デリダなどは、いずれも「他者＝外在」の方向に超越を見ようとする。これらに比して、仏教思想では、「関係性」において超越がはたらいていると考えるのであり、自己―他者、内在―外在、といった二項対立が解消されたところに、超越的契機があると捉えるのである（ただし、自己の内奥であろうが、他者の背後であろうが、つねに超越が実存と関係するところに開かれていることを考慮するならば、どちらも「関係性」の概念をすでに含んでいることになろう）。

（7）石田瑞麿『親鸞全集　別巻』（春秋社、二〇一〇年、一六五頁～一六八頁）。

（8）松野純孝『親鸞――その生涯と思想の展開過程』（三省堂、一九五九年、三七一頁）。

（9）鈴木大拙は、親鸞には禅宗の「悟り」に近い体験があったに違いないとして、この言葉を「悟り」の瞬間に思わず出る一声であると解釈していた（秋月龍珉『鈴木大拙』講談社学術文庫、二〇〇四年、一六七頁）。なお、この言葉の解釈をめぐっては、他にも様々である。梅原真隆『恵心尼文書の考究』（永田文昌堂、一九六〇年、五六頁）では、「まはさてあらん」の「まは」を「真は」と解釈し、感嘆詞とは捉えていない。それゆえ、「真実はそうであろう」という現代訳になっている。また、石田瑞麿・二〇一〇年では、「まは」を「今は」と解釈し、「今はそうであろう」という現代訳を当てている。どちらの解釈も、文脈的には不自然な印象を受ける。さらに、阿満利麿『中世の真実――親鸞・普遍の道』（人文書院、一九八二年、二五七頁）では、「ほんとうに、そうしよう」とあり、親鸞の自力を捨てようとする強い意志を表す言葉として解釈されている。

参考文献

秋月龍珉『鈴木大拙』（講談社学術文庫、二〇〇四年）。

朝比奈宗源『人はみな仏である――白隠禅師坐禅和讃・一転語』（春秋社、二〇一一年）。

阿部真大『働きすぎる若者たち――「自分探し」の果てに』（ＮＨＫ出版〈生活人新書〉、二〇〇七年）。

阿満利麿『親鸞・普遍への道――中世の真実』（人文書院、一九八二年）。

阿満利麿『社会をつくる仏教――エンゲイジド・ブッディズム』（人文書院、二〇〇三年）。

阿満利麿『仏教と日本人』（ちくま新書、二〇〇七年）。

安藤　治『瞑想の精神医学――トランスパーソナル精神医学序説』（春秋社、一九九三年）。

安藤　治『心理療法としての仏教――禅・瞑想・仏教への心理学的アプローチ』（法藏館、二〇〇三年）。

池上良正『死者の救済史――供養と憑依の宗教学』（角川選書、二〇〇三年）。

池田豊應「超越と人間性――序論――」（『人間性心理学研究』第二三巻第二号、二〇〇五年）。

池田勇諦・中西智海監修『わが家の仏教　浄土真宗』（四季社、二〇〇四年）。

池田魯参『現代語訳　大乗起信論――仏教の普遍性を説く』（大蔵出版、一九九八年）。

石井教道編『昭和新修・法然上人全集』（平楽寺書店、一九九七年〈原版：一九五五年〉）。

石井光太『遺体――震災、津波の果てに』（新潮社、二〇一一年）。

石田瑞麿『親鸞全集　第四巻』（春秋社、二〇一〇年〈原版：一九八六年〉）。

石田瑞麿『親鸞全集　別巻』（春秋社、二〇一〇年〈原版：一九八七年〉）。

市古貞次校注訳『新編日本古典文学全集46　平家物語②』（小学館、一九九四年）。

井筒俊彦「事事無礙・理理無礙――存在解体のあと」（『井筒俊彦著作集・第九巻』中央公論社、一九九二年）。

井筒俊彦『意識の形而上学――『大乗起信論』の哲学』（中央公論社、一九九三年）。

井上光貞・大曾根章介校注『日本思想体系七　往生伝／法華験記』（岩波書店、一九七四年）。

岩田重則「『葬式仏教』の形成」（『東アジア仏教史13　民衆仏教の定着』所収、佼成出版会、二〇一〇年）。

宇井伯寿・高崎直道『大乗起信論』（岩波文庫、一九九四年〈原版：宇井訳注、一九三六年〉）。

上田紀行『がんばれ仏教！――お寺ルネサンスの時代』（NHKブックス、二〇〇四年）。

上田閑照「「死の哲学」と絶対無――田辺哲学と西田哲学」（武内・武藤・辻村編『田辺元　思想と回想』筑摩書房所収、一九九一年）。

梅原真隆『恵心尼文書の考究』（永田文昌堂、一九六〇年）。

梅原　猛『日本人の「あの世」観』（中央公論社、一九八九年）。

大下大圓『いい加減に生きる――スピリチュアル仏教のすすめ』（講談社、二〇〇四年）。

大下大圓『癒し癒されるスピリチュアルケア――医療・福祉・教育に活かす仏教の心』（医学書院、二〇〇五年）。

大橋俊雄『法然全集　第二巻』（春秋社、二〇一〇年〈原版：一九八九年〉）。

大村英昭他『ポスト・モダンの親鸞――真宗信仰と民俗信仰のあいだ』（同朋舎出版、一九九〇年）。

岡野守也『トランスパーソナル心理学』（青土社、二〇〇〇年〈増補新版・原版：一九九〇年〉）。

小川一乗『大乗仏教の根本思想』（法藏館、一九九五年）。

荻原雲来『漢訳対照梵和大辞典』（講談社、一九八六年〈原版：鈴木学術財団、一九四〇年〉）。

小田亮『利他学』（新潮社、二〇一一年）。

小野沢精一他編『気の思想――中国における自然観と人間観の展開』（東京大学出版会、一九七八年）。

折口信夫「民族史観における他界観念」（『折口信夫全集　第一六巻』中央公論社、一九六七年）。

鍵主良敬『華厳教学序説』（文栄堂、一九六八年）。

鍵主良敬・木村清孝『人物中国の仏教　法蔵』（大蔵出版、一九九一年）。

加地伸行『儒教とは何か』（中公新書、一九九〇年）。

加地伸行『沈黙の宗教――儒教』（ちくまライブラリー、一九九四年）。

梶村昇『法然上人をめぐる関東武者（一）　熊谷直実』（東方出版、一九九一年）。

梶山雄一「廻向の宗教」（『梶山雄一著作集8　業報と輪廻／仏教と現代との接点』春秋社所収、二〇一一年。初出は梶山雄一『「さとり」と「廻向」――大乗仏教の成立』人文書院、一九九七年）。

柏木弘雄『大乗起信論の研究』（春秋社、一九九一年〈原版：一九八一年〉）。

可藤豊文『瞑想の心理学――大乗起信論の理論と実践』（法藏館、二〇〇〇年）。

加藤直克「ケアとは何か――クーラの寓話を手がかりとして」（平山正実・朝倉輝一編『ケアの生命倫理』日本評論社所収、二〇〇四年）。

加藤尚武・加茂直樹編『生命倫理学を学ぶ人のために』（世界思想社、一九九八年）。

金関猛『能と精神分析』（平凡社選書、一九九九年）。

鎌田茂雄『中国華厳思想史の研究』（東京大学出版会、一九六五年）。

鎌田茂雄「法界縁起と存在論」（『講座仏教思想・第一巻「存在論・時間論」』理想社所収、一九七四年）。

鎌田茂雄『華厳の思想』（講談社学術文庫、一九八八年）。

鎌田茂雄『新中国仏教史』（大東出版社、二〇〇一年）。

鎌田東二『翁童論　子どもと老人の精神誌』（新曜社、一九八八年）。

鎌田東二『老いと死のフォークロア　翁童論2』（新曜社、一九九〇年）。

鎌田東二『エッジの思想　イニシエーションなき時代を生きぬくために　翁童論3』（新曜社、二〇〇〇年）。

鎌田東二『翁童のコスモロジー　翁童論4』（新曜社、二〇〇〇年）。

神谷綾子「スピリチュアルケアということ」（カール・ベッカー編著『生と死のケアを考える』法藏館所収、二〇〇〇年）。

河合隼雄『河合隼雄著作集8　日本人の心』（岩波書店、一九九四年）。

河合隼雄『ユング心理学と仏教』（岩波書店、一九九五年）。

ウァルデマール・キッペス『スピリチュアルケア――病む人とその家族・友人および医療スタッフのための心のケア』（サンパウロ、一九九九年）。

E・キュブラー＝ロス（伊藤ちぐさ訳）『死後の真実』（日本教文社、一九九五年）。

工藤由美「ケア論の再考――民族誌的アプローチへ向けて」（『人文社会科学研究』第一七号、二〇〇八年）。

窪寺俊之『スピリチュアルケア入門』（三輪書店、二〇〇〇年）。

窪寺俊之『スピリチュアルケア学序説』（三輪書店、二〇〇四年）。

原典仏教福祉編集委員会編『原典仏教福祉』（渓水社、一九九五年）。

古東哲明『〈在る〉ことの不思議』（勁草書房、一九九二年）。

古東哲明『ハイデガー＝存在神秘の哲学』（講談社新書、二〇〇二年）。

古東哲明『他界からのまなざし――臨生の思想――』（講談社選書メチエ、二〇〇五年）。

小山弘志・佐藤健一郎校注訳『新編日本古典文学全集五八　謡曲集①』（小学館、一九九七年）。

西光義敞「カウンセリングと仏教」（『仏教福祉』第九号、一九八三年）。

西光義敞編著『援助的人間関係』（永田文昌堂、一九八八年）。

西光義敞「真宗カウンセリングの人間観」（『仏教と人間　中西智海先生還暦記念論文集』永田文昌堂所収、一九九四年）。

西光義敞「仏教とカウンセリング」（恩田彰編著『東洋の知恵と心理学』大日本図書所収、一九九五年）。

西光義敞「仏教カウンセリングの立場と課題」（『人間性心理学研究』第一三巻第一号、一九九五年）。

西光義敞「浄土真宗の聞法と法座に関する一考察」（水谷幸正先生古稀記念会編『仏教教化研究』思文閣出版所収、一九九八年）。

西光義敞「仏法に基づく人間尊重のアプローチ」（『人間性心理学研究』第二一巻第五号、二〇〇三年）。

坂井祐円「仏教哲学に基づく宗教多元主義の考察と宗教対話論」（『宗教研究』第七八号第三輯、二〇〇四年）。

坂井祐円「理念としてのスピリチュアルケアについて――ケアの場にはたらくスピリチュアリティの自覚的様態――」（『人間性心理学研究』第二八巻第一号、二〇一〇年）。

坂井祐円「真宗カウンセリングの教育思想的位置」（『日本仏教教育学研究』第一八号、二〇一〇年）。

坂本幸男・岩本裕訳注『法華経・上巻』（岩波文庫、一九六二年）。

作田啓一『生成の社会学をめざして――価値観と性格』（有斐閣、一九九三年）。

桜部　建「功徳を廻施するという考え方」（『仏教学セミナー』第二〇号、一九七四年）。

佐々木宏幹『聖と呪力の人類学』（講談社、一九九六年）。

佐竹昭広・久保田淳編『新日本古典文学大系三九　方丈記』（岩波書店、一九八九年）。

佐藤弘夫『死者のゆくえ』（岩田書院、二〇〇八年）。

澤登俊雄編『現代社会とパターナリズム』（ゆみる出版、一九九七年）。

品川哲彦『正義と境を接するもの――責任という原理とケアの倫理』（ナカニシヤ出版、二〇〇七年）。

島田裕巳『葬式は、要らない』（幻冬舎、二〇一〇年）。

清水海隆『考察仏教福祉』（大東出版社、二〇〇三年）。

下田正弘「「梵天勧請」説話と『法華経』のブッダ観――仏教における真理の歴史性と超歴史性」(『中央学術研究所紀要』第二八号、一九九九年)。

釈　徹宗「死者供養のいま」(『葬送のかたち――死者供養のあり方と先祖を考える』佼成出版社所収、二〇〇七年)。

末木文美士『現代語訳碧巌録・中巻』(岩波書店、二〇〇二年)。

末木文美士「〈死者〉の発見――田辺元の〈死の哲学〉をめぐって」(『日本の哲学』第六号、二〇〇五年〈『他者/死者/私――哲学と宗教のレッスン』岩波書店、二〇〇七年に再録〉)。

末木文美士『仏教 vs.倫理』(ちくま新書、二〇〇六年)。

末木文美士『仏典をよむ』(新潮社、二〇〇九年)。

杉本卓洲『サーラ叢書29　菩薩:ジャータカからの探求』(平楽寺書店、一九九三年)。

鈴木大拙『日本的霊性』(『鈴木大拙全集　第八巻』所収、岩波書店、一九九九年〈増補新版〉)。

鈴木大拙「霊魂不滅」(『鈴木大拙全集・第三三巻』所収、岩波書店、二〇〇二年〈増補新版〉)。

平　雅行『日本中世の社会と仏教』(塙書房、一九九二年)。

高崎直道『如来蔵思想の形成――インド大乗思想研究』(春秋社、一九七四年)。

高崎直道他編『〈講座大乗仏教8〉唯識思想』(春秋社、一九九五年〈原版:一九八二年〉)。

高崎直道他編『〈講座大乗仏教6〉如来蔵思想』(春秋社、一九九六年〈原版:一九八六年〉)。

高橋勝・広瀬俊雄編『教育関係論の現在』(川島書店、二〇〇四年)。

高峯一愚『近代における人間の自覚』(理想社、一九五二年)。

武井麻子『感情と看護――人とのかかわりを職業とすることの意味』(医学書院、二〇〇一年)。

竹田聴洲『民俗仏教と祖先信仰』(東京大学出版会、一九七一年)。

竹村牧男『大乗起信論読釈』(山喜房佛書林、一九八五年)。

竹村牧男『唯識の構造』(春秋社、一九八五年)。

竹村牧男『唯識三性説の研究』(春秋社、一九九五年)。

田代慶一郎『夢幻能』(朝日選書、一九九四年)。

田代俊孝『仏教とビハーラ運動――死生学入門』(法藏館、一九九九年)。

立山善康「正義とケア」（杉浦宏編著『アメリカ教育哲学の動向』晃洋書房所収、一九九五年）。

田中美知太郎『ヒューマニズムの歴史』（史学社、一九四七年）。

田中美知太郎『ヒューマニズムの意味』（『近代思想と古代哲学全集　第六巻』史学社、一九四八年）。

棚瀬襄爾『他界観念の原始形態』（京都大学東南アジア研究センター、一九六六年）。

『田辺元全集　第九巻』（筑摩書房、一九六三年）。

『田辺元全集　第一三巻』（筑摩書房、一九六三年）。

『田辺元全集　第一五巻』（筑摩書房、一九六四年）。

『田辺元・野上弥生子往復書簡』（岩波書店、二〇〇二年）。

谷田憲俊『患者・家族の緩和ケアを支援するスピリチュアルケア――初診から悲嘆まで』（診断と治療社、二〇〇八年）。

田宮　仁「佛教を背景としたホスピス／ビハーラの開設を願って」（『ライフサイエンス』第一三巻一号、一九八六年）。

田宮　仁『「ビハーラ」の提唱と展開』（学文社、二〇〇七年）。

多屋頼俊他編『仏教学辞典』（法藏館、一九九五年〈新版〉）。

辻善之助『日本仏教史　第一〇巻』（近世篇之四、一九五五年）。

辻村公一「田辺哲学について――ある一つの理解の試み――」（『現代日本思想体系23　田辺元』筑摩書房所収、一九六五年）。

津田重城「WHO憲章における健康の定義改正の試み――「スピリチュアル」の側面について――」（『ターミナルケア』一〇―二、二〇〇〇年）。

シャーリー・ドゥブレイ（若林一美訳）『シシリー・ソンダース――ホスピス運動の創始者』（日本看護協会出版会、一九八九年）。

A・M・トメイ、M・L・アリグット編（都留伸子監訳）『看護理論家とその業績・第三版』（医学書院、二〇〇四年）。

長尾雅人『摂大乗論――和訳と注解　上・下』（講談社、一九八二年）。

中野啓明他編『ケアリングの現在――倫理・教育・看護・福祉の境界を超えて』（晃洋書房、二〇〇六年）。

中野啓明『教育的ケアリングの研究』（樹村房、二〇〇二年）。

中村　元『仏教語大辞典』（東京書籍、一九七五年）。

中村　元訳『ブッダのことば』（岩波文庫、一九八四年）。
中村　元訳『ブッダ　神々との対話――サンユッタ・ニカーヤⅠ』（岩波文庫、一九八六年）。
中村　元訳『ブッダ　悪魔との対話――サンユッタ・ニカーヤⅡ』（岩波文庫、一九八六年）。
中村　元他編『岩波仏教辞典』（岩波書店、一九八九年）。
中村　元・紀野一義・早島鏡正『浄土三部経・上巻／下巻』（岩波文庫、一九九〇年）。
『中村元選集　第一六巻　原始仏教の思想Ⅱ』（春秋社、一九九四年）。
中村　元『慈悲』（講談社学術文庫、二〇一〇年〈原版：『サーラ叢書１　慈悲』平楽寺書店、一九五六年〉）。
西川富雄『現代とヒューマニズム』（法律文化社、一九六五年）。
西田幾多郎「私と汝」（『西田幾多郎全集　第六巻』岩波書店、二〇〇三年）。
西谷　敬『関係性による社会倫理学』（晃洋書房、二〇〇六年）。
西谷啓治「田辺哲学について」（『西谷啓治著作集　第九巻』創文社、一九八七年）。
西平　直「ＷＨＯとスピリチュアリティ――健康に関わる事柄としてのスピリチュアリティ」（『ＵＰ』三〇一七　東京大学出版会、二〇〇一年）。
西平　直「東洋思想と人間形成――井筒俊彦の理論地平から――」（『教育哲学研究』第八四号、二〇〇一年）。
西平　直「「無の思想」と子ども――「無の思想」を「教育の問い」の前に連れ出す試み」（『近代教育フォーラム』第一二号、二〇〇三年）。
西平　直「元型・イマージュ・変容――「魂の学としての心理学」のために」（『岩波講座　宗教10「宗教のゆくえ」』岩波書店所収、二〇〇四年）。
西平　直「霊性を大切にするとはどういうことか」（富坂キリスト教センター編『現代社会における霊性と倫理』行路社所収、二〇〇五年）。
西平　直「からだ・いのち・無のはたらき――無の思想の地平から――」（『緩和ケア』vol.15　№.５青海社、五五二～五五五頁、二〇〇五年）。
西平　直「スピリチュアルケアと「我執性」――自我への執着から離れようとすること」（日本ホリスティック教育協会編『ホリスティック・ケア』せせらぎ出版、二〇〇九年）。

西村義人「フランクルの医療フィロソフィーとスピリチュアル・ケア――medical ministry の射程」（実存思想協会編『実存思想論集』理想社所収、一九九八年）。

NHK「無縁社会プロジェクト」取材班『無縁社会――〝無縁死〟三万二千人の衝撃』（文藝春秋、二〇一〇年）。

長谷川匡俊・神居文彰・藤腹明子・田宮仁『臨終行儀　日本的ターミナル・ケアの原点』（北辰堂、一九九三年）。

長谷正當「解説　死の哲学と実存協同の思想――田辺の晩年の思想――」（田辺元『懺悔道としての哲学・死の哲学』燈影舎所収、二〇〇〇年）。

長谷正當『浄土とは何か――親鸞の思索と土における超越』（法藏館、二〇一〇年）。

長谷正當「此土から浄土へ、浄土から此土へ――親鸞の還相回向の思想――」（上田閑照・氣多雅子編『仏教とは何か――宗教哲学からの問いかけ――』昭和堂所収、二〇一〇年）。

林　道義『ユング心理学の方法』（みすず書房、一九八七年）。

原田祖岳『白隠禅師坐禅讃講話』（大蔵出版、一九九五年）。

平川彰編『如来蔵と大乗起信論』（春秋社、一九九〇年）。

平川彰他編『〈講座大乗仏教３〉華厳思想』（春秋社、一九九六年〈原版：一九八三年〉）。

広井良典『ケア学――越境するケアへ』（医学書院、二〇〇〇年）。

G・M・フォスター、B・G・アンダーソン（中川米造訳）『医療人類学』（リブロポート、一九八七年）。

藤田　清『仏教カウンセリング』（誠信書房、一九六四年）。

藤田　清「仏教カウンセリング」（『講座仏教思想　第三巻「倫理学・教育学」』理想社所収、一九七六年）。

藤腹明子『仏教と看護――傍らに立つ』（三輪書店、二〇〇〇年）。

藤腹明子『仏教看護論』（三輪書店、二〇〇七年）。

藤腹明子『仏教看護の実際』（三輪書店、二〇一〇年）。

藤腹明子「魂のケア」（『スピリチュアルケアテキスト第一集』日本ホスピス在宅ケア研究会、二〇〇三年）。

藤腹明子『仏教看護入門』（青海社、二〇一二年）。

藤本　晃『死者たちの物語：『餓鬼事経』和訳と解説』（国書刊行会、二〇〇七年）。

仏教大学総合研究所編『「シンポジウム」東西の死生観』（法藏館、一九九五年）。

カール・ベッカー『死の体験――臨死現象の探究』（法藏館、一九九二年）。

カール・ベッカー編著『愛する者の死とどう向き合うか』（晃洋書房、二〇〇九年）。

芳賀　登『柳田國男と平田篤胤』（皓星社、一九九八年）。

保呂篤彦「懺悔道から死の哲学へ――田辺元の宗教哲学の発展に関する一考察」（『宗教研究』第六八巻第三輯、一九九四年）。

町田宗鳳『法然――世紀末の革命者』（法藏館、一九九七年）。

松岡心平『宴の身体』（岩波書店、一九九一年）。

松尾剛次『救済の思想――叡尊教団と鎌倉新仏教』（角川選書、一九九六年）。

松尾剛次『忍性――慈悲ニ過ギタ』（ミネルヴァ書房、二〇〇四年）。

松尾剛次編『持戒の聖者　叡尊・忍性』（吉川弘文堂、二〇〇四年）。

松野純孝『親鸞――その生涯と思想の展開過程』（三省堂、一九五九年）。

水谷幸正編『仏教とターミナルケア』（法藏館、一九九六年）。

水野弥穂子訳註『道元禅師全集・第一巻』（春秋社、二〇〇二年）。

宮澤康人『〈教育関係〉の歴史人類学』（学文社、二〇一一年）。

務台理作『現代のヒューマニズム』（岩波新書、一九六一年）。

森村　修『ケアの倫理』（大修館書店、二〇〇〇年）。

諸岡了介・相澤出・田代志門・岡部健「現代の看取りにおける〈お迎え〉体験の語り――在宅ホスピス遺族アンケートから――」（『死生学研究』第九号、二〇〇八年）。

諸岡了介・桐原健真「あの世はどこへ行ったか」（岡部健・竹之内裕文編著『現場から考える死生学　どう生き　どう死ぬか』弓箭書院所収、二〇〇九年）。

諸富祥彦「思想家ロジャーズ」（久能徹他『ロジャーズを読む』岩崎学術出版社所収、一九九七年）。

安田理深『唯識三十頌聴記』（『安田理深選集　第二巻～第六巻』所収、文栄堂、一九八六～一九八八年）。

柳沢嘉一郎『利他的な遺伝子』（筑摩書房、二〇一一年）。

柳田國男『先祖の話』（『定本柳田國男全集　第一〇巻』筑摩書房所収、一九四六年）。

矢野智司『贈与と交換の教育学』（東京大学出版会、二〇〇八年）。

山口昌哉「『霊性』と取り組み始めたＷＨＯ」（『季刊仏教』45、法藏館所収、一九九八年）。

山下秀智「宗教とケア」（浜渦辰二編『〈ケアの人間学〉入門』知泉書館所収、二〇〇五年）。

やまだようこ・加藤義信「イメージ画にみる他界の表象」（『京都大学教育学部紀要44』一九九八年〈やまだようこ他編『この世とあの世のイメージ――描画フォーク心理学』新曜社、二〇一〇年に編集再録〉）。

山部能宜「種子の本有と新熏の問題について」（『日本仏教学会年報』五四号、一九八九年）。

横山紘一『サーラ叢書23　唯識の哲学』（平楽寺書店、一九七九年）。

吉田敦彦「ロジャーズに対するブーバーの異議――援助関係における「対等性」と「受容」の問題をめぐって――」（『教育哲学研究』第六二号、一九九〇年〈吉田敦彦『ブーバー対話論とホリスティック教育』勁草書房、二〇〇七年に改稿再録〉）。

吉田久一・長谷川匡俊『日本仏教福祉思想史』（法藏館、二〇〇一年）。

吉福伸逸『トランスパーソナルとは何か――自我の確立から超越へ』（新泉社、二〇〇五年〈増補新版・原版：春秋社、一九八七年〉）。

若松英輔『魂にふれる――大震災と、生きている死者』（トランスビュー、二〇一二年）。

Anderson, R. and Cissna, K. N., "*The Martin Buber-Carl Rogers Dialogue; A New Transcript with commentary*", State University of New York Press, Albany, 1997.（山田邦男監訳『ブーバー・ロジャーズ　対話』春秋社、二〇〇七年）
Bergson, H., "*Les deux souces de la morale et de la religion*", Presses Universitaires de France, Paris, 1932.（中村雄二郎訳『ベルグソン全集6　道徳と宗教の二源泉』白水社、二〇〇一年）
Bowlby, J., 'Children's mourning and its implication for psychiatry', "*American Journal of Psychiatry*" *118*, 1961.
Buber, M., '*Urdistanz und Beziehung*', in "*Buber Werke I ; Schriften zur Philo-sophie*", Kösel-Verlag, 1962.（「原離隔と関わり」稲葉稔・佐藤吉昭訳『哲学的人間学』みすず書房所収、一九六九年）
Buber, M. and Rogers, C., '*Dialogue between Martin Buber and Carl Rogers*', "*Psychologia*", vol.III–No.4, 1960, pp.208–221.

（山田邦男監訳『ブーバー・ロジャーズ　対話』春秋社、二〇〇七年）

Freud ,S., '*Mourning and melancholia*', in Strachey, J. (ed. and trans.), "*The standard edition of the complete psychological works of Sigmund Freud*" Vol. 14, pp.243-258, London Hogarth Press, 1917.

Gilligan, C., "*In a different voice : Theory and Women's Development*", Harvard University Press, 1982.（岩男寿美子監訳『もうひとつの声』川島書店、一九八六年）

Heidegger, M., "*Über den Humanismus, Brief an Jean Beaufret, Paris*", Verlag A. Francke A. G., Bern, 1947.（渡邊二郎訳『「ヒューマニズム」について』ちくま学芸文庫、一九九七年）

Held, V., (ed.), "*Justice and Care*", Westview Press, 1995.

Hochschild, A. R., "*The Managed Heart : Commercialization of Human Feeling*", University of Califor-nia Press, 1983.（石川准・室伏亜希訳『管理される心――感情が商品になるとき』世界思想社、二〇〇〇年）

Klass , D., et. al.(ed.), "*Continuing Bonds : New Understandings of Grief*", Taylor & Francis, 1996.

Kuhse, H., "*Caring ; Nurses, Women and Ethics*", Blackwell Publishers Limited, 1997.（竹内徹・村上弥生訳『ケアリング――看護婦・女性・倫理』メディカ出版、二〇〇〇年）

Lamont, C., "*The Philosophy of Humanism*", London : BarrieBooks, 1965.

Mayerroff, M., "*On Caring*", Harper & Row, New York, 1971.（田村真・向野宣之訳『ケアの本質――生きることの意味』ゆみる出版、一九八七年）

Noddings, N., "*Caring : A Feminine Approach to Ethics and Moral Education*", University of California Press, 1984.（立山善康他訳『ケアリング――倫理と道徳の教育　女性の観点から』晃洋書房、一九九七年）

Reich, W. T. (ed.), "*Encyclopedia of Bioethics,*" 3rd ed., Macmillan Reference, 2004.

Roach, M. Simone, "*The Human Act of Caring : A Blueprint for the Health Professions*", revised ed., Canadian Hospital Association Press, 1992.（操華子他訳『アクト・オブ・ケアリング――ケアする存在としての人間』ゆみる出版、一九九六年）

Rogers, C., '*A Client-Centerd/Person-Centered Approach to Therapy*', in "*Psychotherapist's Case-book : Therapy and Technique in Practice*", Jossey-Bass, 1986.

Saunders, C., 'Spiritual Pain', "*Journal of Palliative Care*", *4-29*, 1988.

Schmithausen, L., '*Gleichmut und Mitgefühl, Zu Spiritualität und Heilsziel des älteren Buddhismus*', in "*Der Buddhismus als Anfrage an christliche Theologie und Philosophie*", hrsg. Andreas Bsteh, Studien zur Religionstheologie, Band 5, Mödling, 2000.（斎藤直樹訳「超然と同情――初期仏教にみられる精神性と救済（利）の目的」『哲学』第一〇八集、二〇一〇年）

WHO, "*Cancer Pain Relief and Palliative*", WHO Technical Report Series No.804, 1990.（武田文和訳『がんの痛みからの解放とパリアティブ・ケア』金原出版、一九九三年）

Worden, J. W., "*Grief Counseling and Grief Therapy : A Handbook for the Mental Health Practitioner*", Springer Publishing Company, Inc., 1991（2nd ed.）

Wilber, K., "*The Spectrum of Consciousness*", Quest, 1977.

Wilber, K., "*The Atman Project : A Transpersonal View of Human Development*", Quest, 1980.

Yamamoto, J., Okonogi, K., Iwasaki, T. and Yoshimura, S., 'Mourning in Japan', "*American Journal of Psychiatry*" *125.*, 1969.

あとがき

学生の頃、「喫茶店でコーヒーを飲みながら、お念仏を称える」としたら、とても違和感があるよね、と友人が笑いながら話したことがあった。私もこれを聞いて、そうだよね、と笑って頷いていた。でも、振り返ってみると、この違和感はどこから来るのだろうか。なんとなく笑い話としてしか語れなかったのはなぜなのだろう。

私は普段、お坊さんとスクールカウンセラーの二つの仕事をしている。

お寺と学校。奇妙な組み合わせである。

「奇妙な」と書いたのは、私の中で、二つの現場がどうもまだうまく結びついていないからである。お寺でお坊さんとして仏事を勤めているとき、カウンセラーである私は隠れている。学校でスクールカウンセラーとして生徒や保護者の悩みを聞いているとき、お坊さんである私は隠れている。もちろん、カウンセリングの中で、お寺や仏教が話題になることがある。また、法話をする際に、カウンセリングについて話題にすることもある。けれどもやはり、二つの現場をどこかで分けている自分がいる。

仏教とケア。この二つの言葉も、考えてみれば奇妙な組み合せであろう。

落語のネタではないが、袈裟をまとったお坊さんが病室に入ってきたら、今はまだ早い、縁起が悪いよ、というのがオチである。お坊さんは、医療や福祉のようなケアの現場にいるより、葬儀や法要の場にいるほうが似合っている。

この国の仏教は、戯画化されてしまうほどに、葬式のイメージが根強くまとわりついている。生きている者のケア以上に、死んで逝った者のケアに深く関わってきたのが、日本仏教の歴史である。だから、生きることが中心となる現場にお寺のお坊さんが入り込むときには、どうしても違和感が生じてしまうのだ。

「仏教からケアを考える」という本書のタイトルには、そうした違和感がつきまとう。生きている者のケアについて考えるうえで仏教は関係ない。仏教からケアを考えなければならないとすれば、それは何か特殊な事情を含んだケアに違いない。

ケアという言葉は日常的である。しかし、仏教という言葉は日常的とは言えない。むしろ、形式的で堅苦しい、しかも古臭い、そんなニュアンスが伴っている。本書を執筆しようとする動機の一つに、仏教という言葉の響きがもつこのあまりよろしくないニュアンスを払拭したいという思いがあった。仏教本来の叡智は、日常的なケアの場面であっても、活き活きとはたらいているはずだと信じたかった。

ところが、論文をまとめているうちに、だんだんと仏教のほうからケアの深みへと導かれるような感覚が芽生えてきた。ケアについての考察が深まっていくと、その先に仏教の叡智が優しく静かに待ってくれている。そんな実感を抱くこともあった。

要するに私は、執筆という作業を通して、仏教からケアされていたのだろうと思う。結果的に、本書の構成は、これまでの私自身が生きてきた背景（思想遍歴）を辿ることになった。書き出した当初は、そんなことは思いもよらなかった。

その最たる問題が、死者である。私の感覚の中では、死者とケアとはまったく結びついていなかった。ターミナルケアが死にゆく人へのケアであること、そして、グリーフケアが死別の経験をした人へのケアであることは承知していた。けれども、これらのケアは、生きている者に向けられたケアにほかならない。仏教によって導かれたケアの現場は、結局のところ、生の範疇を超え出た死者の世界だったのである。

ぐるりと一回転して、元の鞘に収まった感覚であった。死者へのケアは、普通に考えれば、特殊であり、決して日常的とは言えないだろう。しかし、ケアという日常的な営みは、実はその根底において、数知れない死者たちに支えられているのではなかろうか。ケアの本質は、いのちの響き合いである。そして、死者とはいのちの深淵から立ち現れてくる実在であろう。いったん死者の呼び声に触れたときには、誰もが敬虔となり、精神的な成熟を促される。そこでは、日常が日常でありながら、まったく新鮮な輝きに包まれるのである。

仏教とケア。二つの言葉は、死者の発見を通して、私の中でつながることができた。お坊さんである私とカウンセラーである私との行き違いも、いずれは解消され、つながっていくことだろうと期待している。

この「あとがき」は、論文を実際に執筆していた時期から二年ほどの歳月が経過したあとに書いている。その間に、仏教とケアとの関わりをめぐって、社会の状況や私自身の中で、いくつかの変化があった。

特筆すべきは、東日本大震災の後、東北大学大学院に「臨床宗教師」を養成する講座が設置され、その影響が仏教系の大学などにも波及しつつあることだ。こうした動きを皮切りに、ケアの現場に多くの宗教者が実際に入り込んでいくようになれば、日本人のケアに対するイメージ、ひいては宗教のイメージもだいぶ変わってくることだろうと思う。

私自身の変化としては、地元の看護大学で、宗教とケアについての講義をもたせていただく機会を得た。ここではいろいろな刺激をいただいている。学生たちは、スピリチュアリティや霊性という言葉には、馴染みがない、実感が湧かないと語る。にもかかわらず、ケアの深まりについては、実習での経験を交えながら、敏感に反応してくれる。ケアの現場では、言葉や理念を超えて、予想以上にいのちの響き合いが行われているようである。

もう一つ。変化というわけではないが、触れておきたい問題がある。これは本書の出版が決まってから意識するようになったことである。本書は、仏教を考察するうえで、特定の宗派や思想に限定してはいない。とはいえ、全体を通してみると、浄土真宗からの影響が随所に表れている点は否めない。本書の内容は、浄土真宗の教学から見ると、どのように映るのだろうか。とりわけ死者の問題は、浄土往生や還相回向の解釈において、重要な問題提起となるのではないかと思われる。ケアという観点を浄土真宗の教学に導入するというささやかな試みは、本書をきっかけに今後も続けていくことになるだろうと感じている。


本書は、二〇一三年三月に京都大学大学院教育学研究科より学位授与された博士論文「仏教思想に基づくケア論の展開」に若干手を加えたものである。論文審査の主査をつとめてくださった西平直先生をはじめ、審査の労をいただいた、矢野智司先生、鎌田東二先生、そして末木文美士先生には、心より深く感謝申し上げたい。

本書が成立するまでには、まことに多くの学恩に恵まれた。

人生に彷徨していた私にとっての最初の善知識であり、大乗菩薩道の精神を慈父のごとく身をもってご教示いただいた、大谷大学名誉教授の鍵主良敬先生。

傑出した臨床家になるには、人間学に基づく人間理解と自己洞察が不可欠であることをそのお人柄を通してご教示いただいた、愛知学院大学の池田豊應先生。

仏教が死者の問題と緊密に結びついていることを、田辺元の実存協同の思想に寄せてご教示いただいたのは、末木文美士先生であった。国際日本文化研究センターでのゼミナールや共同研究会を通して、先生のご指導のもとで、日本仏教の驚くべき奥行の広さと深さ、そして面白さを学ぶことができたことは、まことに幸甚であったと感じている。

博士論文を実質的にご指導くださった西平直先生には、言葉を尽くしても余りあるほどの学恩をいただいてきた。何よりもまず、物事を繊細にゆっくりと嚙みしめるように思索される先生の研究姿勢に身近に接することができたことは、望外の喜びである。先生から論文作成のご指導を受けるたびに、論文というものが一個の作品なのだということを何度も新たに気づかされた。思索を積み重ねることで作品が生み出されていく。その醍醐味に片鱗でも触れさせていただいたことに、ひたすら手を合わせるほかない。

他にも、数多くの諸先生方から、温かい励ましのお言葉やご意見などをいただくことによって、本書は成立した。各々のお名前を列挙することは控えさせていただくが、この場を借りて心より御礼を申し上げたい。

法藏館の戸城三千代様、満田みすず様には、編集にあたって論文の内容に過分なる関心を示していただき、また私の研究の今後の可能性までご示唆いただいて、この上ない喜びであった。ここに厚く御礼を申し上げる。

最後に、学究生活を続けていくことを許容し援助を惜しまずに見守ってくださった両親に、感謝を込めて本書を捧げたい。それから、妻と三人の子どもたち、みんなのおかげで、この仕事をなんとか成し遂げることができた。京都への往復や執筆のための部屋籠りなど、博士論文の完成に向けて一番の理解を示してくれたのは、妻の典子だった。彼女がいなければ、本書が日の目を見ることはなかっただろう。本当にありがとう。

二〇一五年四月　浄厳寺本坊にて

坂井　祐円　合掌

【著者略歴】

坂井　祐円（さかい　ゆうえん）

1972年、新潟県に生まれる。大谷大学大学院（仏教学）、愛知学院大学大学院（臨床心理学）を経て、京都大学大学院教育学研究科博士課程修了。博士（教育学）。臨床心理士。現在は、南山宗教文化研究所非常勤研究員、新潟県立看護大学非常勤講師、スクールカウンセラー、真宗大谷派僧侶。
共著に、『宗教多元主義を学ぶ人のために』（間瀬啓允編著・世界思想社・2008年）、『ケアと人間――心理・教育・宗教』（西平直編著・ミネルヴァ書房・2013年）。

仏教《ぶっきょう》からケアを考《かんが》える

二〇一五年　五月三〇日　初版第一刷発行

著　者　坂井祐円

発行者　西村明高

発行所　株式会社　法藏館
京都市下京区正面通烏丸東入
郵便番号　六〇〇-八一五三
電話　〇七五-三四三-〇〇三〇（編集）
〇七五-三四三-五六五六（営業）

装幀者　高麗隆彦

印刷・製本　亜細亜印刷株式会社

ISBN 978-4-8318-5701-9　C3C36